Joost Dupont

Mondzorg en beroepshouding

Joost Dupont

Mondzorg en beroepshouding

Adviezen aan mondhygiënisten en tandartsen

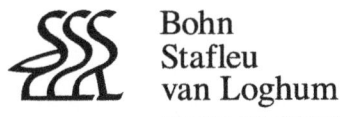

Bohn
Stafleu
van Loghum

Springer Media

Houten 2015

ISBN 978-90-368-0382-3

Basisontwerp omslag: Studio Bassa, Culemborg
Automatische opmaak: Crest Premedia Solutions (P) Ltd., Pune, India

Bohn Stafleu van Loghum
Het Spoor 2
Postbus 246
3990 GA Houten

www.bsl.nl

Dankwoord

De vele mondhygiënisten, tandartsen en andere zorgprofessionals, maar ook de vele patiënten die in interviews aan studenten hun visie op een professionele beroepshouding hebben gegeven, ben ik zeer erkentelijk voor de interessante informatie die dit heeft opgeleverd. Hun visies op de beroepshouding vormen de basis van dit boek. Vaak was het zeer moeilijk te kiezen uit tientallen even heldere en leerzame verwoordingen van een overeenkomende visie of advies, maar die keuze moest toch gemaakt worden.

Mijn dank gaat tevens uit naar Yvonne Buunk-Werkhoven, Oddy Folgerts, Katja Heβling, Marie-Hélène Kurstjens, Marianne Roes, Willemijn van Oorschot, Ria Schipper, Tinka Thede en Rika Verdoorn-Brussaard. Hun kritische en constructieve commentaar op de concepthoofdstukken heeft mij geholpen dit boek te schrijven. Uiteraard ben ik volledig verantwoordelijk voor het eindresultaat.

Joost Dupont

Leeswijzer

Doelgroep

Dit boek is geschreven voor studenten mondzorgkunde en tandheelkunde, maar ook voor mondhygiënisten en tandartsen die al (korter of langer) hun beroep uitoefenen. De eerste lijn krijgt veruit de meeste aandacht.

Studenten kunnen dit boek in alle studiejaren van hun opleiding gebruiken om te werken aan hun beroepshouding, bijvoorbeeld tijdens intervisie, reflecteerbijeenkomsten, lessen in coaching, communicatie en ethiek.

Beginnende mondhygiënisten en tandartsen kunnen met de visies en adviezen van meer ervaren collega's hun beroepshouding verder ontwikkelen.

Voor *ervaren mondhygiënisten en tandartsen* kan het interessant zijn te lezen hoe mondhygiënisten en tandartsen denken over de onderlinge samenwerking en een adequate benadering van patiënten. De visies van collega's kunnen hen sterken in hun eigen visie en wellicht op nieuwe ideeën brengen.

Interviews met mondhygiënisten, tandartsen en patiënten

De adviezen en visies op de beroepshouding die in dit boek worden gepresenteerd, zijn afkomstig uit interviews in 'de eerste lijn' met ruim honderd tandartsen, ruim driehonderd mondhygiënisten en ruim tweehonderd patiënten. Daarnaast zijn ongeveer honderd interviews afgenomen met andere professionals, waaronder logopedisten en verzorgenden in de ouderenzorg. Bovendien is aan ruim tachtig studenten mondzorgkunde hun visie gevraagd op een goede stagebegeleiding. De interviews zijn in de periode 2011 tot en met 2015 afgenomen door studenten van de Opleiding Mondzorgkunde van de Hogeschool van Arnhem en Nijmegen. De interviews zijn door hen opgenomen en letterlijk uitgetypt in een verslag. De visies en adviezen van mondhygiënisten, tandartsen, patiënten en studenten op de beroepshouding zijn geordend in thema's en sub-thema's, die de titels vormen van de hoofdstukken en paragrafen van dit boek. Zie de Verantwoording achterin dit boek voor meer informatie over het interviewproject en de theoretische achtergrond van dit boek.

De actualiteit corrigeert

De opvattingen over de beroepshouding in dit boek zijn grotendeels van kracht, onafhankelijk van de laatste ontwikkelingen in de mondzorg. De meeste adviezen over hoe mensen in de zorg het beste met elkaar en met hun patiënten om kunnen gaan, veranderen door de tijd immers niet of slechts langzaam. Voor sommige thema's in dit boek geldt dit echter niet, of in mindere mate. Nieuwe wetgeving kan het bijvoorbeeld noodzakelijk maken visies in dit boek op de verdeling van mondzorgtaken tussen mondhygiënist en tandarts bij te stellen. Daarnaast kan een beroepsbeoefenaar die hierover aan het woord komt, zelf onvoldoende op de hoogte zijn van de actuele wetgeving en dan een 'verouderd' advies geven. Het is aan de lezer om de visies op de beroepshouding steeds af te stemmen op actuele ontwikkelingen binnen de mondzorg en indien nodig te corrigeren. Zie hiervoor onder de derde subparagraaf 'Een goed maar geen volledig beeld' in de ▶ Verantwoording.

Inhoud

Dit boek heeft drie delen:

Deel I Beroepshouding theorie bestaat uit twee hoofdstukken waarin wordt ingegaan op het begrip beroepshouding en op het belang van een adequate beroepshouding voor een goede zorgverlening op het gebied van de preventieve mondzorg: het specifieke deskundigheids-gebied van mondhygiënist en tandarts. Tevens wordt ingegaan op vier eigenschappen die es-sentieel zijn voor de beroepshouding van mondhygiënisten en tandartsen: verstandigheid, rechtvaardigheid, moed en passie.

Deel II Beroepshouding naar collega's bespreekt hoe mondhygiënisten en tandartsen denken over de herverdeling van zorg tussen mondhygiënist en tandarts en gaat in op wat mondhy-giënisten en tandartsen verstaan onder een geslaagde samenwerking. In een afzonderlijk hoofdstuk wordt besproken wat stagiaires mondzorgkunde en hun stagebegeleiders van elkaar verwachten. Een ander thema in dit deel is hoe (aankomende) mondhygiënisten de verzorgen-den in de ouderenzorg kunnen motiveren voldoende aandacht te besteden aan de mondver-zorging van hun cliënten.

Deel III Beroepshouding naar patiënten gaat in op hoe mondhygiënisten patiënten benade-ren om hen te motiveren tot een goede mondzorg en op de verwachtingen die patiënten hebben van de beroepshouding van de mondhygiënist. Ook voor tandartsen is het relevant kennis te nemen hoe mondhygiënisten hun patiënten proberen te motiveren tot een goede mondzorg, omdat ook zij preventie als een van hun taken hebben.

Een juiste beroepshouding aan de hand van vier eigenschappen – de deugdethiek als optie

De deugdethiek denkt na over de kwaliteiten die nodig zijn om een bepaalde praktijk op excellente wijze uit te oefenen in samenwerking met anderen.[1] De deugdethiek laat zien dat een professionele beroepshouding tot stand komt door het ontwikkelen van de eigenschap-pen verstandigheid, rechtvaardigheid, moed en passie. Deze vier eigenschappen worden in dit boek gebruikt om de adviezen en visies op de beroepshouding te ordenen. ▶ H. 2 gaat in op de deugdethiek en de vier eigenschappen en geeft een werkwijze om dit boek in het onderwijs te gebruiken op opleidingen mondzorgkunde en tandheelkunde. ▶ H. 10 ordent de adviezen uit deel II onder de vier genoemde eigenschappen. In deel III stelt ieder hoofdstuk een van de eigenschappen centraal.

Er zijn echter ook andere kaders dan dat van de deugdethiek om met de adviezen in dit boek te werken aan een professionele beroepshouding. De didactiek biedt vele werkvormen, ook vanuit een psychologische basis gezien, waaraan de lezer (en docent) de voorkeur kan geven. Dit boek is daarom zo opgezet dat het los van de deugdethiek kan worden begrepen. Als voor een andere benadering/werkvorm wordt gekozen, kan het 'deugd-ethische' ▶ H. 2 worden overgeslagen. In ieder hoofdstuk waarin de eigenschappen ter sprake komen, wordt beknopte informatie over de eigenschappen herhaald en dit volstaat om het hoofdstuk los van de uitge-breide behandeling van de vier eigenschappen in ▶ H. 2 te begrijpen.

---

1   Zie Paul van Tongeren (2003) *Deugdelijk leven. Een inleiding in de deugdethiek.* Amsterdam: Sun, pag. 22–27.

Beperking tot (samenwerking tussen) mondhygiënist en tandarts

Dit boek beperkt zich tot de samenwerking tussen mondhygiënist en tandarts. Slechts sporadisch wordt ingegaan op het belang van een goede samenwerking met andere professionals. Om een goed beeld te krijgen van de samenwerking van mondhygiënist en tandarts is de keuze gemaakt om in de interviews vooral hierover informatie te verzamelen. De beperking tot vooral mondhygiënist en tandarts wil echter zeker niet het belang ontkennen van een goede samenwerking met andere collega's. Mondzorg vindt plaats in een team waarvan ook tandartsassistenten, balieassistenten en preventieassistenten deel uitmaken. In de ouderenzorg werken mondhygiënisten en tandartsen bovendien samen met verzorgenden, logopedisten, diëtisten, 'managers' en artsen.

Thema's en herhaling

In deel II en III van dit boek worden vele visies en adviezen over verschillende thema's beschreven; het werkveld (vooral 'de eerste lijn') komt uitgebreid aan het woord. Deze uitgebreidheid komt ook naar voren in de keuze om soms meerdere malen hetzelfde advies of dezelfde visie door verschillende professionals in andere woorden te laten formuleren. De gedachte daarachter is dat 'in andere woorden hetzelfde zeggen', helpt om belangrijke nuances in een visie of advies bloot te leggen, waardoor het advies een verdere diepgang krijgt. Herhalen in andere woorden is geen 'kopie toevoegen', maar 'meer zeggen'. De citaten uit interviews in dit boek kunnen worden opgevat als korte verhalen. Verhalen spreken aan door de beelden en de specifieke woordkeuze van de verteller. Om die reden wordt in een hoofdstuk hetzelfde advies of visie vaak met een ander verhaal (interviewfragment) nog eens verwoord, om zo met andere beelden en woordkeus de inhoud een andere impact te geven, in de hoop dat het op die manier nog meer betekenis krijgt en beter begrepen kan worden.[2]

Een tweede 'herhaling' treedt op *tussen* de hoofdstukken. Adviezen die in een bepaald hoofdstuk zijn geformuleerd, komen soms terug in een ander hoofdstuk, maar dan vanuit het specifieke perspectief van dit hoofdstuk. Zo formuleren tandartsen in ► H. 3 vanuit hun perspectief dezelfde opvattingen over de expertise van mondhygiënisten, als de mondhygiënisten dat in ► H. 4 doen, vanuit hun eigen perspectief. Deze herhaling maakt het bovendien mogelijk de hoofdstukken los van elkaar te gebruiken in het onderwijs, zonder dat interessante opvattingen gemist worden.

Gebruik in het onderwijs

Dit boek bevat te veel informatie om in één keer achter elkaar, van kaft tot kaft, door te nemen. De informatiedichtheid is groot. Voor gebruik in het onderwijs wordt docenten geadviseerd

---

2   Zie voor de onderbouwing van deze these het concept Mimesis 3, uitgewerkt door Ricoeur in: P. Ricoeur (1992). *Oneself as another.* Chicago: University of Chicago Press, P. Ricoeur (1984). *Time and Narrative Vol. 1.* Chicago: University of Chicago Press, P. Ricoeur (1985). *Time and Narrative Vol. 2.* Chicago: University of Chicago Press, P. Ricoeur (1988). *Time and Narrative Vol. 3.* Chicago: University of Chicago Press. Zie voor een interpretatie van de narratieve identiteitstheorie van Paul Ricoeur: J. Dupont (2010). *Identiteit is kwaliteit.* Budel: Uitgeverij Damon. Zie over de beelden die verhalen 'hun effect' geven: J. Dupont (2009). 'Identiteit ligt in de nuance van verhalen', in: C. Hermans en Th. van der Zee (2009). *Identiteit als verhaal van de school.* Budel: Uitgeverij Damon.

de informatie erin als gespreksstof te gebruiken voor hun lessen en daarbij, ten eerste, per hoofdstuk te werken, door steeds op het moment dat een thema voor de student 'actueel' is, dat hoofdstuk te behandelen. 'Actueel' kan ook betekenen dat een docent tijdens de basisvakken van de opleidingen mondzorgkunde en tandheelkunde besluit een (deel van een) hoofdstuk met de studenten te bespreken, omdat het onderwerp aansluit bij een thema dat hij in zijn college behandelt. Dezelfde hoofdstukken en adviezen kunnen in verschillende studiejaren van de opleiding opnieuw worden besproken. Het je opnieuw buigen over hetzelfde thema of advies, maar dan vanuit een verder gevorderd inzicht en met eventueel een andere docent die zijn eigen visie op het thema inbrengt, helpt een beter doordachte visie op het beroep op te bouwen.

Een tweede suggestie aan de docent is om, mede afhankelijk van het doel, de groepsgrootte en beschikbare tijd, een werkvorm te kiezen die de student helpt om met dit boek de eigen beroepshouding te ontwikkelen.

Stellige adviezen als discussiepunten

De adviezen die mondhygiënisten en tandartsen geven worden door hen soms zeer stellig geformuleerd. Hoe interessant deze adviezen ook kunnen zijn, ze kunnen niet worden gelezen als protocollen en ook niet als vaststaande 'oplossingen'. Het zijn geen 'waarheden', maar 'opties ter overweging'. Het zijn vooral *discussiepunten* die vragen om een gesprek (tussen studenten en docenten in het onderwijs en tussen collega's in de beroepspraktijk). Iedere visie en ieder advies stelt de (aankomende) mondhygiënist of tandarts voor de opgave na te gaan of wat de professional zegt juist of volledig is, ook gezien de actuele situatie in de mondzorg. De (aankomende) mondhygiënist of tandarts wordt in dit boek uitgenodigd zelf na te denken over hoe hij in zijn beroep wil staan.

Betekenis van de codes

De gegevens van geciteerde professionals, patiënten (en soms ook studenten) worden bij ieder citaat tussen haakjes met een code vermeld. Bijvoorbeeld:

[M.TA. Alg.pr. 30j.]: Man, tandarts in algemene praktijk, 30 jaar werkervaring
[V.MH. VH. 3j.] Vrouw, mondhygiënist werkzaam in de ouderenzorg, 3 jaar werkervaring
In het volgende overzicht staan alle gebruikte codes toegelicht:

Geslacht	
V.	vrouw
M.	man
Werksetting	
Alg.pr.	Algemene praktijk
Zelfst.vest.	Praktijk zelfstandig gevestigde mondhygiënist
Paro.pr.	Praktijk voor parodontologie
VH.	Verpleegtehuis, Verzorgingstehuis, Ouderenzorg

Functie, specialisatie, differentiatie	
MH.	Mondhygiënist
TA.	Tandarts algemeen practicus
TA.PARO.	Gedifferentieerd tandarts-parodontoloog
Stud.Mzk.2ej	Tweedejaars student mondzorgkunde
Stud.Mzk.3ej.	Derdejaars student mondzorgkunde
VPH.ARTS	Arts werkzaam in de ouderenzorg
LOG.PD.	Logopedist
VZRG.	Verzorgende
Ervaring	
3 j.	1 tot 3 jaar werkzaam in het beroep
5 j.	4 tot 7 jaar werkzaam in het beroep
10 j.	8 tot 12 jaar werkzaam in het beroep
< 10 j.	minder dan 10 jaar werkzaam in het beroep
> 10 j.	10 jaar of meer dan 10 jaar werkzaam in het beroep
15 j.	13 tot 17 jaar werkzaam in het beroep
20 j.	18 tot 22 jaar werkzaam in het beroep
25 j.	23 tot 30 jaar werkzaam in het beroep
> 30 j.	meer dan 30 jaar werkzaam in het beroep

Om de anonimiteit van de respondent te bewaken is het aantal jaren werkervaring afgerond naar 1, 3, 5, 10, 15, 20, 25, > 30 jaar.
Bij de vrijgevestigde mondhygiënist en de tandarts-parodontoloog is het aantal jaren werkervaring vanwege dezelfde reden minder precies aangegeven dan bij de andere geciteerde professionals (meer of minder dan 10 jaar werkervaring)

Inhoud

Bijlagen

Beroepshouding theorie

Beroepshouding ontwikkelen

Samenvatting

Dit hoofdstuk bespreekt wat verstaan wordt onder beroepshouding (▶ par. 1.1).
Beroepshouding wordt verbonden met *hard skills* en *soft skills* (▶ par. 1.2).
▶ Paragraaf 1.3 gaat in op preventie, de hoofdtaak van de mondhygiënist en
tevens een belangrijke taak van de tandarts. Een adequate beroepshouding is
vereist om deze taak goed te kunnen uitvoeren. In ▶ paragraaf 1.4 wordt
besproken hoe visies en adviezen uit de beroepspraktijk mondhygiënist en
tandarts kunnen helpen om soft skills – en daarmee een professionele
beroepshouding – te ontwikkelen, waardoor zij hun preventietaak succesvoller
kunnen uitvoeren.

1.1   Beroepshouding

Het begrip 'beroepshouding' wordt – binnen de mondzorg – gedefinieerd als de manier waarop een professional reageert op gedrag, verwachtingen, vragen en soms eisen van patiënten en collega's. De beroeps*houding* laat zien hoe een professional *staat* in het beroep. Het is de manier waarop je *positie* kiest ten opzichte van patiënten en collega's. Het is je *attitude* naar patiënten en collega's. De beroepshouding toont zich in de keuzes die een beroepsbeoefenaar doorlopend maakt in de omgang met mensen. Mondhygiënisten en tandartsen maken continu keuzes en geven daarmee een invulling aan het vak die bij hun persoonlijkheid past. De beroepshouding van professionals is daarom geen 'standaardconcept'. Een tandarts zegt over deze persoonlijke invulling van de beroepshouding tegen een student mondzorgkunde:

- Ik denk dat iedereen, of je nu tandarts of mondhygiënist bent, in de omgang met patiënten een eigen manier heeft. Iedere mondhygiënist en tandarts heeft een eigen karakter en eigenschappen om van nature mensen tegemoet te treden. De één doet dat bijvoorbeeld met veel omhaal en woorden en de ander juist rustig en met weinig woorden. [M.TA. Alg.pr. 30j.]

Een persoonlijke invulling van de beroepshouding dient uiteraard wel te voldoen aan de eisen die het beroep stelt, zoals die bijvoorbeeld zijn te vinden in beroepscodes en beroepsprofielen. Een beroepshouding van een mondhygiënist of tandarts mag alleen op 'een professionele manier' persoonlijk zijn. De vraag voor een professional is: hoe kan ik op een manier die bij mij past kwaliteit leveren? Hoe kan ik op een – ook voor mij prettige manier – professioneel reageren op het gedrag, de vragen, de verwachtingen en soms ook de eisen van patiënten en collega's?

1.2   Soft skills en hard skills

Wat kenmerkt een goede mondhygiënist en tandarts? Zij bezitten allereerst kennis en vaardigheden waardoor zij patiënten succesvol kunnen behandelen. Deze kennis en vaardigheden kunnen de *hard skills* van een professional worden genoemd. Hard skills zijn nodig om de harde kern van het beroep te kunnen uitoefenen. Hard skills laten ook zien wat het beroep onderscheidt van andere beroepen en dus ook wat de verschillen zijn tussen een arts en een psycholoog, maar ook tussen een mondhygiënist en een tandarts. Voorbeelden van hard skills zijn het kunnen geven van prothetische, parodontale, restauratieve, implantologische therapieën. 'Voorlichting geven' is een ander voorbeeld van een hard skill, want dat vergt vaktechnische deskundigheid.

Naast hard skills heeft iedere werker in de gezondheidszorg eigenschappen nodig die het mogelijk maken op een adequate manier met mensen (patiënten, collega's) om te gaan. Deze eigenschappen geven de beroepshouding inhoud en kunnen *soft skills* worden genoemd. Soft skills zijn echter niet 'soft' in de zin van 'slap' of 'zwak'. Eerlijkheid, doorzettingsvermogen en assertiviteit zijn bijvoorbeeld soft skills, maar zeker geen zwakke eigenschappen.

Professionaliteit vereist hard skills én soft skills. Door beide skills in te zetten bereikt een mondhygiënist of tandarts het doel van de behandeling: een optimale mondgezondheid. De medisch-technische expertise (hard skills) staat nooit los van de beroepshouding (soft skills) van de behandelaar. Het is immers niet mogelijk om een patiënt 'medisch-technisch' te behandelen zonder daarbij de patiënt op een bepaalde wijze te benaderen, dat wil zeggen vanuit een bepaalde beroepshouding. Bovendien is de medisch-technische expertise van de behandelaar een basis voor onder andere het zelfvertrouwen (soft skill) waarmee hij reageert op vragen en verwachtingen van patiënten en collega's. Een tandarts zegt over het laatste:

- Probeer je vakkennis goed op peil te houden, ook omdat dit een deel van jouw zelfverzekerdheid bepaalt. Je vakkennis bepaalt je *comfort zone*. Alles wordt makkelijker wanneer je vakkennis hebt, doordat je jezelf in het vakgebied hebt verdiept en blijft verdiepen. Vakkennis draagt ook bij aan je attitude als mondhygiënist naar patiënten, aan je beroepshouding. [M.TA. Alg.pr. 5j.]

Soft skills en hard skills kunnen wel van elkaar worden onderscheiden, maar niet van elkaar worden losgemaakt – ze werken wederzijds op elkaar in. Dit boek gaat in op de beroepshouding en daarmee op de soft skills van de professional, waarbij een verwevenheid met het andere deel – de vaktechnische professionaliteit, de hard skills – naar voren zal komen.

1.3 Preventietaak en beroepshouding

Een belangrijk deel van het deskundigheidsgebied van mondhygiënist en tandartsen is preventie door patiënten te motiveren tot gedragsverandering. We gaan in op deze taak vanuit de beroepsprofielen van de beroepsgroepen en beginnen met de mondhygiënist.

Een mondhygiënist zegt over de preventietaak:

- Een mondhygiënist is goed in zijn vak wanneer hij zijn focus legt op preventie, het voorkomen van! [M.MH.]

Mondhygiënisten en tandartsen benadrukken dat het een hoofdtaak van mondhygiënisten is het gedrag van de patiënt (of van ouders en/of verzorgers) te beïnvloeden, zodat de mondgezondheid gegarandeerd blijft. Een tandarts zegt:

- De gedragsbeïnvloeding is de belangrijkste taak van de mondhygiënist. Ik denk dat een mondhygiënist ook een gedragstherapeut is. Als je als mondhygiënist technisch heel goed bent, maar niet goed kunt communiceren met patiënten, is het effect van je handelen wel meetbaar, bijvoorbeeld doordat je de verontreiniging en tandsteen keurig weghaalt, maar uiteindelijk is het toch de patiënt die er iedere dag voor moet zorgen dat hij zijn plaque verwijdert. [M.TA. Alg.pr. >30j.]

Een mondhygiënist zegt:

- Van een (beginnende) mondhygiënist verwacht ik natuurlijk vaktechnische kwaliteit en deskundigheid. Maar ik denk dat je die beter kunt bieden als je voor jezelf duidelijk hebt wat jij en de patiënt van elkaar verwachten. Vaak heb je te maken met mensen die al jaren naar een mondhygiënist gaan. Hoe ga je als beginnende mondhygiënist met deze patiënten om? Wat vinden de patiënten daarvan? Wat voelt de patiënt daarbij? Wat verwacht de patiënt van jou en van de behandeling? En wat verwacht jij van de patiënten? Het lijken simpele vragen, maar om een zorgvraag goed te kunnen beantwoorden is het belangrijk dat je hier een goed antwoord op hebt. [V.MH. Alg.pr. 25j.]

Het *Beroepsprofiel Mondhygiënist in Nederland* sluit bij deze citaten aan en stelt:

» De mondhygiënist is dé deskundige op het gebied van het beïnvloeden van het gedrag: ontmoedigen van ongewenst gedrag en stimuleren van gewenst gedrag, zowel op individueel niveau als op groepsniveau.[1] «

» De kern van de beroepsuitoefening van mondhygiënisten is preventie. Al het handelen is dan ook gericht op een structurele mondzorg.[2] «

'Structurele mondzorg' is een zich voortzettende, continue, blijvende mondzorg. Mondzorg die niet in kwaliteit afneemt, maar door de tijd heen op niveau blijft, kan structureel genoemd worden. Structurele mondzorg helpt een achteruitgang van de mondgezondheid te voorkomen, is preventief. In het beroepsprofiel wordt de preventietaak als de hoofdtaak van de mondhygiënist opgevat. Er wordt hierbij een onderscheid gemaakt tussen primaire, secundaire en tertiaire preventie. We behandelen hierna deze drie vormen van preventie om duidelijk te maken wat de kern van het beroep mondhygiënist inhoudt. Voor studenten die – zo blijkt in de het onderwijs – soms nog niet voldoende op de hoogte zijn van hoe primaire, secundaire en tertiaire preventie zich tot elkaar verhouden, is deze bespreking interessant.

- **Primaire preventie**

Het behoort tot het deskundigheidsgebied van de mondhygiënist ziekte en afwijkingen te voorkomen door voorlichting en instructie. De mondhygiënist probeert het gedrag van de patiënt (of van ouders en/of verzorgers) te beïnvloeden, zodat de mondgezondheid gegarandeerd blijft. Primaire preventie is bijvoorbeeld het geven van voorlichting en instructies over het reinigen van het gebit, het gebruik van hulpmiddelen en over gezonde eet- en drinkgewoonten.[3] Bij primaire preventie *intervenieert* de mondhygiënist dus (nog) niet ('in de mond'). De mondhygiënist kan bij primaire preventie echter wel 'in de mond werken', bijvoorbeeld door instructie te geven door samen met de patiënt een juiste poetstechniek aan te leren.

- **Secundaire preventie**

Dit houdt in dat de mondhygiënist zo vroeg mogelijk ingrijpt. Hierbij intervenieert de mondhygiënist (curatief en preventief), bijvoorbeeld door tandsteen te verwijderen, gebitselementen te polijsten en retentiefactoren te verwijderen.[4] Secundaire preventie gaat volgens het beroepsprofiel altijd samen met primaire preventie; ook bij secundaire preventie geeft de mondhygiënist voorlichting en instructie om het gedrag van de patiënt (of van ouders en/of verzorgers) zodanig te beïnvloeden dat de mondgezondheid van de patiënt weer optimaal wordt.[5]

- **Tertiaire preventie**

Deze vorm van preventie houdt in dat de mondhygiënist 'erger probeert te voorkomen'. Bijvoorbeeld door supra- en subgingivaal tandsteen te verwijderen, worteloppervlakken glad te maken en primaire caviteiten te behandelen. Tertiaire preventie gaat volgens het beroepsprofiel (net zoals secundaire preventie) samen met primaire preventie: het geven van voorlichting en

---

1   *Beroepsprofiel Mondhygiënist in Nederland* (2007), p. 20.
2   Idem, p. 17.
3   Idem, p. 20.
4   Idem, p. 20.
5   Idem, p. 21.

instructie aan de patiënt of van ouders en verzorgers om de mondgezondheid van de patiënt te verbeteren.[6]

Resumerend stelt het *Beroepsprofiel Mondhygiënist in Nederland* :

>> De preventieve verrichtingen van de mondhygiënist zijn erop gericht dat de patiënt steeds weer opnieuw kan beginnen met een 'gezonde' mond. Deze werkwijze heeft een herhalend karakter met als doel dat de patiënt uiteindelijk zelf de verantwoordelijkheid kan nemen voor zijn mondgezondheid (gedragsverandering) én dat de mondgezondheid van de patiënt een steeds hoger niveau bereikt.[7] **«**

Voor tandartsen is 'preventie door gedragsverandering' eveneens – en waarschijnlijk in toenemende mate – een belangrijk deel van het deskundigheidgebied. Leden van de KNMT (Koninklijke Nederlandse Maatschappij tot bevordering der Tandheelkunde) schetsten op 10 maart 2015 in het debat 'Heeft de tandarts nog toekomst?' het volgende beeld:

>> De tandarts van de toekomst is meer gedragsveranderaar dan probleemoplosser. Als gevolg van de vraag van de patiënt biedt de tandarts van de toekomst een steeds breder palet aan zorg aan. Preventie en lifestyle zijn daarin belangrijke aandachtsgebieden.[8] **«**

Ook in het *Beroepsprofiel Tandarts algemeen practicus* wordt benadrukt dat preventie een belangrijke taak is:

>> Uitgangspunt van de tandheelkundige zorg is ondersteuning van de zelfzorg, dat wil zeggen ondersteuning van alle activiteiten die patiënten uitvoeren tot behoud, herstel of verbetering van de (mond)-gezondheid (…). De tandheelkundige zorg in Nederland is sterk gericht op het adagium 'voorkomen is beter dan genezen.[9] **«**

Dat betekent voor de tandarts:

>> De tandarts informeert de patiënt over preventief gedrag in relatie tot de mondgezondheid en speelt hierbij in op de leefstijl van de patiënt.[10] **«**

>> De tandarts stimuleert de patiënt tot preventief gedrag m.b.t. zijn mondgezondheid en probeert waar nodig de attitude van de patiënt te beïnvloeden.[11] **«**

Het beroepsprofiel onderscheidt preventief handelen en curatief handelen:

>> Bij preventie is de tandarts gericht op het voorkomen van progressie van orale pathologie. Ook alle handelingen die tot doel hebben het bevorderen van de mondhygiëne en het voorkomen van irreversibele afwijkingen kunnen als preventief handelen worden aangemerkt. **«**

---

6   Idem, p. 21.
7   Idem, p. 22.
8   Bron: knmt.nl, 20-3-2015.
9   *Beroepsprofiel Tandarts algemeen practicus* (2006), p. 17.
10   Idem, p. 31.
11   Idem, p. 32.

» Bij curatief handelen is de focus gericht op het wegnemen van orale pathologie en op het verbeteren van de orale functie(s)12 **«**

Het*Beroepsprofiel Tandarts algemeen prakticus* wijst erop dat de scheidslijn tussen preventie en curatief niet altijd eenduidig is.[13] Dat blijkt overigens ook – maar dan meer impliciet – in het *Beroepsprofiel Mondhygiënist in Nederland*, waarin secundaire en tertiaire preventie een curatief aspect bevat.

We stellen vast dat het voor zowel mondhygiënisten als tandartsen een hoofdtaak is hun patiënten te motiveren tot een goede mondzorg. Zij zetten zich in om een betere mondgezondheid te bereiken en daartoe – als dat nodig is – het gedrag van de patiënt te veranderen. Om deze primaire preventie te laten slagen is een adequate attitude (beroepshouding) ten opzichte van collega's (zie Deel II) en een adequate attitude (beroepshouding) ten opzichte van de patiënt vereist (zie Deel III). Door 'passend' op de patiënt te reageren en goed samen te werken met collega's kunnen mondhygiënist en tandarts een gedragsverandering bij de patiënt tot stand brengen die leidt tot de structurele mondzorg.

1.4   Leren van ervaren professionals

Met veel kwesties in dit boek zal zowel een tandarts als mondhygiënist in de beroepspraktijk te maken krijgen. In drie subparagrafen wordt hierna ingegaan waarom en hoe met de adviezen en visies in Deel II en Deel III van dit boek de beroepshouding kan worden verbeterd.

1.4.1   Leren van het werkveld

Wat professioneel is, is niet altijd eenduidig. De verschillende en soms tegengestelde opties die in dit boek door professionals en patiënten worden aandragen om met allerlei kwesties om te gaan, laten dat zien. Professionals staan niet allemaal hetzelfde in hun beroep. Een beroepshouding is 'persoonlijk'. Mondhygiënisten en tandartsen kunnen vanuit wat zij juist en goed vinden, afkeuren wat een collega in dit boek zegt over hoe hij patiënten en collega's benadert. Een reactie kan dan bijvoorbeeld zijn: 'Merkwaardig wat deze tandarts hier zegt. Dit vind ik een zeer onverstandig advies aan een beginnende collega. Hier ben ik het dus zeker niet mee eens!' In dit boek wordt geen oordeel geveld over de vraag of een visie of advies juist is. Ook als professionals elkaar (radicaal) tegenspreken, wordt deze tegenstrijdigheid niet opgelost, maar als zodanig naar voren gebracht. Op deze manier wordt geprobeerd recht te doen aan de verschillende visies van het werkveld op het beroep, en kan de lezer deze zelf beoordelen op hun relevantie.

Een eenduidige, objectieve visie op de beroepshouding opstellen lijkt ook onmogelijk omdat de vraag *wie* die visie zou kunnen opstellen, niet beantwoord kan worden. Er is geen 'opper-mondhygiënist', 'opper-tandarts' en ook geen 'opper-patiënt' aan te wijzen die kan bepalen welke visies en adviezen in dit boek als 'de beste' kunnen worden vastgelegd.[14] Wat dit boek probeert te doen is een zo rijk mogelijk beeld geven van verwachtingen en opvattingen van

---

12   Idem, p. 22.
13   Idem, p. 22.
14   P. Ricoeur (1992). *Oneself as another.* Chicago: University of Chicago Press, p. 240, 273–288, en J. Dupont (2010). *Identiteit is kwaliteit.* Budel: Uitgeverij Damon, p. 186–189. Zie ook: P. van Tongeren (2012). *Leven is een kunst. Over morele ervaring, deugdethiek en levenskunst.* Zoetermeer: Uitgeverij Klement, p. 63.

collega's en patiënten, vanuit de gedachte dat mondhygiënisten en tandartsen door dit rijkere beeld een betere beslissing kunnen nemen over hoe zij zelf kunnen reageren op gedrag, verwachtingen, vragen en soms eisen van patiënten en hun collega's.

Ten slotte merken we op dat de beroepshouding mede bepaald wordt door nieuwe ontwikkelingen in de mondzorg. Veruit de meeste opvattingen van professionals en patiënten in dit boek zijn echter 'tijdsbestendig'; ze gaan immers over hoe mensen in de mondzorg met elkaar rekening kunnen houden. De visie op hoe mensen het best met elkaar kunnen omgaan verandert slechts geleidelijk (zie ook de ▶ Leeswijzer). Sommige inzichten van 'het werkveld' kunnen echter wel achterlopen bij de actuele ontwikkelingen in de mondzorg doordat de professional onvoldoende op de hoogte is van de actuele stand van zaken.[15] Bovendien zullen na de publicatie van dit boek de ontwikkelingen in de mondzorg doorgaan, waardoor het nodig kan zijn om met name visies op samenwerken en het verdelen van zorgtaken bij te stellen. De keuze welke visies in dit boek adequaat of niet-adequaat zijn, zal de (aankomende) mondhygiënist of tandarts daarom niet alleen vanuit zijn persoonlijke visie op het beroep maken, maar daarbij ook rekening dienen te houden met de veranderingen die de mondzorg doorloopt.

1.4.2 Meester-leerling

Leren voor een praktisch gericht beroep vindt ook plaats door 'aan de voeten van de meester te gaan zitten'. Een student mondzorgkunde of tandheelkunde kan veel leren over een adequate beroepshouding door te kijken naar de manier waarop een mondhygiënist of tandarts in de praktijk omgaat met patiënten en collega's.[16] Door goed op te letten en door 'na te doen' leert de student mondzorgkunde of tandheelkunde het vak. De interviewfragmenten in dit boek kunnen worden opgevat als korte verhalen over het vak die door professionals zijn verteld aan hun leerlingen. De meester-leerlingverhouding wordt hierdoor, voor zover dat in een boek mogelijk is, goed benaderd.[17]

1.4.3 Zelf denken

De meester of expert 'nadoen' wil echter niet zeggen dat je klakkeloos volgt wat hij of zij zegt en doet. Professioneel handelen op een wijze die bij de eigen persoonlijkheid past, is een belangrijk aandachtspunt in dit boek. Het nabootsen van de meester is niet hetzelfde als 'gedachteloos kopiëren'. Het is niet de bedoeling om als leerling te proberen een kopie te worden van de meester, ook omdat dit nooit zal lukken gezien de verschillen die altijd blijven bestaan tussen de karakters van twee mensen. Bij de adviezen in dit boek zal de (aankomende) mondhygiënist of tandarts zichzelf steeds twee vragen stellen:
1. Heeft deze mondhygiënist of tandarts gelijk in de keuzes die hij in een bepaalde situatie maakt?
2. Is wat hij of zij doet, ook iets voor mij, gezien hoe ik in het leven en mijn werk sta en wie ik ben?

---

15 In de tweede evaluatie van de wet BIG wordt gesteld: 'Tandartsen en mondhygiënisten zijn goed op de hoogte van de aan hen voorgelegde, voor hen meest relevante voorbehouden handelingen. Bij de niet-voorbehouden handelingen bestaat meer onduidelijkheid. Slechts 43 % van de tandartsen en 64 % van de mondhygiënisten is ervan op de hoogte dat een periodieke controle geen voorbehouden handeling is', *Tweede evaluatie. Wet op beroepen in de individuele gezondheidszorg* (2013). Den Haag: ZonMw, p. 114.

16 J. Dupont (2010). *Identiteit is kwaliteit*. Budel: Uitgeverij Damon, p. 124.

17 P. van Tongeren (2003). *Deugdelijk leven. Een inleiding in de deugdethiek*. Amsterdam: SUN, p. 106–107.

De oproep uit de tijd van de Verlichting 'denk zelf!', is hier zeker van toepassing.[18] Er dient steeds kritisch naar 'het gelijk van de meester' te worden gekeken.

Dit boek kan een student mondzorgkunde en tandheelkunde helpen los te komen van een meester-mondhygiënist of -tandarts die qua beroepshouding niet aansluit bij de eigen stijl en persoonlijkheid. Door kennis te maken met andere visies op professionaliteit, wordt de wereld van de leerling groter. Door te lezen hoe mondhygiënisten en tandartsen op verschillende manieren omgaan met collega's (deel II) en hoe zij omgaan met patiënten en hoe deze dat zelf ervaren (deel III), kan een student zich realiseren: zo kan het dus ook! Zo *mag* het dus ook! Deze manier van omgaan met patiënten past beter bij mij! De opgave voor een student is, samen met medestudenten, docenten en met de professionals die hij ontmoet in de beroepspraktijk, na te gaan welke visies met bijbehorende adviezen uit dit boek passend zijn en kunnen worden uitgeprobeerd in de praktijk.

---

18   Immanuel Kant stelde de volgende, klassiek geworden, definitie op: 'Verlichting is de bevrijding van de mens uit de onmondigheid die hij aan zichzelf te wijten heeft.' Aan zichzelf te wijten, ook omdat, zo stelt Kant, 'het zo rustig is onmondig te zijn'. De oproep die Kant doet is: *sapere aude*: heb de moed je van je eigen verstand te bedienen. Anders gezegd: durf te denken, durf de onrust op te zoeken. Geciteerd uit: Immanuel Kant (1988). *Wat is verlichting?* Kampen: Kok Agora, p. 59.

Beroepshouding door verstandigheid, rechtvaardigheid, moed en passie

Samenvatting

Dit hoofdstuk bespreekt de visie op professionaliteit van de deugdethiek. De deugdethiek biedt een kader waarbinnen de adviezen in dit boek kunnen worden geordend en verbonden met de ontwikkeling van vier eigenschappen die essentieel zijn voor een professionele beroepshouding. Deze eigenschappen zijn verstandigheid, rechtvaardigheid, moed en passie. Het hoofdstuk eindigt met een werkwijze om dit boek in het onderwijs te gebruiken. Deze werkwijze laat zien hoe een aankomende mondhygiënist of tandarts verstandigheid, rechtvaardigheid, moed en passie – en daarmee een juiste beroepshouding – kan ontwikkelen.

2.1   Deugdethiek, deugden en beroepshouding

Er bestaan verschillende soorten ethiek en ook diverse ideeën over de manier waarop ethiek gebruikt kan worden om een betere beroepsbeoefenaar te worden. We gaan niet in op deze invullingen van ethiek, maar richten ons in dit hoofdstuk direct op de deugdethiek en op de manier waarop deugden kunnen worden aangeleerd vanuit verhalen (narratieven) van experts over professionaliteit. We kunnen daarom zeggen dat in dit hoofdstuk een 'narratieve deugdethiek' wordt uitgewerkt.[1]

De deugdethiek stelt, zoals het woord aangeeft, deugden centraal. Een deugd is geen 'brave kracht', maar een sterke kracht die nodig is om tegenkrachten te overwinnen in een bepaalde situatie. Deugden zijn *houdingen* en een verstandige, rechtvaardige en moedige houding (ten opzichte van patiënten en collega's), die zich bovendien kenmerkt door emoties (passies) die de juiste maat hebben, is kenmerkend voor een professionele beroeps*houding*. Beroepshouding en deugdethiek zijn dus nauw verbonden. Door deugden weet de beroepsbeoefenaar adequaat (professioneel) te handelen in een bepaalde situatie. Omdat het woord 'deugd' echter al gauw, maar onterecht, wordt verbonden met softheid en keurige braafheid (een deugdzaam jongetje of meisje), is ervoor gekozen in het vervolg van dit boek niet meer te spreken over deugden maar vooral over eigenschappen.

Een narratieve benadering van de deugdethiek gaat ervan uit dat
- een mondhygiënist of tandarts de eigenschappen verstandigheid, rechtvaardigheid, moed en 'passie'[2] nodig heeft om adequaat met patiënten en collega's om te gaan;
- dat verhalen (narratieven) van professionals over hun vak duidelijk maken wat deze vier eigenschappen in de praktijk betekenen én hoe een beroepsbeoefenaar ze kan ontwikkelen.

De interviewcitaten in dit boek vatten we op als kleine of korte verhalen met adviezen om die eigenschappen aan te leren. Hiermee is de relatie verhelderd tussen de deugdethiek en dit boek, dat voor een groot deel bestaat uit citaten uit interviews.

---

1   Voor een theoretische onderbouwing van de these dat deugden door verhalen kunnen worden ontwikkeld, verwijs ik naar mijn proefschrift *Identiteit is kwaliteit* (Uitgeverij Damon, 2010). Zie hierover ook J. Dupont: 'De professionele mondhygiënist'. Interview in: *Nederlands Tijdschrift voor Mondhygiëne*, november 2010 nr. 7, p. 10–13 en de Verantwoording in de bijlage van dit boek.

2   Met passie wordt *temperantia* bedoeld, dat wil zeggen 'maat houden in passie'. Temperantia wordt meestal met matigheid vertaald. In dit boek is gekozen voor de – ongebruikelijke – vertaling passie. De afwegingen hiervoor zijn de volgende. Het gebruik van het woord 'matigheid' heeft als nadeel dat het ten onrechte lijkt te stellen dat je je emoties (passies) dient te verminderen. Het gaat er echter bij de deugd matigheid niet per se om *minder* passie te hebben, maar om je passies *adequaat* te maken. Dat kan ook betekenen dat je juist meer passie moet ontwikkelen bij wat je doet. Het woord 'passie' gebruiken in plaats van het woord 'matigheid' brengt echter een nadeel met zich mee, namelijk dat met deze vertaling ten onrechte de passie zelf centraal komt te staan en niet het goed inzetten ervan. Josef Pieper laat zien dat de kern van de eigenschap temperantia het kunnen ontwikkelen en beheersen van onze emoties/passies is, als hij stelt: *'Ohne sie würde der Strom des innersten menschlichen Wesen willen zerstörerisch über alle Grenzen fluten, er würde Seine Richtung verlieren und nie das Meer der Vollendung erreichen. Doch ist die temperantia nicht selbst der Strom. Sie ist vielmehr Ufer und Wall, durch deren Festigkeit der Strom das Geschenk ungehinderten Laufes, Wucht, Gefälle und Schnelligkeit empfängt.'* (J. Pieper (2010). *Über die Tugenden*, p. 218.). In dit boek is voor de vertaling passie gekozen vanuit de veronderstelling dat deze tot minder misverstand leidt over de eigenlijke betekenis van temperantia dan de vertaling met de term 'matigheid'.

2.1.1 Geschiedenis van de deugdethiek

De deugdethiek komt voort uit een (Europese) ethiek die rond 400 v. Chr. is ontwikkeld door Plato (ca. 427–347 v. Chr.) en Aristoteles (384–322 v. Chr.). Zij hebben binnen de westerse cultuur voor het eerst zo grondig en intelligent nagedacht over de bedoeling van het leven, dat hun gedachten ook nu nog een leidraad vormen voor iedereen die zich wil verdiepen in de vraag: wat is een goed of gelukkig leven?

Het werkleven is een deel van het leven en de ethiek is daarom ook relevant voor het begrip professionaliteit. Plato en Aristoteles lieten zien dat 'aan ethiek doen' niet slechts wil zeggen dat je nadenkt over wat een gelukt of gelukkig (werk)leven is, maar dat je bovendien dat wat je daarover bedenkt, probeert te realiseren in het (werk)leven. Ethiek was voor hen geen louter theoretisch idee, maar het verbeteren van de praktijk, in de praktijk. Vanuit deze gedachte kan ethiek die geen praktische consequenties heeft als zinloos worden beoordeeld.

Plato wees erop dat de eigenschappen verstandigheid, rechtvaardigheid, moed en passie nodig zijn om adequaat op allerlei situaties te kunnen reageren.[3] Aristoteles is dieper op deze vier eigenschappen ingegaan.[4] In de ongeveer 2500 jaar die sindsdien verstreken zijn, hebben vele denkers verder over de vier eigenschappen nagedacht. De eigenschappen zijn door hen steeds als onmisbaar beschouwd voor een goed (werk)leven. In deze traditie werden de eigenschappen bekend als de vier 'kardinale deugden'. In het woord 'kardinaal' zit het Latijnse woord *cardo*, dat draaipunt betekent. De eigenschappen verstandigheid (*prudentia*), rechtvaardigheid (*justitia*), moed (*fortitudo*) en passie (*temperantia*) vormen in de situaties waarmee je als professional te maken krijgt, een draaipunt tussen goed en slecht, tussen professioneel en niet-professioneel. De vier eigenschappen zijn de eigenschappen 'waar het om draait'.

2.1.2 Introductie van de vier eigenschappen

De drie eigenschappen rechtvaardigheid, moed en passie zijn morele eigenschappen en tonen het ('goede' of 'minder goede') karakter van een persoon. Door rechtvaardig en moedig te zijn en de eigen emoties (passies) te beheersen, laat iemand zien of hij deugt in de alledaagse betekenis van dit woord: handelt hij goed (bijvoorbeeld eerlijk) of minder goed (bijvoorbeeld laf)? De vierde eigenschap, verstandigheid, is geen morele eigenschap. De verstandigheid is een eigenschap van het intellect (intellectuele deugd). Verstandigheid maakt een mens niet tot een beter mens. Door zijn verstandigheid krijgt een persoon geen beter karakter.[5] Toch vormt juist de eigenschap verstandigheid voor een professional de basis van zijn handelen. Door verstandig-

---

3 Plato (1980). *Verzameld Werk Deel 3. De Staat.* Antwerpen: De Nederlandse Boekhandel, IV, p. 427–434.
4 In de *Ethica Nicomachea*.
5 Wie intelligenter is, is *daardoor* nog geen beter mens is. Wie rechtvaardig is of wie moedig is, is dat echter wel. En wie zijn passies de juiste maat weet te geven is dat eveneens. Daarom vinden we bijvoorbeeld een intelligente directeur of hoogleraar geen beter mens – een mens met een beter karakter – dan een persoon met een veel lagere intelligentie. We wantrouwen ook de kracht van intelligentie, omdat deze juist door deze kracht het moreel laakbare kan bedenken en slim bewerkstelligen. 'Hoe groter de geest, hoe groter het beest?' Ondanks deze mogelijkheid heeft een professional de deugd verstandigheid echter meer dan de andere deugden nodig om een professional te zijn, ook al wordt hij daardoor geen beter mens. Een professional is immers iemand die op de vraag van zijn cliënt een verstandig antwoord geeft door het juiste doel te bepalen en daartoe de juiste middelen weet te kiezen. Vooral deze verstandigheid verwachten 'cliënten' van een hartchirurg, van een timmerman, van een loodgieter, van een mondhygiënist en van een tandarts.

heid weet de professional 'het probleem' van de patiënt te benoemen en de juiste middelen te kiezen om het (met de patiënt) op te lossen. We gaan kort nader in op de vier eigenschappen.

1. Verstandigheid (*prudentia*) kent twee aspecten: wijsheid en slimheid. Wijsheid is weten *wat* het (haalbare) doel is dat met een patiënt of collega kan worden bereikt. Slimheid is weten *hoe* dat doel kan worden bereikt.
2. Rechtvaardigheid (*justitia*) is opkomen voor dat waar een persoon recht op heeft. Dat wil ook zeggen dat je iemand behandelt zoals je zelf behandeld zou willen worden en eerlijk bent. Een professional geeft bijvoorbeeld patiënten die hij minder sympathiek vindt een even goede behandeling als patiënten die hij heel sympathiek vindt.
3. Moed wordt ook kracht (*fortitudo*) genoemd. Het houdt ten eerste in dat je iets durft en ten tweede dat je de kracht hebt iets vol te houden ('de moed erin houden').
4. Met passie (*temperantia*) wordt bedoeld dat je met emotie werkt, maar tegelijkertijd je emoties beheerst en bijvoorbeeld niet woedend wordt op een patiënt of een collega. Emoties geven je een *drive* om iets te doen. Een professional werkt met emotie, maar weet tegelijkertijd zijn emotie de juiste maat te geven.

2.1.3 Waarom deze vier eigenschappen?

Maar waarom zijn juist de eigenschappen verstandigheid, rechtvaardigheid, moed en passie zo belangrijk? Waarom bijvoorbeeld niet (ook) de eigenschappen trouw, werklust, humor, empathie, vriendelijkheid, compassie, eenvoud, vriendschap, relativeringsvermogen, doortastendheid, assertiviteit, incasseringsvermogen, openheid, stressbestendigheid, betrouwbaarheid, behoedzaamheid, nauwkeurigheid, alertheid, zuinigheid, optimisme, zachtmoedigheid, tolerantie, energie, enthousiasme, veerkracht, discipline, strijdbaarheid, efficiëntie, ijver en bescheidenheid?[6] En zo zijn er nog vele andere eigenschappen te noemen die belangrijk zijn voor een mondhygiënist of tandarts. Waarom zijn juist de verstandigheid, rechtvaardigheid, moed en passie 'kardinaal'? De deugdethiek stelt dat deze vier eigenschappen de beste samenvatting vormen van alle andere goede eigenschappen die je maar kunt bedenken.[7] Van de genoemde eigenschappen hebben bijvoorbeeld doortastendheid, optimisme, strijdbaarheid, energie, assertiviteit, discipline en veerkracht allemaal (ook) met moed te maken – ze worden door de eigenschap moed samengevat. Zo kan bijna elke eigenschap verbonden worden met één of meer van de vier eigenschappen.[8]

---

6   J. Dupont (2010). *Identiteit is kwaliteit*. Budel: Uitgeverij Damon, p. 176.

7   P. van Tongeren (2003). *Deugdelijk leven. Een inleiding in de deugdethiek*. Amsterdam: SUN, p. 73.

8   M. Nuy, B. Gordijn en G. Truin (2002) gaan in hun boek *De prudente tandarts* in op de vier kardinale deugden (p. 173–176). Deze lijken door de auteurs echter – voor een arts en voor een tandarts – niet als 'de beste samenvatting van alle andere deugden' te worden opgevat. De vier centrale deugden voor artsen en tandartsen zijn volgens de auteurs namelijk compassie, scherpzinnigheid, betrouwbaarheid en integriteit (p. 177–181). Verstandigheid (*prudentia*) krijgt in het boek wel veel aandacht. Rechtvaardigheid, moed en passie de juiste maat geven, staan in *De prudente tandarts* veel minder centraal. De kardinale deugden nemen als 'beste' samenvatting van alle andere deugden ook de deugden compassie, scherpzinnigheid, betrouwbaarheid en integriteit in zich op. Betrouwbaarheid en integriteit worden bijvoorbeeld door rechtvaardigheid samengevat. Andersom nemen echter de vier deugden die in *De prudente tandarts* centraal staan, veel minder goed de vier kardinale deugden in zich op. Aandacht voor moed en 'passies de juiste maat geven', is bijvoorbeeld niet direct te ontdekken in compassie, scherpzinnigheid, betrouwbaarheid en integriteit.

2.2 De vier eigenschappen zijn onmiddellijk en tegelijkertijd actief

We bespreken in deze paragraaf twee belangrijke kenmerken van de vier eigenschappen: ze zijn *onmiddellijk* actief én *tegelijkertijd* actief.

▪ De vier eigenschappen zijn onmiddellijk actief

In elke situatie met patiënten worden de vier eigenschappen – uiteraard in de mate dat de mond-hygiënist of tandarts deze heeft ontwikkeld – meteen actief. De vier eigenschappen (deugden) zijn houdingen. Ze vormen de beroepshouding, dat wil zeggen: ze bepalen hoe je staat in het beroep. Hoe je staat in het beroep wordt in een situatie onmiddellijk duidelijk: je houding kun je niet aan- en uitzetten. Een houding is er altijd. De vier eigenschappen maken het als houdingen die er altijd zijn ook mogelijk steeds op tijd te reageren op wat een situatie kenmerkt of 'in zich heeft'. Adequaat reageren vereist snelheid. Als de beroepshouding zich kenmerkt door verstandigheid, zal de beroepsbeoefenaar op tijd een verstandige beslissing nemen. Als de houding zich kenmerkt door een eerlijke houding, dan zal hij 'automatisch' – zonder er eerst een week over na te denken – een patiënt eerlijk antwoorden. En een beroepsbeoefenaar met een moedige houding wordt direct moedig als het gevaarlijk is. Als de beroepshouding zich kenmerkt door emoties die de juiste intensiteit (maat) hebben, zal de beroepsbeoefenaar bijvoorbeeld rustig reageren als hij door een patiënt of collega wordt uitgedaagd.

▪ De vier eigenschappen zijn altijd samen actief

Dit kenmerk is meer complex en vergt een langere toelichting. De vier eigenschappen hebben elkaar nodig om goede eigenschappen te zijn. Ze kunnen van elkaar worden onderscheiden, maar niet worden gescheiden. De vier eigenschappen zijn één.[9] In elke situatie zijn ze alle vier actief. Ze vormen een ketting: de zwakste eigenschap vormt de zwakste schakel van de ketting en bepaalt hoe sterk de ketting is en daarmee de kwaliteit van de beroepshouding van de mondhygiënist of tandarts. Een mondhygiënist of tandarts heeft een professionele beroepshouding naarmate hij de vier eigenschappen *allemaal* bezit. Anders gezegd: één slecht ontwikkelde eigenschap en drie uitstekende eigenschappen bepaalt dat de uitkomst van wat de beroepsbeoefenaar doet toch 'slecht' zal zijn. We illustreren dit met de eigenschap moed. Op een domme (niet-verstandige) manier moedig zijn, levert niets op en is niet wat we met moed bedoelen. Moed is dus altijd ook verstandig. Moed die onrechtvaardig is, bijvoorbeeld de moed die nodig is om te frauderen, is ook niet wat we met moed als goede eigenschap bedoelen. De moedige is ook rechtvaardig. Bovendien is de moedige niet lui en ongeïnteresseerd (te weinig passie) én wordt hij niet zeer emotioneel (te veel passie) als hij moedig handelt. De moedige blijft ontspannen. Hij houdt het hoofd koel.

De onderlinge afhankelijk van de vier eigenschappen wordt in ethische literatuur verhelderd met het beeld van een vierspan paarden dat, verbonden door het span, een koets voorttrekt.[10] De tocht van de koets kunnen we als een weg naar kwaliteit opvatten (bijvoorbeeld een kwalitatief goede behandeling). Ieder paard staat voor een van de vier eigenschappen. De vier paarden hebben elkaar voortdurend nodig wil de koets verder komen. Als één paard stilvalt, stopt de tocht van het vierspan op weg naar kwaliteit. Als verstandigheid 'niet goed loopt', weet je de weg niet meer, of ben je niet in staat obstakels op de weg slim te ontwijken. Als rechtvaar-

---

9   P. van Tongeren (2008). 'Losse deugden deugen niet.' *Trouw*, 16 maart 2008.
10   Het boek van Josef Pieper, *Über die Tugenden. Klugheit, Gerechtigkeit, Tapferkeit, Maß*, waarin in de noten van dit hoofdstuk wordt verwezen, is ook uitgegeven onder de titel *Das Viergespann*.

digheid 'niet werkt', dan houd je op je tocht geen rekening met anderen die daardoor benadeeld worden. Als moed 'stil valt', durf je niet meer verder te gaan, of ben je te zwak om door te zetten. Als passie ontbreekt, heb je geen zin om verder te gaan of wordt je te gedreven (fanatiek) en kan de tocht naar kwaliteit op die manier tot een einde komen.

Een alledaagser voorbeeld om aan te geven dat de vier eigenschappen samen nodig zijn om kwaliteit te kunnen leveren is de auto waarvan alle vier de banden in goede conditie moeten zijn om verder te komen. Iedere band kunnen we zien als één van de vier eigenschappen. Eén lekke band stopt de vooruitgang. Anders gezegd: alle vier de eigenschappen moeten in de juiste conditie zijn om grip te blijven houden op de weg naar kwaliteit die je als mondhygiënist of tandarts met een patiënt (of collega) wilt afleggen.

2.3 Professionaliteit door de vier eigenschappen

In de volgende vier subparagrafen wordt – in een niet-toevallige volgorde – telkens één eigenschap verder uitgediept en blijkt het belang van hun verbondenheid.

Een werkwijze om de vier eigenschappen – en daardoor de beroepshouding – te ontwikkelen met de adviezen van professionals en patienten in ▶ deel 2 en ▶ deel 3 van dit boek, is te vinden in ▶ par. 2.3.5.

2.3.1 Verstandigheid (prudentia): wijsheid en slimheid

Verstandig is een mondhygiënist of tandarts als deze weet wat, gezien de situatie, het juiste doel is. Om verstandig te zijn is het echter ook nodig dat hij weet met welke middelen het doel (met een patiënt of collega) kan worden bereikt. 'Let op!', is de regel van de verstandigheid.[11] Let op of je het juiste doel nog voor ogen hebt. Let op of je voor dat doel ook de juiste middelen gebruikt. Opletten wil zeggen dat je kritisch blijft.[12] 'Reflectieve professionaliteit' is kenmerkend voor verstandigheid. Een professional beseft dat hij zich kan vergissen.

'Het juiste doel kennen' noemen we wijsheid. 'De juiste middelen weten te kiezen' noemen we slimheid.[13] Verstandigheid is dus opgebouwd uit wijsheid en slimheid. Ze zijn allebei nodig om verstandig te kunnen handelen.[14] Wijsheid én slimheid zijn voorwaarden voor het leveren van een behandeling met kwaliteit.

Alle professionele handelingen van een mondhygiënist of tandarts beginnen met deze twee vormen van verstandigheid. Eerst is het nodig te weten *wat* verstandig is om te doen en *hoe* het doel bereikt kan worden. Vervolgens worden de andere drie eigenschappen belangrijk, want is het pas mogelijk te controleren of dit doel en de weg er naartoe rechtvaardig zijn, of je de kracht (moed) hebt het verstandige plan uit te voeren en of je daarbij je emoties de juiste maat kunt geven. De verstandigheid 'informeert' de andere drie eigenschappen. De verstandigheid zegt de andere eigenschappen 'wat het plan is en hoe het zal worden uitgevoerd'.[15] De verstandigheid komt als eerste en kan de basis, het richtsnoer of maat voor de eigenschappen rechtvaardigheid, moed en passie worden genoemd.[16]

---

11   A. Comte-Sponville (1999). *Kleine verhandeling over de grote deugden.* Amsterdam: Atlas, p. 50.

12   J. Pieper (2010). *Über die Tugenden. Klugheit, Gerechtigkeit, Tapferkeit, Maß.* München: Kösel Verlag, p. 33.

13   Aristoteles (1997). *Ethica Nicomachea.* Amsterdam: Kallias, p. 211 (na 1144a11).

14   J. Pieper (2010). *Über die Tugenden. Klugheit, Gerechtigkeit, Tapferkeit, Maß.* München: Kösel Verlag, p. 29.

15   Idem, p. 21 en 156.

16   Idem, p. 22.

In ▶ H. 10 van ▶ deel II en in ▶ H. 11, ▶ H. 12 en ▶ H. 13 van ▶ deel III, staan voorbeelden die duidelijk maken wat verstandigheid betekent voor een mondhygiënist en tandarts.

2.3.2 Rechtvaardigheid (justitia): opkomen voor recht en eerlijk zijn

De rechtvaardigheid reageert op wat de verstandigheid voorstelt om te gaan doen.[17] De rechtvaardigheid heeft de informatie van de verstandigheid nodig om ergens rechtvaardig over te kunnen zijn. De rechtvaardigheid kan zich alleen over het plan buigen als het weet 'wat het plan is' met de vraag: zijn dit plan én de middelen waarmee het wordt uitgevoerd, ook rechtvaardig? De rechtvaardigheid controleert de verstandigheid en komt dus *na* de verstandigheid.

Hoe kan achterhaald worden of dat wat verstandig is bovendien rechtvaardig is? Dat kan door de vraag te stellen: zou ik zelf ook zo behandeld willen worden? Een variatie op deze vraag wordt gegeven in een van de interviews: 'Ik vraag me altijd af: wat zou ik doen als daar mijn moeder (kind, vriend, vriendin) zou liggen.' Rechtvaardigheid veronderstelt dat de mondhygiënist of tandarts bereid is met de ogen van de patiënt (of collega) te kijken naar wat hij doet.[18] Een rechtvaardige mondhygiënist of tandarts houdt dus rekening met de belangen van de ander. Dat wil ook zeggen dat hij of zij eerlijk is: hij of zij spreekt de waarheid.

Rechtvaardigheid houdt bovendien in dat de mondhygiënist of tandarts zich inzet voor rechtvaardige instituties.[19] Zorgverzekeraars zijn binnen de mondzorg bijvoorbeeld een belangrijke institutie. Als deze niet rechtvaardig handelen, zal de rechtvaardige mondhygiënist of tandarts proberen deze instituties (en haar regels) te verbeteren, zover dat als individu mogelijk is.

Een ander kenmerk van rechtvaardigheid is dat een professional die onrechtvaardig of oneerlijk is geweest, dit achteraf probeert te corrigeren. Rechtvaardig zijn wil ook zeggen dat fouten worden erkend en de professional probeert deze te herstellen.[20]

Rechtvaardigheid kan beschouwd worden als de belangrijkste persoonlijke eigenschap van de mens, omdat door rechtvaardig te zijn het lijden en ongeluk van mensen wordt verminderd of voorkomen. Voor mondhygiënisten en tandartsen is rechtvaardigheid extra belangrijk, omdat zij de opdracht op zich hebben genomen het (kleine of grote) lijden (de klacht) van mensen te verminderen: 'Ik probeer u te helpen, zo goed als ik dat kan!' Patiënten vertrouwen deze inzet van de mondhygiënist of tandarts. Zij geven zich over aan zijn of haar deskundigheid. Een mondhygiënist of tandarts kan een patiënt echter schade toebrengen, zonder dat de patiënt dit kan verhinderen. In het beroepsprofiel voor de tandarts[21] en in de gedragscode voor mondhygiënisten[22] komt het belang van rechtvaardigheid niet voor niets prominent naar voren.

In ▶ H. 10 en ▶ H. 14 staan voorbeelden die laten zien wat rechtvaardigheid concreet betekent voor een tandarts en mondhygiënist.

17 Idem, p. 157.
18 J. Dupont (2010). *Identiteit is kwaliteit*. Budel: Uitgeverij Damon, p. 158–161.
19 Idem, p. 132–136.
20 J. Pieper (2010). *Über die Tugenden. Klugheit, Gerechtigkeit, Tapferkeit, Maß*. München: Kösel Verlag, p. 104.
21 Zie *Beroepsprofiel Tandarts algemeen practicus*, p. 32–34.
22 In de beginselverklaring waarmee de *Gedragscode voor mondhygiënisten* (NVM, 2008) begint, staat onder andere: 'Ik zal mijn beroep van mondhygiënist zo goed als ik kan uitoefenen ten dienste van mijn medemens. Ik stel het belang van de patiënt voorop en respecteer zijn opvattingen. Ik zal aan de patiënt geen schade doen. Ik luister naar de patiënt en zal hem goed inlichten. Ik zal geheim houden wat mij is toevertrouwd. (…) Ik erken de grenzen van mijn mogelijkheden.'

2.3.3   Moed (fortitudo): durven en volhouden

Als wat verstandig is de controle van de rechtvaardigheid heeft doorlopen, kan het verstandige, dat nu dus bovendien het rechtvaardige is, worden uitgevoerd. Dat is echter alleen mogelijk als daarvoor de kracht (moed) aanwezig is. Door de eigenschap moed durft de professional het verstandige/rechtvaardige te gaan doen én heeft hij de kracht om het vol te houden.

Wat is moed meer precies? We gaan achtereenvolgens in op twee aspecten van moed: durven en volhouden.

- **Durven**

Moed is iets durven als het gevaarlijk is. Gevaar veronderstelt kwetsbaarheid. Bij onkwetsbaarheid dreigt er nooit gevaar en is het dus ook niet mogelijk om moedig te zijn. 'Omdat een mens een wezen is dat kwetsbaar is, kan hij moedig zijn.'[23] Moed is een kwestie van een rechte rug houden en op de eigen plaats blijven staan, tegen weerstanden in. Moed is de kracht op te komen voor kwaliteit als deze kwaliteit wordt aangetast of bedreigd. Moed is niet het ontbreken van angst, maar het vermogen je angst onder ogen te zien en deze te overwinnen.[24] Moedig is een mondhygiënist of tandarts als deze zijn eigen belangen op het spel durft te zetten om het goede te verwezenlijken voor patiënten of collega's. Een mondhygiënist of tandarts met moed durft een patiënt te wijzen op een slechte mondgezondheid en durft collega's feedback te geven én hen advies te vragen als de eigen kennis en kunde tekortschiet.

- **Volhouden**

Naast durven heeft moed nog een tweede aspect: volhouden. Dat blijkt bijvoorbeeld als we zeggen: 'Laten we de moed erin houden.' Een goede mondhygiënist of tandarts beschikt over doorzettingsvermogen. Hij behandelt bijvoorbeeld ook patiënten die slechts langzaam progressie boeken. Dan is het belangrijk de kracht te hebben om de moed erin te houden. Een professional geeft het niet zomaar op: hij zet door. Hij heeft geduld. Hij houdt vol, ook als het tegenzit. Een professional wordt niet snel moedeloos.

We geven een voorbeeld van het belang van doorzetten uit een ander beroep. In een roman van Michel Houellebecq kijkt politiecommissaris Jasselin terug op zijn werkleven en concludeert:

>> Een betrouwbare politieman was hij meestal wel geweest. Een volhardende politieman in elk geval. En volharding is uiteindelijk misschien wel de enige menselijke kwaliteit die niet alleen veel waard is in het beroep van politieman, maar ook in veel andere beroepen. In ieder geval in alle beroepen die iets te maken hebben met het idee van *waarheid*.[25] **<<**

Door vol te houden komt niet alleen voor politiemensen, maar ook voor mondhygiënisten of tandartsen de waarheid aan het licht. Door vol te houden boekt de professional uiteindelijk (toch) succes of weet hij zeker dat een goede mondzorg voor deze patiënt echt niet mogelijk is.

Zie ▶ H. 10 en ▶ H. 15 voor andere voorbeelden van de manier waarop een mondhygiënist of tandarts moedig kan zijn.

---

23   J. Pieper (2010). *Über die Tugenden. Klugheit, Gerechtigkeit, Tapferkeit, Maß*. München: Kösel Verlag, p. 147.

24   A. Comte-Sponville (1999). *Kleine verhandeling over de grote deugden*. Amsterdam: Atlas, p. 64–66.

25   M. Houellebecq (2012). *De kaart en het gebied*. Utrecht: Uitgeverij De Arbeiderspers, p. 301.

2.3.4 Passie (temperantia): niet te weinig, maar ook niet te veel[26]

Passies zijn emoties die nodig zijn om in beweging te komen. Het woord 'emotie' stamt af van het Latijnse woord *emovere*: in beweging brengen. Datgene waarvoor je passie hebt, daar ga je mee door, dat zet je in beweging, daar krijg je niet gauw genoeg van. Zonder deze bevlogenheid valt een beroepsbeoefenaar stil, houdt hij of zij het eerder voor gezien. Passie is nodig om met *drive* te kunnen werken en zich met plezier in te zetten voor patiënten. Passies kunnen positief zijn (blijdschap, enthousiasme), maar ook negatief (haat, jaloezie).

'Waar ligt jouw passie?', is een vraag naar een positieve passie die aan leerlingen in het voortgezet onderwijs wordt gesteld als zij een opleiding of beroep willen gaan kiezen. 'Volg je passie!' is dan het advies dat vaak gegeven wordt. De veronderstelling daarbij is dat het wel goed komt als je een (positieve) passie volgt, zoals enthousiasme voor een bepaald beroep. Dat is volgens de deugdethiek echter niet per se het geval, omdat voor succes ook verstandigheid, rechtvaardigheid en moed nodig zijn en deze eigenschappen zwakke schakels in de ketting kunnen zijn. Waar je van houdt, waar je enthousiast voor bent, kan bijvoorbeeld onrealistisch zijn gezien je capaciteiten en daardoor onverstandig om te gaan doen.

Een mondhygiënist of tandarts dient passie voor zijn beroep te hebben en zijn (positieve en negatieve) emoties ten opzichte van patiënten en collega's te kunnen controleren. Waarom? Als we aannemen dat de mondhygiënist of tandarts (1) in een bepaalde situatie weet wat verstandig is en (2) heeft gecontroleerd of het verstandige tevens rechtvaardig is en (3) ook de moed (kracht) heeft om het verstandige en rechtvaardige uit te voeren, is dat nog niet voldoende. Verstandigheid, rechtvaardigheid en moed, zorgen er namelijk niet voor dat je je beroep met belangstelling uitvoert en voorkomen ook niet dat je met te veel emotie werkt, bijvoorbeeld met irritatie naar patiënten of collega's. Je moet je passies dus de juiste maat geven. Een mondhygiënist of tandarts kan niet alleen te weinig passie hebben, maar ook te veel, bijvoorbeeld door heel fanatiek te zijn, bezeten te worden door het vak met het gevaar daarin door te slaan, op te branden... Om dit duidelijk te maken geven we enkele voorbeelden van te veel passie:

- De passie 'geld verdienen' kan hebzucht worden: geld wordt te belangrijk. De mondhygiënist of tandarts werkt te hard, te lang ten einde meer te verdienen.
- De passie patiënten 'de goede kant op te sturen' (primaire preventie) kan ontaarden in heerszucht: de professional wil bepalen wat een patiënt of collega moet gaan doen en geeft hen te weinig ruimte voor een eigen inbreng.
- De passie 'gewaardeerd te willen worden' kan ontaarden in eerzucht: de mondhygiënist of tandarts kan niet tegen kritiek en verlangt continu veel waardering voor zijn expertise.[27]

Passies zijn goed als je ook onafhankelijk van je passies kunt blijven en deze niet met je op de loop gaan.[28] Passies zijn echter gevoelens die in ons worden veroorzaakt, zonder dat we daar zelf heer en meester over zijn. Een passie is iets wat ons overkomt: we worden verliefd, we raken geïnteresseerd of verliezen onze interesse. Een passie kunnen we zelf niet kiezen. Je kunt bijvoorbeeld niet besluiten: op deze persoon ga ik morgen verliefd worden. En ook kun je niet de keuze maken: tandarts ga ik een heel leuk beroep vinden. Dit overkomt je of het overkomt je niet. Passie is in die zin passief, zoals het woord ook aangeeft. Passie is ook iets waaronder je

---

26 Zie noot 2 voor een toelichting op de vertaling van *temperantia* met passie.

27 P. Ricoeur (2000). *Fallible Man*. New York: Fordham University Press, 2000, p. 111. Zie voor de drie verlangens van de mens (een verlangen naar bezit, macht en naar waardering): J. Dupont (2010). *Identiteit is kwaliteit*. Budel: Uitgeverij Damon, p. 36–139.

28 A. Comte-Sponville (1999). *Kleine verhandeling over de grote deugden*. Amsterdam: Atlas, p. 54.

kunt lijden. Verliefdheid die niet beantwoord wordt, is daarvan een voorbeeld. Mondhygiënist of tandarts uiteindelijk geen leuk beroep vinden, is iets waaronder je als mondhygiënist of tandarts kunt lijden.

De vraag is nu: hoe kun je passies (emoties) de juiste maat geven als ze je blijkbaar overkomen zonder dat je daaraan iets kunt veranderen? [29] Allereerst moeten we daarvoor beseffen dat in onze passies verschillende oordelen en meningen zitten opgesloten. Die kunnen we zo helder mogelijk formuleren. Stel bijvoorbeeld dat een patiënt de emotie 'ergernis' bij je losmaakt en je concludeert dat die ergernis ontstaat doordat deze patiënt geen enkele belangstelling heeft voor zijn mondgezondheid. Als dat oordeel duidelijk is, kan stap twee worden gezet. Die tweede stap is te proberen niet te worden meegesleept door je oordeel, door de vraag te stellen of dit oordeel wel waar en volledig is. Is zijn desinteresse in zijn gebit, zoals ervaren professionals beseffen, niet een keuze die aan de patiënt moet worden gelaten? Dit besef kan de irritatie (emotie, passie) naar de patiënt temperen.[30]

Een andere mogelijkheid om als mondhygiënist of tandarts je passie in evenwicht te brengen, is humor. Humor relativeert je passies.[31] Het plaatst datgene waar je passie voor hebt in een dusdanig perspectief, dat je erom kunt lachen. 'Waarheid van de humor: de situatie is hopeloos, maar niet zorgwekkend.'[32] Als je met humor naar je passies kunt kijken, worden deze ontdaan van een te grote *drive*: je neemt je passie wat minder ernstig. Je neemt jezelf (jouw emoties) iets minder serieus. Je kunt jezelf relativeren. Een mondhygiënist of tandarts zonder humor zal zijn passies waarschijnlijk minder goed de juiste maat weten te geven als zij dreigen te ontsporen. Probleem is wel dat hier een gevoel voor humor of een vermogen voor relativering wordt verondersteld, dat moeilijk – of wellicht zelfs niet – te trainen is.

In ▶ H. 10 en ▶ H. 16 staan voorbeelden die laten zien wat te veel en te weinig passie betekent voor een mondhygiënist en tandarts.

---

29 P. van Tongeren (2003). *Deugdelijk leven. Een inleiding in de deugdethiek.* Amsterdam: SUN, p. 82.

30 Dat moet je dan bovendien ook nog zelf *willen*. Uiteindelijk beslist de eigen wil of je bijvoorbeeld een patiënt al dan niet met irritatie blijft behandelen. Alleen waar een wil is, is een weg uit de passie/irritatie. Paul van Tongeren vat een advies van Descartes over hoe we ons tot onze passies kunnen verhouden, als volgt samen: 'Passies zijn waarnemingen en gevoelens die in ons worden veroorzaakt, zonder dat we daar zelf meester over zijn. Twee dingen kunnen we wel. Ten eerste kunnen we het oordeel dat in een passie schuilt zo correct mogelijk maken. En ten tweede kunnen we zorgen dat we ons niet laten meeslepen door passies die niet waar zijn, of althans in zoverre ze niet waar zijn. (…) Wanneer ik de oordelen in mijn passies heb gecontroleerd komt de cruciale stap. Het enige dat ik namelijk zeker wel in mijn macht heb, is mijn wil waarmee ik besluit iets wel of niet na te streven. De kern van de deugd ligt volgens Descartes hier: in de vastbeslotenheid om niets anders na te streven dan wat werkelijk nastrevenswaardig is en daadwerkelijk in mijn macht ligt.' Immanuel Kant benadrukt de rol van onze wil nog sterker, zo stelt Van Tongeren. De beroemde uitspraak van Kant over de wil is: 'Het is geheel onmogelijk om in de wereld en zelfs ook daarbuiten iets te bedenken dat zonder restrictie voor goed gehouden kan worden, behalve dan een goede wil.' (P. van Tongeren, 2003, *Deugdelijk leven*, p. 82–83). De vraag die daarmee opkomt, 'hebben we eigenlijk wel een vrije wil?', is volgens sommige filosofen onbeantwoordbaar en is, als dat klopt, 'irrelevant' te noemen. Kant zegt: 'Vrijheid is louter een idee; de objectieve realiteit ervan kan op geen enkele manier op grond van natuurwetten, dus ook niet door een of andere ervaring, aangetoond worden' (Kant, 1978, *Grondslagen van de ethiek*. Amsterdam: Boom, p. 136). En de filosoof Paul Ricoeur stelt: 'Ik kan mijn vrijheid niet zien. Ik zou zelfs niet kunnen bewijzen dat ik vrij ben. Ik kan me slecht affirmeren en verstaan als vrij' (P. Ricoeur, 1995, *Het probleem van de grondslagen van de moraal*. Kampen: Kok Agora, p. 26.).

31 J. Pieper (2010). *Über die Tugenden. Klugheit, Gerechtigkeit, Tapferkeit, Maß.* München: Kösel Verlag, p. 237.

32 A. Comte-Sponville (1999). *Kleine verhandeling over de grote deugden.* Amsterdam: Atlas, p. 262.

2.3.5 Een werkwijze om dit boek in het onderwijs te gebruiken

We zien een cirkelredenering verschijnen in het antwoord van de deugdethiek op de vraag 'hoe kan ik de vier eigenschappen ontwikkelen?' Het antwoord is namelijk: je wordt verstandiger, rechtvaardiger, moediger door in het (werk)leven verstandig te zijn, rechtvaardig te handelen, moed te tonen en je kunt leren je passies de juiste maat te geven door dat in het (werk)leven te doen Anders gezegd: door in de praktijk een eigenschap te oefenen, versterk je – met vallen en opstaan – deze eigenschap. De vier eigenschappen ontwikkel je door daden.[33] *Just do it!* – oefen! – is volgens de deugdethiek het advies aan degene die vraagt hoe hij de vier eigenschappen kan verbeteren en daarmee zijn beroepshouding. Essentieel daarbij is alle vier eigenschappen te ontwikkelen omdat de zwakste eigenschap bepalend is voor het resultaat, zie ▶ par. 2.2.

Verstandigheid, rechtvaardigheid, moed en passie moeten dus 'gedaan worden' om ze te ontwikkelen. Dat is mogelijk door adviezen van mondhygiënisten, tandartsen en patiënten, die met deze eigenschappen verbonden zijn, uit te proberen in de beroepspraktijk. Maar: met welke adviezen kan het beste begonnen worden? Bovendien: niet alle adviezen in dit boek zijn per se goede adviezen. Zoals eerder gezegd zal de (aankomende) mondhygiënist en tandarts zelf moeten nagaan welke adviezen 'juist' zijn. Of een advies juist is zal uiteindelijk in de praktijk – als een advies wordt uitgeprobeerd – blijken.

We beschrijven hier een werkwijze die in het onderwijs van de opleidingen mondzorgkunde en tandheelkunde gebruikt kan worden om 'eigenschappen te kiezen' en 'eigenschappen te oefenen' en daardoor te ontwikkelen.

Werkwijze voor gebruik van dit boek in het onderwijs
1. Lees de paragraaftitels van de hoofdstukken in de inhoudsopgave van dit boek. Stel daarbij de vraag: met welk thema heb ik zelf te maken? Of stel meer intuïtief de vraag: over welk thema wil ik meer lezen?
2. Lees vervolgens de paragraaf die het thema bespreekt en stel de vraag: welk advies of idee in deze paragraaf wil ik gaan uitproberen? Twee vragen daarbij zijn: welk advies kan helpen een concrete situatie waar ik mee te maken heb op te lossen? En: welk advies lijkt me het meest interessant om uit te proberen? Verbeter vervolgens het advies of scherp het aan, eventueel in overleg met anderen (mondhygiënisten/tandartsen).
3. Voer het gekozen advies uit in de praktijk.
4. Zet op een rij (met anderen) wat goed en minder goed is gegaan.
5. Stel het advies opnieuw bij. Overleg met ervaren mondhygiënisten en tandartsen.
6. Ga (met anderen) na welke van de vier eigenschappen je vooral versterkt met het advies. Toelichting: omdat alle vier de eigenschappen elkaar nodig hebben, zullen ze alle vier bij elk advies actief zijn. De eigenschap waar het bij de toepassing in de eigen praktijk om draait, is de eigenschap die het meeste opvalt, omdat vooral deze het probleem oplost.
7. Gebruik het bijgestelde advies steeds weer als de situatie erom vraagt. Zo versterkt zich de eigenschap die erbij hoort en verbetert de beroepshouding.
8. Begin opnieuw met punt 1 en kies een ander thema/een andere paragraaf. Of kies een ander advies uit dezelfde paragraaf.

---

33 Aristoteles zegt over het aanleren van eigenschappen (deugden): 'Wat we namelijk moeten leren doen, leren we al doende: mensen worden bijvoorbeeld bouwer door te bouwen en citerspeler door citer te spelen. Zo worden we ook rechtvaardig door rechtvaardige handelingen te verrichten, en gematigd door gematigde handelingen te verrichten, en moedig door moedige handelingen te verrichten', (Aristoteles: *Ethica Nicomachea*. Amsterdam: Kalias 1997, p. 104–105 (1103a). Zie ook: T. van Aquino: *De virtutibus in communi*, artikel 9. In: R. te Velde (1995). *De deugden van de mens*. Baarn: Ambo, p. 51–53.

9. Hoe meer adviezen zijn uitgeprobeerd en zijn verbonden met een eigenschap, hoe duidelijker het wordt welke eigenschap nog meer aandacht verdient en dus vooral belangrijk is om te ontwikkelen. Door aldus de eigen, nog minder goede eigenschap(pen) steeds beter te leren kennen, wordt het mogelijk gerichter te werken aan de verbetering van de beroepshouding. Een constatering kan bijvoorbeeld zijn: ik kies steeds adviezen die vooral met moed te maken hebben en heb ook moeite deze uit te voeren. Moed is blijkbaar nog een wat zwakkere eigenschap van mij (vergeleken met de andere drie). Ik ga daarom vooral aan moed werken door adviezen van mondhygiënist en tandartsen over moed toe te passen in de praktijk.

Beroepshouding naar collega's

Tandartsen over de verdeling van mondzorgtaken tussen mondhygiënist en tandarts

Samenvatting

In dit hoofdstuk geven tandartsen hun mening over de expertise van mondhygiënisten en de verdeling van mondzorgtaken tussen mondhygiënist en tandarts. Achtereenvolgens wordt ingegaan op de waardering van tandartsen voor het beroep mondhygiënist (▶ par. 3.1), de expertise van de mondhygiënist op parodontaal gebied (▶ par. 3.2) en de expertise van mondhygiënisten om patiënten te motiveren en voorlichting te geven (▶ par. 3.3). ▶ Paragraaf 3.4 bespreekt de verdeling van mondzorgtaken tussen mondhygiënist en tandarts en gaat in op twee hoofdbezwaren van tandartsen tegen de situatie waarin een mondhygiënist niet onder één dak samenwerkt met een tandarts.

3.1 Waardering voor de mondhygiënist

Tandartsen waarderen de mondhygiënist als professional:

— De positie van mondhygiënisten binnen de mondzorg zie ik als zeer belangrijk. Zij zijn binnen de mondzorg tegenwoordig onmisbaar. Als parodontoloog ben ik voor het uitoefenen van mijn beroep erg afhankelijk van de beroep van de mondhygiënisten. Doordat de mondhygiënisten steeds bekwamer en meer bevoegd zijn, kunnen zij veel handelingen van mij overnemen, waardoor ik mij meer kan richten op de gecompliceerde ingrepen. [V.TA-PARO. Paro.Pr. > 10j.]

— Ik vind dat mondhygiënisten goed opgeleide mondzorgprofessionals zijn. Ik sta volledig achter het beroep. Door de mondhygiënist is het aantal curatieve behandelingen aanzienlijk gedaald en het aantal preventieve aanzienlijk gestegen. Ik ben sowieso van mening dat iedereen even hard nodig is binnen een praktijk, zowel een assistent, een mondhygiënist of baliemedewerker. [M.TA. Alg.pr.]

— Ik heb wel eens een patiënt doorgestuurd naar een mondhygiënist waarbij ik niet zeker wist of het probleem nog wel op te lossen was. De patiënt was ongemotiveerd en ik was al verrast dat hij ermee akkoord ging dat ik hem door stuurde. Toen het weer tijd was voor de controle, zag ik bij deze patiënt dat de mondhygiëne flink was verbeterd en de parodontitis flink was gereduceerd. Dit was te danken aan het goede werk van de mondhygiënist en het motiveren van de patiënt door de mondhygiënist. [V.TA. Alg.pr. 5j.]

— Als ik voor mijzelf mag spreken ben ik heel erg blij met de opleiding voor mondhygiënisten. Ik denk dat de kwaliteit goed is. Ik vind het ook erg fijn en belangrijk dat er vanuit de mondhygiëne met andere ogen naar een patiënt wordt gekeken. [V.TA. Alg.pr. 25j.]

— Ik vind dat mondhygiënist een erg mooi vak is waarbij deze een belangrijke rol speelt in de mondzorg. De band van een mondhygiënist met een patiënt is vaak veel sterker dan die van een tandarts met zijn patiënt. Ik vind het vak een toegevoegde waarde hebben die van zeer hoog belang is. [M.TA. Alg.pr. 25j.]

3.2 Experts op parodontaal gebied

Waaruit bestaat volgens tandartsen de expertise van mondhygiënisten?

— Van origine is de mondhygiënist gericht op het parodontium en op preventie. De expertise en vooral vaardigheid van de mondhygiënist ligt op dit gebied bij mondhygiënisten veel hoger dan bij de gemiddelde tandarts. [M.TA. Alg.pr. 25j.]

— Op parodontaal gebied zijn de mondhygiënisten beter bij het stellen van een goede diagnose dan wij. Ze hebben daar ook lang voor gestudeerd. Ik merk dat als ik een patiënt doorstuur naar de mondhygiënist voor behandeling, de mondhygiënist ineens pockets meet die veel dieper zijn dan die ik gemeten had. [V.TA. Alg.pr. 10j.]

— Ik zeg altijd tegen de patiënt dat de mondhygiënist gaat over het fundament, over het kaakbot en het tandvlees. Bij ons gaan mensen met parodontale problemen eerst naar de mondhygiënisten. Als deze goed werk leveren, dan kunnen wij heerlijk aan de tanden werken. [M.TA. Alg.pr. 25j.]

— Mondhygiënisten kunnen beter tandsteen verwijderen dan tandartsen. Ze hebben veel meer ervaring met parodontitis. Hun expertise blijft preventie op verschillende niveaus en het optimaliseren van de mondgezondheid. Dit is de deskundigheid van hun beroep. Deze deskundigheid mogen ze door alle ontwikkeling niet uit het oog verliezen. [M.TA.PARO. Paro.pr. > 10j.]

– We weten allemaal veel van ons vak af. Echter de verdeling is anders. Ik weet meer van bijvoorbeeld wortelkanaalbehandelingen en kroon- en brugwerk. Terwijl de mondhygiënist weer veel meer afweet van parodontale problemen en het uitvoeren van een initiële therapie. [M.TA. Alg.pr. 25j.]

– Mondhygiënisten hebben een eigen expertise ten opzichte van tandartsen. Ze hebben veel meer kennis over het parodontium dan ik als tandarts. Ik laat alles wat met parodontale problematiek en mondhygiëne te maken heeft over aan de mondhygiënisten. We hebben er op de opleiding tandheelkunde wel les in gehad, maar we hebben er vrij weinig mee gedaan omdat we in de praktijk gewoon veel meer bezig zijn het restauratieve deel van het vak, waardoor de focus op het parodontium afneemt. Ik vind het belangrijk dat je alleen doet waar je goed in bent. En als je ergens iets minder in bent dan moet je dat laten doen door iemand die daar wel heel goed in is. In dit geval dus de mondhygiënisten. Zij zijn elke dag bezig met gebitsreinigingen en het parodontium en zijn hier dus veel bekwamer in. [M.TA. Alg.pr. 20j.]

Over de bekwaamheid van mondhygiënisten om te prepareren en restaureren wordt door tandartsen opgemerkt:

– Ik merk dat de gemiddelde mondhygiënist zich niet lekker voelt bij het maken van restauraties en hier toch vaak een tandarts bij haalt om zijn mening te horen. Hier is natuurlijk niks mis mee, maar wat mij betreft is dit nergens voor nodig. Ik denk dat de gemiddelde mondhygiënist prima in staat is om geheel zelfstandig zijn of haar restauraties succesvol uit te voeren. [M.TA. Alg.pr. 5j.]

– Bij restauraties verschilt de kennis en vaardigheid per mondhygiënist. Niet iedere mondhygiënist heeft dit geleerd op de opleiding. De mondhygiënist in de praktijk waar ik werk heeft het vullen uitstekend onder de knie. Ik ben echter ook een paar mondhygiënisten tegengekomen die meer schade aanrichten dan verbetering. Ze exponeren bijvoorbeeld als dat makkelijk te voorkomen is. [V.TA. Alg.pr. 5j.]

In ► par. 3.4 wordt door tandartsen verder ingegaan op de restauratieve bekwaamheid van mondhygiënisten.

3.3 Experts in motiveren

Waarschijnlijk de belangrijkste taak van de mondhygiënist is de patiënt te motiveren om zelf te gaan werken aan een goede mondzorg. Een mondhygiënist is op dit terrein een expert in gedragsverandering. Tandartsen zeggen over deze expertise van de mondhygiënist:

– De kwaliteiten van mondhygiënist zijn deels gebaseerd op inzet en herhaling. Als mondhygiënist verwijder je tandsteen steeds opnieuw. De resultaten zijn echter niet zozeer afhankelijk van dit werk, maar van het verkrijgen van de samenwerking en medewerking van de patiënt! Dit is ook een groot verschil met een tandarts die de resultaten à la minute moet leveren. [V.TA. Alg.pr. 25j.]

– Ik let bij een net afgestudeerde mondhygiënist heel erg op de communicatie: hoe geeft de mondhygiënist instructies? Dit is namelijk de basis voor een behandeling. Als de instructies niet goed gaan, kan er nooit een goed behandelresultaat gecreëerd worden. [V.TA. Alg.pr. 15j.]

– Ik beschrijf de mondhygiënist als een specialist. Mondhygiënisten zijn veel beter in het motiveren van mensen. Dat is wat zij hele dagen doen. In mijn praktijk zou dat mij veel te veel tijd kosten. Die tijd heb ik gewoon niet. Het geven van een poetsinstructie en het de patiënt zelf laten uitproberen, duurt gewoon erg lang. Soms geef ik een korte instructie voor de interdentale reiniging. Bij kinderen doe ik het wel graag, maar als ik zie dat ze daar niet genoeg gemotiveerd bij zijn, dan stuur ik hen alsnog door naar de mondhygiënist. Juist omdat ik denk dat zij veel meer gerichte informatie kunnen geven. Zij kunnen op een andere manier iemand begeleiden, veel beter dan ik. [V.TA. Alg.pr. 25j.]

– Mondhygiënist vind ik echt een vak apart. Op de opleiding gaan mondhygiënisten veel meer in op het motiveren van patiënten. Dus als ik iemand met een kleine caviteit naar de mondhygiënist doorstuur, zal die patiënt waarschijnlijk veel meer gestimuleerd worden om de cariësactiviteit tot een staan te brengen dan wanneer deze patiënt door een algemeen tandarts behandeld wordt. [M.TA. Alg.pr. 3j.]

– De mondhygiënist vraagt meer door en probeert te achterhalen waarom een patiënt laconiek omgaat met zijn gebit en de verzorging ervan en zal aan deze zelfzorg veel aandacht besteden. Vaak stuur ik patiënten voor een betere zelfzorg door naar de mondhygiënist. Deze is hier veel beter in en heeft er meer geduld voor. [M.TA. Alg.pr. 25j.]

– Mondhygiënisten hebben, in tegenstelling tot mijzelf, meer vaardigheden en kwaliteiten ontwikkeld om zich in te leven in de patiënt. Zij nemen daar ook de tijd voor. Hierdoor zijn zij in staat om eerder en meer begrip te tonen voor de situatie van de patiënt. Patiënten zeggen dan dat zij hebben doorgevraagd op een onderwerp dat een bepaalde impact had op hen. Dit geeft de patiënt een gevoel van positieve aandacht, begrip, vertrouwen. [M.TA. Alg.pr. 3j.]

3.4   De verdeling van taken tussen mondhygiënist en tandarts

De mondhygiënist en tandarts hebben eigen expertisegebieden. Dit vraagt om een bepaalde verdeling van zorg. De vraag in deze paragraaf is wat verstaan kan worden onder een adequate verdeling van mondzorgtaken. Bij het nadenken over verdeling van mondzorgtaken tussen tandarts en mondhygiënist gaat het tandartsen niet zozeer om het behandelen van primaire cariës, waar al dan niet door een tandarts een opdracht voor moet worden gegeven, en ook niet zozeer over of diagnosticeren en prepareren/restaureren al dan niet wordt aangedurfd door de mondhygiënist. Het gaat tandartsen primair om 'goede zorg', dat wil zeggen: om de vraag hoe door een verdeling van taken de kwaliteit van de behandeling voor de patiënt gewaarborgd blijft. Een tandarts laat dit zien als hij zegt:

– Ik ben een beetje ouderwets en dat vind ik wel lastig. Ik wil altijd graag zelf een indicatie doen. Als er een vulling gemaakt moet worden, wil ik het liefste het element zelf beoordelen. Ik wil het graag zelf zien. Ik ben nu al vele jaren tandarts en soms vind ik het nog steeds heel erg moeilijk om te beoordelen of het een cariësactiviteit is. Maar omdat ik het zelf nog steeds moeilijk vind, vind ik het moeilijk om het over te laten aan mondhygiënisten met een paar jaar ervaring. Wanneer ik echter vind dat de mondhygiënist de vulling kan maken, dan mag deze van mij de vulling maken. Het prepareren en restaureren is in principe altijd goed te leren. [M.TA. Alg.pr. 30j.]

Tandartsen willen met de mondhygiënist *samenwerken* – als team:

– Met het uitbreiden van het pakket van mondzorgkunde, is voor de mondhygiënist meer zelfstandigheid gekomen. Ik denk dat die zelfstandigheid met het oog op de beste zorgverlening, altijd nog het mooiste is als deze gekoppeld is aan de zorg van een tandarts. Dat je dit samen doet als team. [M.TA. Alg.pr. 30j.]

- Ik denk dat de beste samenwerking tussen een tandarts en een mondhygiënist tot stand komt als zij in hetzelfde pand werken. Ze zijn dan dicht bij elkaar in de buurt en kunnen alles snel bespreekbaar maken. Bovendien kunnen ze in de meeste gevallen nagenoeg direct als behandelaar ingrijpen en ieder hun eigen aanvullende rol vervullen. [M.TA. Alg.pr. 15j.]
- Je moet steeds heel goed blijven communiceren over patiënten. Hoe korter de lijnen zijn, hoe makkelijker dat gaat. Dat werkt met een mondhygiënist binnen de praktijk heel goed, want je bent een paar stappen van elkaar verwijderd om te overleggen. [M.TA. Alg.pr. 30j.]

Tandartsen hebben twee hoofdbezwaren tegen een meer zelfstandig werkende mondhygiënist. Ten eerste kan een caviteit prepareren en restaureren fout gaan zonder dat er een tandarts in de buurt is die dit kan oplossen (zie ▶ par. 3.4.1). Ten tweede verwachten zij dat een mondhygiënist minder goed kan diagnosticeren dan een tandarts (zie ▶ par. 3.4.2). Daarnaast zien tandartsen nog een aantal andere nadelen als een mondhygiënist zelfstandig werkt. Deze worden in ▶ par. 3.4.3 besproken. Tandartsen zien ten slotte ook een paar voordelen als een mondhygiënist meer zelfstandige werkt (zie ▶ par. 3.4.4).

3.4.1 Caviteit prepareren/restaureren kan fout gaan

Prepareren is een expertise met gradaties. Een mondhygiënist mag primaire cariës prepareren. Dat kan volgens tandartsen echter problemen opleveren voor een mondhygiënist die niet onder één dak samenwerkt met een tandarts:

- Mondhygiënisten hebben hun oorspronkelijke takenpakket, met name de preventie en parodontale zorg en beperkt restauratief werk, verder uitgebreid en kunnen daarmee tegen de beperkingen van hun opleiding aanlopen. Bijvoorbeeld dat je denkt een kleine caviteit te gaan prepareren en deze toch groter blijkt te zijn dan verwacht. En wat dan? Een uitbreiding van taken kan nog goed gaan zolang de mondhygiënist met de tandarts samen onder één dak werkt, want dan is er constant overleg mogelijk. Dan kan een tandarts zo nodig aanwijzingen geven of ingrijpen. Het gaat mij niet zozeer om de toestemming van de tandarts, maar dat de behandeling vooral onder één dak hoort plaats te vinden en de mondhygiënist dus constant kan terugvallen op een tandarts wanneer dit nodig is. Ik denk dat dit voor beide partijen een winst zou moeten zijn. [M.TA. Alg.pr. 30j.]
- Zonder opdracht van de tandarts boren, vullen en verdoven vind ik niet wenselijk indien de mondhygiënist in een zelfstandige mondhygiënistenpraktijk deze handelingen gaat uitvoeren. De indicatie en verantwoordelijkheid liggen bij de tandarts. Daarom zal ik alleen patiënten door gaan verwijzen naar mondhygiënisten die met mij onder één dak werken om zo in noodsituaties in te kunnen grijpen. Ik ben van mening dat het belangrijk is dat bij twijfel de tandarts altijd aanwezig is ter controle om hulp te bieden en het resultaat kan bekijken. [M.TA. Alg.pr. 5j.]
- Als mondhygiënist mag je geen wortelkanaalbehandeling uitvoeren. Wanneer je een patiënt aan het behandelen bent en je gaat de pulpa exponeren, kan je zelf niets doen. Je moet dan een tandarts gaan bellen, maar als die geen tijd heeft, is er een probleem. Het is mogelijk om een noodvulling te zetten, maar dan nog moet de patiënt dezelfde dag nog een wortelkanaalbehandeling ondergaan. En als de mondhygiënist geen tandarts kan vinden die dezelfde dag nog kan behandelen, is er een groot acuut probleem dat niet opgelost wordt. Ik denk dat de zorg hierdoor achteruit zal gaan. De mondhygiënist is een

beroepsbeoefenaar die gericht is op de preventieve mondzorg. Naar mijn idee hoort boren daar niet bij. [M.TA. Alg.pr. 5j.]

— Stel dat de mondhygiënist per ongeluk tijdens het boren de pulpa heeft geraakt en dat niet zelfstandig kan oplossen. Dan moet de mondhygiënist contact opnemen met de tandarts en vragen of hij tijd heeft om een acuut probleem op te lossen. Hoe zal de tandarts dan reageren? Het is niet zijn patiënt. Zijn eigen planning staat vol… De tandarts kan zijn eigen patiënt afbellen voor een acuut probleem dat de mondhygiënist heeft gecreëerd en de patiënt overnemen. Dit is in het belang van de mondhygiënist. Maar waar wordt hier rekening gehouden met het belang van de tandarts? [M.TA Alg.pr. 30j.]

3.4.2 Diagnostiek van mondhygiënist kan onvoldoende zijn

Tandartsen vinden het geen goed idee dat de mondhygiënist het periodiek mondzorgonderzoek van de tandarts overneemt:

— Een controle klinkt heel makkelijk en heel simpel. Maar ik vind dat je eigenlijk een controle bij de meeste mensen niet kunt doen als je alleen inzicht hebt in het parodontium en cariës. Je zal ook inzicht moeten hebben in de geschiedenis van wat er in de mond gebeurd is, zeker bij oudere patiënten. Dan kun je doorzien en inschatten welke problemen er eventueel zijn en wat je aan deze problemen kan doen. Hierin zitten stukjes mondzorg die de mondhygiënisten, ook de moderne mondhygiënist, nog niet meekrijgt in de opleiding. [M.TA. Alg.pr. 30j.]

— De kijk van de tandarts is anders dan die van de mondhygiënist. De tandarts let meer op de functie en slijtage van de tanden, het weefsel en maakt controlefoto's. Dat je geen last hebt, wil niet zeggen dat je niet voor controle naar de tandarts moet gaan. Er kunnen namelijk veel problemen optreden die in de beginfase geen pijn doen. [M.TA. Alg.pr. 30j.]

— Er wordt gesteld dat de mondhygiënisten met betrekking tot de restauratieve vaardigheden alleen de groep patiënten mogen behandelen die niet gecompliceerd is. Deze schaalindeling kun je op één moment meten, maar als je iemand door de jaren heen blijft volgen, wanneer komt dan het moment dat het wel gecompliceerd is? Waar leg je als mondhygiënist voor jezelf de grens? Waar ik beducht voor ben is dat het beeld in de mond soms een vertekend beeld kan zijn. Ik denk dat de glijdende schaal van eenvoudige naar gecompliceerde patiënten voor mondhygiënisten iets heel lastigs is, zeker als zij zelfstandig gevestigd zijn! Wees alert of je in staat bent om dit te kunnen beoordelen. [M.TA. Alg.pr. 30j.]

— Het nadeel van een controle door de mondhygiënist is dat de kans bestaat dat problemen daardoor in een later/te laat stadium worden geïndiceerd. Denk hierbij bijvoorbeeld aan het bekronen en vervangen van oude restauraties. [M.TA. Alg.pr. 5j.]

— Wanneer zou ik de halfjaarlijkse controle in de algemene praktijk door een mondhygiënist laten uitvoeren? Haha, nooit! Zolang die controle door de mondhygiënist goed gaat, is dit natuurlijk geen probleem. Zo is het ook geen probleem als je nooit meer bij de huisarts komt, maar altijd bij de verpleegkundige. Het probleem is: wie is er verantwoordelijk als de controle door de mondhygiënist wél fout is gegaan? [M.TA.PARO. Paro.pr. >10j.]

3.4.3 Andere nadelen

Tandartsen noemen nog andere nadelen als de mondhygiënist meer taken zelfstandig mag uitvoeren:

— Het kan verwarrend zijn voor de patiënt omdat deze niet meer goed weet wat een mondhygiënist wel en niet mag doen en ook wat dan de taken van de tandarts zijn. [M.TA. Alg.pr. > 30j.]

— Patiënten hechten zich ook aan een tandarts. Dus wanneer je cariës hebt weet de patiënt wat de tandarts gaat doen en dan is de stap om dit door iemand anders te laten doen naar mijn idee voor sommige patiënten groot. [V.TA. Alg.pr. 25j.]

— Er kan een verschil ontstaan in de prijs van restaureren. Als deze bij de mondhygiënist goedkoper is, dan gaan patiënten daar liever naartoe. Ook kunnen patiënten hierdoor anders over kwaliteit gaan denken. Dit kan zowel in het nadeel werken van de mondhygiënist als van de tandarts. [M.TA. Alg.pr. 30j.]

— Ik werk ook met een mondhygiënist in de praktijk. Wanneer zij de periodieke controle doet is het nadeel dat patiënten vragen kunnen hebben die zij niet kan beantwoorden. Bijvoorbeeld: 'Moet er een kroon op deze kies of moet ik al een nieuwe prothese?' Dus dan moet de patiënt uiteindelijk nog langs de tandarts om een antwoord te krijgen op zijn vragen of problemen. [V.TA. Alg.pr. 5j.]

— Tandartsen hebben veel meer ervaring met vullingen, waardoor het bij een mondhygiënist waarschijnlijk langer zal duren voordat de vulling af is. Dat is minder prettig voor de patiënt. Ook hebben tandartsen assistenten tot hun beschikking, wat heel prettig werkt als een vulling gemaakt moet worden. [M.TA. Alg.pr. 15j.]

Als er andere taken voor de mondhygiënist bij komen, kan de hoofdtaak van de mondhygiënist minder aandacht krijgen:

— Ik vind het parodontium echt een serieus probleem en ik ben bang dat als mondhygiënisten zich ook gaan bezig houden met het vullen van gaatjes, dat dan het parodontium een beetje uit het oog verloren wordt. Ik denk dat je daar de patiënt echt tekort mee doet. [V.TA. Alg.pr.]

— In sommige gevallen kan het werk van de mondhygiënist zelf, zoals de recalls of de jaarlijkse statussen, niet meer optimaal worden gedaan. De mondhygiënist is meestal erg blij – en terecht natuurlijk – dat er ook geboord mag worden. Ik hoop gewoon dat het eigen werk er niet onder gaat lijden. Als dat gebeurt hebben andere specialisten daar ook last van. [M.TA. Alg.pr. 15j.]

3.4.4 Voordelen

Dat de mondhygiënist zelfstandig diagnosticeert en prepareert/restaureert, heeft volgens tandartsen ook een paar voordelen:

— Een patiënt kan voor controle én behandeling naar de mondhygiënist. De patiënt hoeft dan niet per se elk halfjaar naar de mondhygiënist én de tandarts. De drempel voor een controleafspraak kan dan iets lager zijn. Mensen vinden het vaak prettig dat zij bij een behandelaar behandeld kunnen worden. Dat geeft voor hen minder gedoe. [V.TA. Alg.pr. 5j.]

- Als de mondhygiënist verantwoordelijkheid overneemt, denkt deze veel meer na over de behandeling en is daardoor beter voorbereid op de eigen behandeling. [V.TA. Alg.Pr. 25j.]
- Het is fijn als je samenwerkt met andere mensen die de verantwoordelijkheid delen. Het brengt prikkeling met zich mee. Er is een uitdaging in te vinden. Die uitdaging zal ook weer een positief effect zal hebben op de samenwerking. [V.TA.PARO. Paro.pr.>10j.]

Een ander voordeel is volgens tandartsen dat zij door een andere verdeling van mondzorgtaken meer tijd kunnen krijgen voor de complexere, uitgebreidere behandelingen:

- Door een taakverdeling kan ik me veel meer bezighouden met complexere behandelingen die voor tandartsen bedoeld zijn. [V.TA. Alg.pr. 5j.]
- Mensen behouden tegenwoordig steeds langer hun dentitie en vinden dit ook veel belangrijker dan vroeger. Daardoor wordt de mondzorg steeds complexer en drukker voor tandartsen. Daarom is het fijn als mondhygiënisten de wat 'makkelijkere' taken van ons kunnen overnemen. [M.TA. Alg.pr. 10j.]
- Ik vind het een zeer positieve ontwikkeling dat mondhygiënisten de bevoegdheid hebben gekregen om zelfstandig eenvoudige tandheelkundige behandelingen en ingrepen te doen. Daardoor krijgen wij als tandartsen meer tijd en de ruimte voor uitgebreide tandheelkundige behandelingen. De timing van deze verschuiving is ook goed, omdat er verwacht wordt dat wij steeds meer chirurgische ingrepen doen. [V.TA. PARO. Paro.pr.>10j.]
- Ik vind de taakherschikking een goede zaak. Ik werk met meerdere behandelkamers waarbinnen ik gedurende de dag switch. Ik geef verschillende taken weg aan mijn assistentes en aan de mondhygiënist. Zo kan de mondhygiënist kleine primaire gaatjes van mij overnemen en vaak laat ik haar ook de slijtages langs de gingiva restaureren. Zo heb ik meer tijd voor andere behandelingen zoals kroon- en brugwerk en bijvoorbeeld wortelkanaalbehandelingen. Ik denk dat dit de mondhyigiëniste juist nog bewuster te werk laat gaan. Ik zorg ook wel dat ik zo nu en dan even snel meekijk hoe er te werk wordt gegaan. Ik controleer de behandelingen en heb regelmatig overleg en geef ook duidelijk aan dat als er vragen zijn of de mondhygiënist denkt iets niet te kunnen, dat zij dit moet aangeven. [M.TA. Alg.pr. 30j.]
- Ik vind het goed dat de mondhygiënist primaire cariës kunnen en mogen behandelen, dus tertiaire preventie. Hun verworven theoretische kennis wordt met dezelfde literatuur onderbouwd als studenten tandheelkunde, waardoor dezelfde kwaliteit gewaarborgd kan worden. Het voordeel is dat wij ons meer op de specialistische tandheelkundige aspecten kunnen richten. De expertise en vaardigheden van de tandarts kunnen beter gefocust worden op de uitgebreidere problematiek van patiënten. Deze focus geeft mij het gevoel dat ik een betere zorg kan leveren aan mijn patiënten. Ook omdat ik niet bang hoef te zijn dat zij te weinig zorg krijgen van mondhygiënist. [M.TA. Alg.pr. 5j.]

Tandartsen vinden het bovendien positief dat de mondhygiënist kan doen waarvoor hij of zij is opgeleid:

- Ik heb nooit moeite gehad met het overdragen van verantwoordelijkheid. Ik ben er al vanaf het begin erg positief over geweest dat de mondhygiënisten kunnen uitvoeren waarvoor ze zijn opgeleid. Dat houdt ook in dat ze sommige taken van ons overnemen. Ik vind het heel onterecht van de tandartsen die hier moeite mee hebben. Wij als tandartsen hebben er juist voor gezorgd dat deze ontwikkeling plaatsvindt en we moeten de mondhygiënisten dan ook de kans geven om hun beroep zo goed als mogelijk te kunnen uitoefenen. [V.TA.PARO. Paro.pr.>10j.]

━ De huidige mondhygiënist heeft een hbo-opleiding gevolgd. Daarbij mag je verwachten dat ze een groot genoeg verantwoordelijkheidsbesef hebben om meer tandheelkundige taken te kunnen uitvoeren. [V.TA. Alg.pr. 10j.]

━ Ik vertrouw op de kennis en vaardigheid van de mondhygiënist. Ik vind het dus prima als de mondhygiënist niet meer om mijn toestemming hoeft te vragen. Eigenlijk is dat ook onzin want zij hebben ook geleerd om te diagnosticeren en te restaureren. Als jij je diploma hebt gehaald, mag ik ervan uitgaan dat je het prima alleen af kunt! [M.TA. Alg.pr.]

Mondhygiënisten over de verdeling van mondzorgtaken tussen mondhygiënist en tandarts

Samenvatting

Mondhygiënisten geven in ▶ par. 4.1 van dit hoofdstuk hun visie op de eigen expertise op parodontaal gebied. In ▶ par. 4.2 gaan ze in drie subparagrafen in op de verdeling van mondzorgtaken tussen mondhygiënist en tandarts. Mondhygiënisten geven aan wat nadelen en voordelen zijn van het prepareren en restaureren door de mondhygiënist.

4.1   Experts op parodontaal gebied: reiniging, motivatie, instructie

Mondhygiënisten is gevraagd of zij – vergeleken met de expertise van tandartsen – een eigen expertise hebben. Zij achten zichzelf experts op parodontaal gebied:

- Ik denk dat mondhygiënisten op het gebied van parodontologie vaardiger zijn dan tandartsen. En dan met name op het inschatten van pockets. [V.MH. Zelfst.vest.>10j.]
- Mondhygiënisten hebben zeker een eigen expertise. Zij zijn specialist op het gebied van het weer gezond maken van het parodontium. Daarbij zijn er ook vanzelfsprekende grenzen. Zo kan ik bijvoorbeeld geen flapoperatie uitvoeren. [V.MH. Paro.pr. 20j.]
- De expertise van een mondhygiënist is absoluut het reinigen van de mond. Daar zijn mondhygiënisten zoveel beter in dan tandartsen. Ik vind dat als iemand een grondige reiniging nodig heeft, deze patiënt doorgestuurd moet worden naar een mondhygiënist. Zij zijn er echt getraind voor en kunnen dit beter. [V.MH. Alg.pr. 10j.]
- Ik denk dat wij als mondhygiënisten meer gefocust zijn op de conditie van het parodontium en daarnaast letten op de gebitselementen. Bij tandartsen is dat andersom, die letten meer op de gebitselementen en minder op de conditie van het parodontium. Wij kunnen betere parodontium-statussen maken. Daar zijn we apart op getraind. Ook kunnen wij beter dan tandartsen bepalen of we met de laser gaan behandelen, of alleen met initiële therapie, welke interdentale reiniging beter is, enzovoorts. [V.MH. Alg.pr. 5j.]
- We hebben een relatief zware vierjarige opleiding achter de rug. Wij hebben ook een hoop kennis op ons gebied. Het klopt dat de tandarts meer kennis en bevoegdheden heeft, maar als we heel eerlijk zijn dan zijn wij op het gebied van mondhygiëne en gebitsreiniging beter dan de meeste tandartsen, afgezien van de parodontologen. Zo is de tandarts weer beter in restauratieve vaardigheden dan wij. Wij zijn allebei professionals en we kunnen door nauw samen te werken elkaar aanvullen. [V.MH. Alg.pr.]
- Heel vaak denken mondhygiënisten dat tandartsen alles weten en elk probleem makkelijk kunnen oplossing omdat zij "tandheelkunde" gestudeerd hebben. Dit is eigenlijk het algemene beeld dat mondhygiënisten hebben. In deze praktijk gaat dat anders: we leren van elkaar. Ik weet best veel over preventie en het gebruik van mondspoelmiddelen, zodanig dat de tandarts op advies van mij een mondspoelmiddel adviseert. Vaak denken tandartsen te ingewikkeld en te curatief en wij als mondhygiënisten denken vaak eerst aan preventie voordat we curatief zouden ingrijpen. [V.MH. Alg.pr. 5j.]
- Het stuk parodontologie kost erg veel tijd en ik zie tandartsen daar niet zo snel meer tijd voor vrij maken. En wij zijn in het rootplanen en scalen ook veel meer getraind. [V.MH. Zelfst.vest.>10j.]
- Ik denk dat tandartsen soms onderschatten wat wij kunnen. En ik merk ook bij patiënten dat zij vaak op het gebied van de mondzorg eerder de mening van de tandarts aannemen dan onze mening, terwijl tandartsen op dat gebied minder kennis bezitten dan wij. [V.MH. Paro.pr. 5j.]

Een eigen expertise kan leiden tot verschil van mening en ook tot kritiek op de tandarts. Ook uit deze meningsverschillen blijkt de eigen expertise die mondhygiënisten zichzelf toekennen:

- Het is als mondhygiënist en tandarts soms moeilijk om dezelfde diagnose te stellen. Een tandarts kan vinden dat een verstandskies prima kan blijven zitten, terwijl wij die er liever uit willen hebben omdat er een pocket van 7 mm zit waar wij lastig bij kunnen en die de patiënt lastig schoon kan houden. [V.MH. Alg.pr. 5j.]
- De kennis van het stukje parodontologie mag bij tandartsen wel iets groter worden. Ik ga er wel van uit dat zij het effect en het gevolg van parodontitis weten, maar dit wordt door

hen soms toch te laat opgemerkt. Ook hoor ik soms van patiënten: 'Ja, ik heb tandsteen, ik heb er nou eenmaal aanleg voor.' Dan heb ik het gevoel dat de tandarts niet uitlegt aan een patiënt hoe het echt zit. [V.MH. Zelfst.vest.>10j.]

De eigen expertise van mondhygiënisten bestaat – opnieuw als hun gevraagd wordt een vergelijking te maken met de expertise van tandartsen – bovendien in het kunnen motiveren en instrueren van patiënten tot een goede mondzorg:
- Voor het motiveren van een patiënt of het aanleren van een poetsmethode, heeft een tandarts veel minder geduld. Ik denk dat wij veel beter en uitgebreider kunnen uitleggen. Daarnaast zien wij patiënten veel vaker en hebben de tijd voor hen en kunnen daardoor ook een betere band met hen opbouwen. [V.MH. Zelfst.vest.>10j.]
- Ik denk dat mondhygiënisten veel meer geduld hebben. Ze hebben ook meer tijd voor een patiënt. Wij hebben die tijd omdat wij veel meer gericht zijn op de preventietaak waarvoor wij zijn opgeleid. We nemen de mondhygiëne heel serieus. We nemen een patiënt bij de hand om samen iets te willen bereiken. Ik denk dat een tandarts wel vaak tegen een patiënt zegt van: 'Goh, u moet wat beter poetsen' en als patiënten geluk hebben het een keer voor wordt gedaan, maar daar blijft het dan ook bij. Tandartsen zeggen niet snel tegen een patiënt: 'Zullen we eens kijken hoe het gaat met het stoken, laat eens zien hoe u dat doet?' Dat is denk ik onze kracht. Dat wij daar veel meer tijd in steken en veel geduld voor hebben. [V.MH. Zelfst.vest.>10j.]

4.2 De verdeling van taken tussen mondhygiënist en tandarts

Een mondhygiënist zegt over de verdeling van taken:
- Ik heb aan den lijve ondervonden dat in het verleden de expertise van de mondhygiënist zwaar onderschat werd. We werden enkel en alleen ingezet voor het verwijderen van tandsteen. Onze taak is echter veel breder. Doordat er nu in de opleidingen mondzorgkunde en tandheelkunde veel aandacht aan besteed wordt, weten tandartsen en mondhygiënisten veel beter van elkaar wat ze wel en wat ze niet kunnen. De samenwerking verloopt nu beter en we worden bij veel meer dingen ingezet, zoals het preventieve deel van de behandeling, het restaureren van cariës en het aanleggen van sealants. [V.MH. Zelfst.vest.<10j.]

Een andere mondhygiënist merkt op:
- De jongere tandartsen krijgen het bredere takenpakket van de mondhygiënist mee in hun opleiding. Ze zijn ermee opgegroeid. Oudere tandartsen kunnen denken: het moet niet gekker worden! [V.MH. Paro.pr. 15 j.]

In ▶ par. 4.2.1 wordt besproken wat volgens mondhygiënisten de voordelen voor henzelf én voor de patiënt zijn als zij caviteiten repareren. ▶ Par. 4.2.2 gaat in op wat mondhygiënisten daarbij als mogelijke nadelen zien voor de patiënten én voor tandartsen. In ▶ par. 4.2.3 benoemen mondhygiënisten ten slotte de nadelen die kunnen bestaan voor henzelf als zij 'boren en vullen'.

4.2.1 Prepareren en restaureren door mondhygiënist: voordelen voor mondhygiënist en patiënt

Mondhygiënisten vinden het prettig te prepareren en restaureren omdat dit een taak is waartoe zij zijn opgeleid. Zij willen de vaardigheden die zij hebben ook graag praktiseren:

— Als je als mondhygiënist bevoegd en bekwaam bent, dan vind ik dat je gewoon mag doen waar je bevoegd en bekwaam voor bent. Wel is het belangrijk te controleren of je inderdaad bekwaam bent en de taak dus goed kan uitvoeren. Ik vind het belangrijk dat wij de verantwoordelijkheid krijgen over waar wij bevoegd en bekwaam voor zijn. [V.MH. Alg.pr. 5j.]

— Blijf jezelf en wees zelf verzekerd over je eigen kunnen. Je bent niks voor niks afgestudeerd! [V.MH. Zelfst.vest.<10j.]

— Je hebt een goede opleiding gehad. Je weet dat je het kan. Zo niet, dan geef je dat ook aan want bij repareren komt ook een stukje verantwoordelijkheid kijken. [V.MH. Alg.pr. 3j.]

Mondhygiënisten vinden prepareren/restaureren vaak leuk om te doen. Het maakt hun werk afwisselender:

— Door het grotere gebied waar je naar kijkt, doordat je bijvoorbeeld let op restauratieve afwijkingen, krijg je meer afwisseling in je werk. Je krijgt ook meer kennis over tandheelkundige behandelingen zoals protheses, restauraties en cariës. Daardoor kun je de patiënt ook beter voorlichten. [V.MH. 5j.]

— Ik vind dat je zeker moet kunnen opkomen voor het uitvoeren van restauraties. Ik vind dat de mondhygiënist wel een beetje afwisselingen qua taken mag hebben. Als je als mondhygiënist werkt in een algemene praktijk en dag in dag uit acht uur per dag zit te scalen en patiënten probeert te motiveren, lijkt het mij voor hen wel erg fijn om tussendoor even iets anders te doen. Als je de kans daarvoor krijgt, dan zou ik die zeker pakken. Ik zou ervoor zorgen dat je later die afwisseling in je vak krijgt. Kijk uit dat je het prepareren en restaureren niet verleerd! [V. Alg.pr. 25j.]

Afwisseling in werk kan ook bijdragen aan een ergonomisch verantwoorde werkhouding:

— Bij restauraties neem je een andere houding aan dan bij parodontale behandelingen. Ik denk dat deze afwisseling in je werk ook voor je lijf beter is. [V.MH. Alg.pr. 10j.]

Zelfstandig beslissingen nemen kan door mondhygiënisten als een vooruitgang worden gezien:

— Ik vind het heel erg prettig dat ik zélf kan denken in het belang van de patiënt. Dat ik niet meer hoef te denken: hoe zou de tandarts dit vinden? Ik kan mijn eigen plan trekken voor een patiënt en de tandarts daarvan op de hoogte brengen. Ik had voorheen altijd het gevoel dat ik bij de stappen die ik maakte moest overleggen met de tandarts. [V.MH. Zelfst.vest.>10j.]

Als voordelen voor de patiënt noemen mondhygiënisten:

— Patiënten kunnen vaak bij één behandelaar terecht voor verschillende behandelingen. Daardoor kan de vertrouwensrelatie met de mondhygiënist nog sterker kan worden en kunnen we het contact met patiënt beter opbouwen. [V.MH. Zelfst.vest.<10j.]

— Het is belangrijk is dat een patiënt niet voor alles naar een andere behandelaar gestuurd moet worden. Dat is patiëntonvriendelijk. [V.MH. Zelfst.vest.>10j.]

— De patiënt zit niet voor de lol bij de tandarts of mondhygiënist. Veel mensen zijn toch angstig of gaan met tegenzin naar de afspraak. Wanneer je iedere keer een andere behandelaar hebt, wen je ook niet aan deze persoon. Het vertrouwen in de behandelaar moet groeien bij patiënten. Dat lukt minder goed als de patiënt voor een wortelkanaalbehandeling bij de tandarts komt, voor een 'buccaaltje' bij de mondhygiënist en voor een halfjaarlijkse controle weer bij de tandarts. [V.MH. Zelfst.vest.>10j.]

4.2.2 Prepareren en restaureren door mondhygiënist: nadelen voor patiënt en tandarts

Als een mondhygiënist prepareert/restaureert kunnen er problemen ontstaan die alleen een tandarts kan oplossen. Dat kan volgens mondhygiënisten nadelen opleveren, niet alleen voor patiënten, maar ook voor tandartsen:

- Tandartsen hebben denk ik wel een punt wat betreft boren en vullen. Het blijft nog steeds een risico om als mondhygiënist te restaureren. Als je bijvoorbeeld een pulpa-exponatie krijgt tijdens het boren, dan moet er uiteindelijk toch weer een tandarts bij komen. Dan ben jij ontevreden over je werk en ook de tandarts en patiënt zijn ontevreden. [V.MH. Zelfst.vest.<10j.]
- Dat een mondhygiënist restauratief werkt, daar ben ik niet zo enthousiast over. Hoe ver ga je met restaureren? Cariës kan op de foto heel klein lijken, maar als je het opent kan het veel dieper zijn. Dan moet je alsnog doorsturen naar een tandarts en die moet ook maar weer meteen tijd hebben. [V.MH. Paro.pr. 5j.]
- Ik vind cariës en caviteiten een complex proces. Tandartsen leren zes jaar lang hoe zo'n proces in elkaar zit en doen zes jaar lang boorervaringen op. Mondhygiënisten zijn er maar twee jaar van de vierjarige opleiding mee bezig. Ze krijgen daar wel een diploma voor, maar bevoegd is niet altijd bekwaam. Dat je het kunt, wilt niet altijd zeggen dat je het goed kunt. Je kunt wel een gaatje boren, maar kan je ook het hele proces overzien? Er zal ongetwijfeld wel een protocol zijn van hoever de mondhygiënisten mogen gaan, maar waar ligt de grens en hoe kan je dat van te voren bepalen? Je boort het open, omdat je denkt dat het maar tot in het dentine loopt, maar het loopt onverwachts toch tot in de pulpa. En dan? [V.MH. Alg.pr. 20j.]
- Een nadeel is dat als er iets misgaat met boren en er is geen tandarts aanwezig is, je extern het probleem moet proberen op te lossen. Daar zullen andere praktijken niet blij mee zijn. [V.MH. Alg.pr. 5j.]
- Als ik een zenuw raak tijdens het boren, dan moet een tandarts dat opknappen voor mij. Ik kan dat zelf niet doen. Maar wie is er dan bereid om mijn patiënt over te nemen? [V.MH. Alg.pr. 3j.]

Patiënten zijn niet gewend dat een mondhygiënist kan boren en dat legt volgens mondhygiënisten een druk op de patiënt om dit te begrijpen en te accepteren:

- Veel mondhygiënisten zullen een verbreding van taken en zelfstandigheid ongetwijfeld als een vooruitgang zien omdat ze zelf meer beslissingen mogen nemen, maar ik ben daar eigenlijk niet zo voor. Ik vind het belangrijk dat het duidelijk is voor de patiënt wie welke taak doet. Ik vind uniformiteit handig. Patiënten zijn het totaal niet gewend dat de mondhygiënist opeens mag zeggen dat er geboord moet worden. Dan vraag je nogal wat van de patiënt. [V.MH. Alg.pr. 20j.]
- Als patiënten gewend zijn dat ze voor hun primaire caviteiten naar een mondhygiënist binnen die praktijk gaan, zal dat geen schok veroorzaken. Als patiënten echter voor de eerste keer bij een mondhygiënist voor cariës worden behandeld, dan kan dat voor hen wel schrikken zijn. De meeste patiënten willen liever door de tandarts behandeld worden als het gaat om restauraties. Dit is ook niet gek aangezien de tandarts dit altijd al heeft gedaan. En nu mogen ineens mondhygiënisten dat ook! Het is een kwestie van tijd voordat dit voor patiënten gewoon is geworden. [V.MH. Alg.pr. 5j.]

Mondhygiënisten zien weinig nadelen ontstaan voor patiënten en tandartsen als zij prepareren en repareren in samenwerking, onder één dak, met de tandarts. Problemen kunnen dan worden opgelost als het prepareren en restaureren te moeilijk blijkt te zijn:

- Ik denk dat de meest ideale setting, zeker als je boort en vult, een setting is waarbij je in een praktijk werkt waar ook een tandarts aanwezig is. En dat je in eerste instantie restauraties in overleg met de tandarts uitvoert. [V.MH. Alg.pr. 10j.]
- Stel dat ik bezig zou zijn met boren en ik constateer dat als ik verder zou gaan ik buiten mijn eigen grenzen ga werken. Dan zou ik dit de patiënt op een nette manier vertellen: 'Ik ben begonnen aan dit gaatje, maar het lijkt dieper te zijn dan ik van tevoren had ingeschat. Ik kan dit niet verder behandelen, omdat de tandarts voor diepere gaatjes meer vaardigheden heeft en tevens de bevoegdheid.' Ik zou de behandeling afsluiten en zorgen dat de patiënt zo snel mogelijk bij de tandarts terecht kan. Ik denk niet dat iemand het erg zou vinden als je aangeeft dat je grens tot hier is en je dat op een heldere manier overbrengt naar de patiënt. [V.MH. Alg.pr. 10j.]

Ook het nemen van foto's door de zelfstandig gevestigde mondhygiënist kan nadelen voor de patiënt hebben:

- Wat wel lastig is bij vrijgevestigde mondhygiënisten, is dat zij een röntgenfoto maken terwijl dat een week daarvoor bij tandarts al is gedaan. Daar zit de patiënt ook niet op te wachten. [V.MH. Alg.pr. 10j.]

En ten slotte wijzen mondhygiënisten op de tarieven voor prepareren en restaureren:

- Of het een goed idee is dat mondhygiënisten caviteiten behandelen hangt af van wat er met de tarieven gebeurt. Ik denk dat het hele verhaal enorm verandert als het blijkt dat een vulling straks goedkoper is bij de mondhygiënist dan bij de tandarts. Dan denk ik dat mondhygiënisten en tandartsen heel anders tegen elkaar aan gaan kijken. En dat dan op een negatieve manier. [V.MH. Alg.pr. 10j.]

4.2.3 Prepareren en restaureren door mondhygiënist: nadelen voor de mondhygiënist

Niet alleen de patiënt en tandarts kan nadelen ondervinden als de mondhygiënist prepareert en restaureert; ook voor de mondhygiënist kan dit nadelen met zich meebrengen:

- Nadelen zijn dat we minder tijd hebben voor parodontologie en dat de werkdruk hoger wordt voor de mondhygiënist. [V.MH. 5j.]

Mondhygiënisten wijzen erop dat meer taken ook een grotere verantwoordelijkheid met zich meebrengt. Deze kan een druk veroorzaken die niet iedere mondhygiënist aankan:

- Een nadeel is dat een grotere verantwoordelijkheid ook als een druk kan worden ervaren. Daarom is het heel belangrijk om voor jezelf na te gaan of jij die verantwoordelijkheid wel wilt en kunt dragen. [V.MH. Paro.pr. 20j.]
- Het zal niet gemakkelijk zijn voor de mondhygiënist. Ik denk dat de schuld heel makkelijk op de mondhygiënist wordt afgeschoven als een vulling een keertje per ongeluk niet goed is. Je zal dus heel sterk in je schoenen moeten staan. [V.MH. Alg.pr. 10j.]
- Wij doen het stukje parodontium. Dat vind ik een nog makkelijk te scheiden expertisegebied. Als een mondhygiënist ook vullingen maakt, dan wordt het lastiger. [V.MH. Zelfst.vest. >10j.]

— Als de patiënt last krijgt van een vulling die de mondhygiënist heeft gemaakt, dan ligt de verantwoordelijkheid bij de mondhygiënist zelf en kan deze het probleem niet oplossen. Er zullen dan ook tandartsen zijn die de fouten van de mondhygiënist niet willen oplossen. [MH. Alg.pr. 3j.]

Het hebben van bredere taken, zo stelt een mondhygiënist, kan ook nadelig zijn voor de zelfstandig gevestigde mondhygiënist. Tandartsen kunnen hun patiënten minder gauw gaan doorverwijzen naar deze mondhygiënist:

— Als mondhygiënisten taken uitvoeren die tandartsen ook uitvoeren, kunnen tandartsen minder patiënten gaan doorverwijzen naar mondhygiënisten die werken in een vrije vestiging. Tandartsen kunnen bang zijn dat deze mondhygiënisten handelingen gaan uitvoeren waarvoor zij door de tandarts niet gevraagd zijn en ongewenst werk van tandartsen overnemen. [M.MH. Alg.pr. 25j.]

De beginnende mondhygiënist en de verdeling van mondzorgtaken

Samenvatting

In dit hoofdstuk geven mondhygiënisten en tandartsen adviezen aan mondhygiënisten die voor het eerst in de praktijk als professional gaan werken, die hen kunnen helpen positie te kiezen wat betreft de verdeling van mondzorgtaken. Voor (aankomende) tandartsen is het interessant zich te verhouden tot de adviezen van hun collega's en na te gaan hoe zij mondhygiënisten kunnen en willen helpen die adviezen uit te voeren.

In ► paragraaf 5.1 wordt de verdeling van mondzorgtaken vanuit het perspectief van de mondhygiënist als probleem geïntroduceerd. In ► paragraaf 5.2 worden mondhygiënisten opgeroepen het heft in eigen hand te nemen door drie opgaven uit te voeren. ► Paragraaf 5.3 gaat in op de eerste opgave: formuleren wat de eigen expertise is. ► Paragraaf 5.4 bespreekt de tweede opgave: beslissen welke expertise je als mondhygiënist daadwerkelijk in de praktijk wilt gaan gebruiken. ► Paragraaf 5.5 behandelt de derde opgave: de eigen wensen qua taken naar voren brengen en onderzoeken of deze taken ook uitgevoerd kunnen worden binnen de werksetting.

5.1 De verdeling van mondzorgtaken als spanningsveld

In de vorige twee hoofdstukken zijn visies op de verdeling van taken tussen mondhygiënist en tandarts naar voren gekomen die soms op gespannen voet met elkaar staan. Voor de kwaliteit van de mondzorg – en het daar niet los van staande werkplezier van de mondhygiënist en tandarts – is het mede van belang dat mondhygiënist en tandarts beiden tevreden zijn over de onderlinge verdeling van mondzorgtaken. Dat bevordert de samenwerking en daarmee de kwaliteit van de mondzorg aan de patiënt. De verdeling van mondzorgtaken kan door zowel mondhygiënisten als tandartsen als problematisch worden ervaren. We introduceren deze problematiek vanuit het perspectief van een derdejaarsstudent mondzorgkunde. Zij zegt:

▬ Inmiddels heb ik stage gelopen bij verschillende praktijken waar mondhygiënisten werken die zijn opgeleid in de nieuwe stijl: de vierjarige hbo-bachelor. Wat mij opviel is dat veel tandartsen en andere specialisten nog veel moeite hebben met het uit handen geven van hun autoriteit en het overdragen van hun verantwoordelijkheid. Ik merkte dat zij het erg fijn vinden dat er mondhygiënisten werkzaam zijn in hun praktijk, maar tegelijkertijd zélf de besluitvorming in handen willen houden. Opvallend genoeg wordt dit – in mijn ogen autoritaire – gedrag door de meeste mondhygiënisten geaccepteerd. Het wordt door hen niet als een probleem gezien. De mondhygiënisten op mijn stageadressen hadden snel de neiging om over allerlei zaken te overleggen met de tandarts/parodontoloog. Zij twijfelden niet aan de adviezen die zij van de tandarts/parodontoloog kregen, maar namen deze zonder enige discussie als juist aan. De tandarts/parodontoloog van zijn kant overlegde weinig met de mondhygiënist, ook als het ging over het opstellen van een behandelplan dat door de mondhygiënist moest worden uitgevoerd. Ik vind het zelf echter heel belangrijk dat ik straks als beginnende mondhygiënist volwaardig word behandeld en mijn deskundigheid ook door de tandarts/parodontoloog serieus wordt genomen. Ik wil door hem of haar worden benaderd als een collega met wie wordt samengewerkt en niet als iemand die in opdracht aan hem of haar diensten verleent. Ook wil ik graag de taken mogen uitvoeren waarvoor ik ben opgeleid en daarmee meer ervaring opdoen. Door wat ik heb gezien op mijn stage vraag ik mij af *waarom de meeste mondhygiënisten er niet voor kiezen om taken/behandelingen uit te voeren waarvoor ze zijn opgeleid.* Twijfelen ze wellicht aan hun eigen deskundigheid? Ook vroeg ik mij af of de tandartsen/parodontologen zich misschien te goed voelen om aan een mondhygiënist advies te vragen? Misschien vinden zij de mening van een mondhygiënist niet belangrijk? En als dat zo is, waarom accepteren de meeste mondhygiënisten dan het autoritaire gedrag van de tandartsen/parodontologen? Wat houdt hen tegen om er iets van te zeggen? [Stud.Mzk.3e j.]

Jerković-Ćosić heeft onderzoek gedaan naar de taak(her)schikking in de mondzorg. Zij zegt in 2012 in het *Nederlands Tandartsenblad* over de toenmalige situatie in de mondzorg:

》 Om een breder takenpakket voor mondhygiënisten te realiseren moeten zowel tandarts als mondhygiënist hier aandacht voor hebben. De tandarts zou de aanstelling van de mondhygiënist in de praktijk kunnen vergroten en zo de mondhygiënist voor meer behandelingen dan alleen parodontale behandelingen inzetten. De mondhygiënist zou goed moeten aangeven wat hij zelf naast de parodontale behandelingen nog meer zou willen en kunnen doen. Advies aan beiden: ga met elkaar in gesprek, kijk naar ieders kwaliteiten, zo kun je komen tot een efficiënte en effectieve taakverdeling om kwalitatieve zorg te leveren naar ieders tevredenheid.[1] 《

---

1 K. Jerković-Ćosić 'Tandarts en mondhygiënist moeten met elkaar in gesprek', *Nederlands Tandartsenblad*, 9 november 2012.

Inmiddels heeft de mondzorg een ontwikkeling doorlopen, maar het laatste advies – ga in gesprek met elkaar – is nog steeds relevant, zo zal hierna blijken.

Reinders en Blanksma gaan in een artikel in het *Nederlands Tijdschrift voor Tandheelkunde* in op de samenwerking tussen mondhygiënist en tandarts en geven (het begin van) een verklaring:

》 De traditionele verhouding van de mondhygiënist met de tandarts is een ondersteunende werkrelatie. Het opleidingsverschil tussen tandartsen en mondhygiënisten en de geslachtsverdeling binnen de beroepsgroepen zou die traditionele verhouding in stand kunnen houden.[2] **《**

De verdeling tussen man/vrouw in de mondzorg verandert en is weliswaar bijna gelijk geworden, maar binnen de mondhygiëne zijn voornamelijk vrouwen werkzaam. Reinders en Blanksma stellen verder:

》 De kwaliteit van de mondzorg kan door een meer integrale samenwerking worden vergroot. Wederzijdse behoeften en belangen van tandartsen en mondhygiënisten moeten dan wel worden herkend en erkend. Voorts moeten de sociaalpsychologische implicaties van interprofessionele samenwerking, in het bijzonder taakherschikking, niet worden onderschat.[3] **《**

We gaan hierna niet verder in op het (voortgaande) onderzoek naar het spanningsveld tussen professionele identiteit en interprofessionele samenwerking en ook niet op de interessante sociaalpsychologische implicaties van een taakherschikking. Dat betekent ook dat we niet nader ingaan op sociaalpsychologische redenen die kunnen aangeven *waarom* mondhygiënisten geen verantwoordelijkheid lijken te willen nemen voor nieuwe taken. En ten slotte gaan we niet in op de (hiermee waarschijnlijk verbonden) reden voor de kloof die lijkt te bestaan tussen enerzijds de visie op de verdeling van mondzorgtaken van de opleiding tot mondhygiënist en anderzijds die van de beroepspraktijk.[4] We beperken ons tot het beschrijven en ordenen van adviezen van mondhygiënisten en tandartsen aan beginnende mondhygiënisten over hoe zij zich het beste rond de verdeling van mondzorgtaken kunnen opstellen. De hoop is echter wel dat daarmee een bijdrage wordt geleverd aan 'de herkenning en erkenning van elkaars wederzijdse behoeften en belangen' die door Reinders en Blanksma wordt genoemd als voorwaarde voor een goede samenwerking.

5.2 Een gesprek aangaan over de verdeling van mondzorgtaken

In interviews met tandartsen komt naar voren te komen dat zij zich niet 'te goed' voelen om taken en dus verantwoordelijkheid af te staan aan mondhygiënisten. Tandartsen voelen zich 'gewoon goed'; dat wil zeggen dat zij ervan overtuigd zijn dat zij, gezien hun expertise, door zelf

---

2 J.J. Reinders, N.G. Blanksma (2012). De samenwerking tussen tandartsen en mondhygiënisten: van paradox naar oplossing, *Nederlands Tijdschrift voor Tandheelkunde*; 119: pag. 317–322.

3 Idem, pag. 321.

4 M.J. Schipper-Kerstbergen (2014) bespreekt dit thema in haar masterthese, waarin zij de interprofessionele samenwerking beschrijft tussen zesdejaars studenten tandheelkunde en vierdejaars studenten mondzorgkunde van de Opleiding Tandheelkunde (Radboud Universiteit) en de Opleiding Mondzorgkunde (Hogeschool van Arnhem en Nijmegen). Zij stelt: 'De verantwoordelijkheid voor het volledige deskundigheidsgebied wordt niet gevoeld door de studenten mondzorgkunde, maar ook niet erkend door de studenten tandheelkunde.' (pag. 34) 'De studenten mondzorgkunde nemen zelf hun professionele rol niet in de professionele samenwerking, omdat ze zich nog niet zeker voelen in het deskundigheidsgebied waarvoor ze zijn opgeleid.' (pag. 34–35)

bepaalde taken uit te voeren, de patiënt een grotere kwaliteit kunnen bieden dan de mondhygiënist die deze taken uitvoert. In de interviews komt naar voren dat tandartsen niet op dominantie en controle van de mondhygiënist uit zijn, maar vooral de kwaliteit van de mondzorg voor de patiënt willen bewaken. 'Bepaalde taken niet af willen staan aan de mondhygiënist' of 'De uitvoering van taken door de mondhygiënist willen blijven controleren', dient voor tandartsen een hoger doel: kwaliteit leveren aan de patiënt. Een tandarts laat dat zien als hij antwoordt op de vraag van een student mondzorgkunde of hij 'bang is de controle te verliezen' als mondhygiënisten taken overnemen:

— Ik denk niet dat 'bang zijn om de controle te verliezen' de goede benaming is. Ik ben daar in ieder geval niet bang voor. Het is wel zo dat een tandarts erop aangekeken wordt als een vulling niet goed gemaakt wordt of als de mondhygiënist fouten maakt onder leiding van de tandarts. Daarom is het denk ik belangrijk om veel vertrouwen in elkaar te hebben bij een dergelijke taakherschikking en dat vereist communicatie over eventuele problemen en verwachtingen van elkaar. [M.TA. Alg.pr. 25j.]

Een belangrijke lijn in de adviezen van mondhygiënisten en tandartsen aan (beginnende) mondhygiënisten die een bestaande verdeling van mondzorgtaken als problematisch ervaren, kan samengevat worden in één zin: weet wat je kunt, weet wat je wilt en ga daarover in gesprek met je (aankomende) collega's. Een mondhygiënist heeft ten eerste de vrijheid na te gaan wat de eigen expertise is: wat kan ik? Deze vraag beantwoorden is de eerste opgave voor een mondhygiënist die nadenkt over de verdeling van taken. Een mondhygiënist heeft vervolgens de vrijheid na te gaan in hoeverre hij of zij deze expertise wenst te gaan gebruiken in de praktijk: wat wil ik graag doen en beter leren te gaan doen, gezien mijn expertise? Die vraag beantwoorden is de tweede opgave waarvoor een mondhygiënist gesteld wordt. Ten slotte heeft een mondhygiënist de vrijheid te achterhalen of een werksetting past bij zijn antwoord op de twee vorige vragen. De mondhygiënist staat voor de derde opgave een gesprek aan te gaan met de tandarts over de gewenste verdeling van zorgtaken. Bij een onbevredigende uitkomst bestaat de mogelijkheid een andere werkplek te zoeken. In de volgende paragrafen wordt op deze drie opgaven ingegaan.

5.3   Opgave 1 – Weten wat je kunt

Mondhygiënisten die over hun taken in gesprek willen gaan met een tandarts moeten allereerst weten waaruit de eigen expertise bestaat. Waarin ben ik bevoegd en bekwaam? Tandartsen stellen:

— Ik vind het handig dat de huidige mondhygiënist zo zelfstandig is en een aantal taken van tandartsen kan overnemen. Anders zou er nog meer werk te doen zijn. Ik vind ook dat je de mondhygiënisten moet vertrouwen als ze zeggen dat ze bepaalde behandelingen goed kunnen uitvoeren. Ik vertrouw ze dat dan ook toe. De mondhygiënist dient er dan wel van overtuigd te zijn dat hij of zij de expertise bezit om een bepaalde taak goed uit te kunnen voeren. Ik vind het belangrijk dat mondhygiënisten duidelijk aangeven waar ze zich wel en niet bekwaam voor voelen. [M.TA. Alg.pr. 10j.]

— Als je verantwoordelijkheid wilt delen met een tandarts, dan moet je als mondhygiënist ook weten dat je dat aankunt en er zonder enige twijfel helemaal achter te staan. Het gaat om de gezondheid van mensen en daar moet je altijd zorgvuldig mee bezig zijn. [V.TA.PARO. Paro.pr.>10j.]

Een mondhygiënist adviseert:
- Geef goed aan waar je wel en niet bekwaam in bent, zo weet de tandarts ook wat hij naar jou kan doorverwijzen en wat niet. Er zijn veel mogelijkheden wanneer er wederzijds veel vertrouwen in elkaars kunnen is. [V.MH. Zelfst.vest.<10j.]

Weten wat je kunt, betekent ook dat je als beginnende mondhygiënist niet *te* zeker van je eigen expertise moet zijn, omdat je dan niet alleen als beginnende beroepsbeoefenaar arrogant op ervaren collega's kunt overkomen, maar bovendien overmoedig kunt worden met negatieve gevolgen voor de zorg die je levert aan de patiënt:
- Je kan iets te dapper worden, dat je denkt dat je het allemaal wel kan. Dat is een valkuil waar veel beginnend beroepsbeoefenaren tegenaan lopen. Zij zijn dan overmoedig. Je moet eerlijk zijn tegen jezelf in wat je wel en niet kan. Schroom daarbij niet om de expertise van de tandarts te vragen. [M.TA.]
- Wees leergierig en enthousiast tegenover je collega's. Stel je daarbij niet meteen zelf op de voorgrond. Wees zeker van jezelf, maar wees ook bewust van het feit dat je vaktechnisch nog veel moet leren. [V.MH. Alg.pr. 5j.]
- Ik denk dat je jezelf best mag laten zien en laten horen. Je bent een specialist, zeker op het gebied van parodontologie. Je moet niet over je heen laten lopen. Echter, word niet overmoedig. Je kan in het begin beter aftasten wat je kunt en werkervaring opdoen. [V.TA. Alg.pr. 10j.]
- In het begin moet je niet te hoog inzetten. Bijvoorbeeld niet te moeilijke patiënten gaan behandelen. Als de patiënt te moeilijk is, schaam je dan niet om deze door te sturen naar een parodontoloog. Je moet niet meteen alles zelf willen doen. Bouw het rustig op. [V.MH. Paro.pr. 5j.]
- Voor de ene persoon ligt de grens van wat hij kan lager dan voor de andere. Ik denk dat je altijd goed de veiligheid van de patiënt voor ogen moet houden. Als je over iets twijfelt, of het liever door een tandarts laat doen, doe dit dan ook en neem geen onnodige risico's. Je kunt beter iets *niet* doen dan de veiligheid en kwaliteit van een behandeling in gevaar brengen door het toch te doen. [V.MH. Zelfst.vest.>30j.]

Hoe kan een mondhygiënist zeker zijn van de eigen expertise én tegelijkertijd kritisch naar deze expertise kijken? Het antwoord van mondhygiënisten en tandartsen is de eigen expertise te zien als een ontwikkeling die samen met de tandarts moet worden doorlopen. Samen met een tandarts kan een mondhygiënist vaststellen: dit lukt prima, maar dit gaat nog minder goed en kan nog beter worden aangeleerd. Op deze manier wordt niet alleen voorkomen dat een mondhygiënist overmoedig wordt, maar wordt ook gewerkt aan de vertrouwensband tussen mondhygiënist en tandarts. Tandartsen zeggen over 'samen kijken naar de expertise van de mondhygiënist':
- Ik vind dat er per patiënt door de tandarts en de mondhygiënist samen bepaald moet worden waar de grenzen liggen en waar de mondhygiënist bekwaam voor is. [V.TA. Alg.pr. 3j.]
- Het is voor een tandarts niet altijd makkelijk om taken waarvoor hij of zij eerst verantwoordelijk was uit handen te geven. Hoe duidelijker je laat zien aan een tandarts wat je kunt, hoe makkelijker het voor hem of haar wordt je taken toe te vertrouwen. Hierdoor worden de mogelijkheden groter binnen je beroep en kun je ook onder de begeleiding van de tandarts veel leren. Je wordt op die manier zekerder van jezelf en je krijgt meer uitdaging binnen je beroep. [V.TA.PARO. Paro.pr.>10j.]

— Juist situaties die je misschien nog niet vaak hebt meegemaakt qua communicatie of vaardigheden kunnen leermomenten zijn. Natuurlijk bestaan er ook beperkingen in de taakverdeling. 'Beperking' klinkt vaak negatief maar is het absoluut niet. Wees je er bewust van dat een grens niet altijd negatief is én dat een grens toegeven echt professioneel is. Door je eigen grenzen te leren kennen weet je wat je kan doen en wat juist niet. Als je tegen een grens aanloopt, kun je altijd met een andere professional erover praten en adviezen vragen. Een grens is ook zeker een leermoment. Als een collega jou feedback geeft, vraag je dan af of de adviezen die je krijgt ervoor zorgen dat 'de grens' over een paar jaren voor jou geen grens meer is, maar een mogelijkheid is geweest om je eigen expertise te verbeteren. [V.TA. Alg.pr. 15 j.]

Ook mondhygiënisten adviseren hun beginnende collega's om samen met de tandarts te onderzoeken wat de eigen expertise is:
— Als beginnend mondhygiënist in een algemene tandheelkundige praktijk zou ik zeker duidelijk maken dat je breed bent opgeleid en dit ook graag in de praktijk wilt brengen. Ik zou in het begin niet alles naar me toe trekken maar – telkens als daar de tijd voor is – de tandarts laten meekijken. Zo krijgt de tandarts een idee van je manier van werken en kun je jouw taken langzaam gaan uitbreiden. Zo krijgt de tandarts vertrouwen in jou als mondhygiënist en hierdoor creëer je ook een fijne werksfeer. [V.MH. Zelfst.vest.>10j.]
— Ik denk dat je niet meteen het hele takenpakket moet willen. Ik zou beginnen bij de vaardigheden die je goed beheerst. Vervolgens stap voor stap wat taken erbij (boren/vullen). Als je goed begeleid wordt door de tandarts, word je steeds vaardiger en zekerder en kun je vervolgens meer ingrijpende behandelingen gaan doen. [V.MH. Zelfst.vest.>10j.]
— Ik zou in eerste instantie erg kritisch zijn op jezelf. Als je resultaten van jouw behandeling te zien krijgt die toch niet zo goed zijn, blik dan terug. Kijk wat je anders had kunnen doen. Stel je ook open op en pak alles aan. Als je onzeker bent over bepaalde taken, vraag dan om feedback. Laat iemand eens meekijken en doe ook echt iets met de gekregen feedback. Laat zien dat je het graag goed wilt leren. [V.MH. Zelfst.vest.>10j.]

5.4   Opgave 2 – Weten wat je wilt doen en nog wilt leren

Weten wat je als mondhygiënist kunt is één ding. Datgene waarvoor je bekwaam bent ook daadwerkelijk doen, is heel iets anders, ook omdat je verantwoordelijk bent voor de taak die je uitvoert en dus op het resultaat kunt worden aangesproken door een patiënt of een tandarts. De vraag die een mondhygiënist zich steeds stelt is daarom niet alleen 'Wat is mijn expertise?', maar ook: 'Voor welke taken wil ik verantwoordelijk zijn? Wat wil ik graag gaan doen? En wat wil ik leren om dat nog beter te kunnen doen?' Niet alles waarvoor je bekwaam bent, hoef je ook aantrekkelijk te vinden om te doen of beter te leren doen. Verantwoordelijkheid nemen voor een bepaalde taak kan voor een mondhygiënist, zoals ook al ter sprake is gekomen in het vorige hoofdstuk, te zwaar zijn:
— Verantwoordelijkheid delen kan soms te veel gevraagd zijn voor de mondhygiënist. Het is mogelijk dat de mondhygiënist een taak niet aan kan, wat betreft verantwoordelijkheid. Dan moet de mondhygiënist die taak niet overnemen. [V.TA.PARO. Paro.pr.>10j.]

Meer verantwoordelijkheid nemen kan geleidelijk worden opgebouwd in een werksetting waar je hulp krijgt:

- Ik denk dat je heel alert moet zijn op je eigen kunnen. Ik denk dat je er ontzettend op moet letten dat je alleen gaat tot waar je kunt. Als je daarover twijfelt, is het verstandig om op zoek te gaan naar een werksetting waar je hulp kunt krijgen wanneer jij die nodig hebt. [V.MH. Alg.pr. 10j.]
- Ik heb mijn groei als mondhygiënist als heel fijn ervaren. Toen ik net van de opleiding kwam was ik natuurlijk erg onervaren. Ik vond het eng om al heel zelfstandig aan de slag te moeten. Daar heb ik toen ook rekening mee gehouden bij het zoeken van mijn eerste werkgever. Graag wilde ik het liefst dat iemand mij vertelde wat ik moest doen. Door bij een dergelijke praktijk te beginnen kon ik ervaring opdoen. Deze ervaring maakte me steeds zelfverzekerder. Uiteindelijk had ik meer en meer behoefte aan een eigen inbreng in mijn behandelingen. Nog steeds ben ik wel een volgend type, maar ik neem nu veel meer zelf beslissingen. Vooral het meer vertrouwen krijgen in mijzelf als behandelaar heb ik als heel prettig ervaren en maakt het beroep als mondhygiënist ook een heel stuk leuker dan dat ik het in het begin ervaren heb. [V.MH. Paro.pr. 20j.]

Beginnende mondhygiënisten wordt geadviseerd de tijd te nemen (en eventueel op te eisen!) die nodig is voor een goede behandeling. Dan kun je de verantwoordelijkheid die je hebt beter waarmaken en ervaar je deze verantwoordelijkheid ook minder als een druk:
- Het allerbelangrijkste waardoor ik veel heb kunnen leren is dat ik in het begin de tijd heb gekregen. Het zou een beperking kunnen zijn als jij vanaf het begin recalls van een half uur hebt, waar je zelf het gevoel bij hebt dat alles snel moet en je je werk niet goed kunt doen. [V.MH. Zelfst.vest.>10j.]
- Je moet goed aangeven dat je bepaalde tijd nodig hebt voor gebitsreiniging en voorlichting als je in een praktijk gaat werken. Het is namelijk geen lopendebandwerk, want dan kun je niets realiseren bij patiënten. [V.MH. Paro.pr. 15j.]
- Soms wordt door pas afgestudeerde mondhygiënisten de lat te hoog gelegd. Het is logisch dat als jij klaar bent met studeren je niet meteen alles goed volgens de planning kunt uitvoeren. Je moet altijd goed geconcentreerd blijven en goed werk leveren. Als je te weinig tijd hebt, kun je de patiënten beter nog een extra keer laten terugkomen en zo je werk goed doen. [V.TA.PARO. Paro.pr.>10j.]

5.5   Opgave 3 – Opkomen voor wat je kunt en wilt

Als een mondhygiënist zich bewust is van de eigen expertise en bovendien weet onder welke voorwaarden (bijvoorbeeld met veel of weinig steun van de tandarts) hij of zij de verantwoordelijkheid voor bepaalde taken op zich wil nemen, is dat niet voldoende om deze taken daadwerkelijk te kunnen gaan uitvoeren. In een werksetting moet je daar ook de mogelijkheid voor krijgen en dat is niet altijd het geval:
- Beperkingen kunnen zijn dat je op een werkplek terecht komt waar de mogelijkheid niet bestaat bepaalde taken uit te voeren. De tandarts waar je bij in dienst komt kan bijvoorbeeld de hele taakherschikking niet zien zitten. Dat is zeker wel iets om rekening mee te houden wanneer je ergens wilt gaan werken. [V.MH. Paro.pr. 20j.]
- De gunfactor speelt een belangrijke rol. Een tandarts moet bijvoorbeeld cariës laten zitten om die door een mondhygiënist te laten restaureren. Wanneer dit soort dingen niet gedaan worden heeft dat invloed op de taakverdeling tussen beide partijen. [V.MH. Zelfst.vest.<10j.]

Mondhygiënisten en tandartsen benadrukken daarom dat je als mondhygiënist niet alleen moet weten wat je kunt (Opgave 1) en wat je graag wilt doen en gaan leren (Opgave 2), maar ook dit alles in gesprekken duidelijk moet maken aan je (aankomende) collega's (Opgave 3). Het sollicitatiegesprek is het uitgelezen moment om deze derde opgave uit te voeren. Tandartsen stellen:

- Maak aan je werkgever duidelijk wat je wel en niet kan. Geef aan wat je wilt doen. Als je wilt prepareren en restaureren dan moet je dat duidelijk aangeven. Doe dit tijdens de sollicitatie. Zo kan je inschatten of de praktijk bij je past. Je kunt je wensen zonder beperkingen aangeven. [V.TA. Alg.pr. 5j.]
- Als het bredere takenpakket uitvoeren een wens is van een net afgestudeerde mondhygiënist – en dat is eigenlijk ook een heel terechte wens – moet hij of zij zich in eerste instantie goed verdiepen in de mogelijkheden die een bepaalde praktijk te bieden heeft. Het is belangrijk om tijdens een sollicitatiegesprek te informeren naar deze mogelijkheden. Als dan blijkt dat de praktijk jou deze mogelijkheden niet biedt, moet je gewoon de baan niet aannemen omdat je dan jezelf tekort doet. Je kunt de taken waarvoor je bekwaam en bevoegd bent én die je ook graag wilt uitvoeren, in een sollicitatiegesprek bovendien als een eis aangeven. De meeste tandartsen zien het als een zeer positief punt als je op deze wijze aangeeft dat je meer wilt bereiken en daarvoor verantwoordelijkheid wilt nemen. [V.TA.PARO. Paro.pr.>10j.]
- Het is belangrijk dat je binnen een team weet wat precies jouw taken zijn. Alleen preventie of ook curatief ingrijpen? Dit moet natuurlijk vooraf duidelijk zijn voor iedereen. [V.TA. Alg.pr. 15 j.]
- Je moet als beginnende mondhygiënist weten wat je wel en wat je niet wilt doen. Voel jij je bekwaam genoeg voor iets? Dan ben je meer zeker over je zaak. Het ligt ook aan de praktijk. Maak als beginnende mondhygiënist duidelijke afspraken met de praktijk over wat je kunt doen. Bij sommige praktijken mogen mondhygiënisten alleen maar een gebitsreiniging uitvoeren. Als je als mondhygiënist per se wilt prepareren en restaureren kan je een andere praktijk zoeken waar dat wel mogelijk is. Zorg er altijd voor dat je weet wat binnen een praktijk wel en niet mogelijk is. [M.TA.PARO. Paro.pr.>10j.]

Mondhygiënisten zeggen over het belang van het sollicitatiegesprek:
- Wil je restauratief behandelen? Zo ja, laat dit blijken in je eerste sollicitatiegesprek. Stel dan veel vragen over hoe het werkt in de praktijk. [V.MH. Zelfst.vest.<10j.]
- Als jij wilt dat je later in een praktijk mag boren, verdovingen mag geven en röntgenfoto's mag maken, kaart dat dan aan bij de sollicitatie. Als je het boren niet onderhoudt, verlies je je bevoegd- en bekwaamheid. Voor de tandarts maakt dit weinig uit, maar voor jou zou het jammer zijn. Je leert het ook tijdens de opleiding, dus je wilt het later ook doen in de praktijk! Kom op voor je rechten, kom op voor wat jij wilt in dit beroep, anders kom je jezelf tegen als je enkele jaren aan het werk bent. Je vindt er dan niet de uitdaging die je in het begin misschien wel verwacht had. [V.MH. Alg.pr. 25j.]
- Tijdens een sollicitatiegesprek zou ik duidelijk aangeven wat je volledige takenpakket inhoudt en de taakherschikking duidelijk benoemen. Je moet je bevoegdheden en bekwaamheden duidelijk aangeven en ook hoe jij je deze taken wilt uitvoeren. Ga bijvoorbeeld in op de dagindeling, prepareren en restaureren mét een assistente en de materialen die je nodig hebt in je kamer. Als de tandarts weet wat jij graag wilt en kunt doen, zal hij aangeven wat hij wel en niet acceptabel vindt. Beperkingen kunnen zijn dat de tandarts vindt dat jij je puur op parodontaal gebied moet richten en eventueel prepareren en res-

- taureren aan de tandarts over moet laten in verband met onvoldoende werk voor de tandarts. [V.MH. Alg.pr. 3j.]
- Het is erg belangrijk om aan te geven wat je doelen zijn. Wil jij bijvoorbeeld graag wel boren of juist niet? Maar geef daarin ook eerlijk je grenzen aan. Heb helder voor ogen wat je doelen zijn én waar je grenzen liggen. [V.MH. Paro.pr. 20j.]
- Ik denk dat je het beste meteen tijdens de sollicitatie kan vertellen welke zorg jij wilt bieden binnen de praktijk en vragen of de tandarts daarvoor openstaat. Veel tandartsen zijn nog terughoudend over mondhygiënisten die restauratieve behandelingen zelfstandig uitvoeren. Het is belangrijk om de tandarts te overtuigen dat wij als mondhygiënisten bijvoorbeeld ook prima kunnen verdoven en restaureren. Je kunt bijvoorbeeld voorstellen om voor je besluit ergens te gaan werken een paar dagen mee te lopen om te laten zien wat je kunt. Je laat de tandarts dan je restauraties controleren. [V.MH. Paro.pr. 5j.]
- Je moet zeker in je schoenen staan als mondhygiënist. Je dient ook te beseffen dat je het kunt, want je bent ervoor opgeleid. Je moet duidelijk de taken die je wilt krijgen, bespreken tijdens je sollicitatie, anders raak je de bekwaamheid daarin kwijt. [V.MH. Paro.pr. 15j.]
- Ik denk dat de mogelijkheden in elke praktijk anders zijn. De beperkingen zijn ook in elke praktijk anders: is er een ruimte voor jou om te boren en te vullen? Zijn er bijvoorbeeld behandelstoelen waarop deze handelingen uitgevoerd kunnen worden? Er zijn natuurlijk ook beperkingen omdat je net van de opleiding komt en je begeleiding nodig hebt. Ik denk dat dit in overleg allemaal te regelen is. Dus om je goed op te stellen, kan ik adviseren om te blijven overleggen. Bijvoorbeeld: ik vind het leuk om dit en dit te doen, is hiervoor een mogelijkheid in jullie praktijk? Zo ja, hoe kunnen we dit doen? Als het om het boren gaat, vraag dan of er een mogelijkheid is dat je in het begin werkt onder begeleiding. Wanneer je dit aan een tandarts vraagt, kan deze zien wat jij kunt en er veel sneller vertrouwen in krijgen dat jij goed werk levert en goede inschattingen maakt. [V.MH. Alg.pr. 10j.]

Het belang van (1) weten wat je kunt als mondhygiënist, (2) weten wat je wilt en (3) dat duidelijk maken tijdens het sollicitatiegesprek, blijkt uit het volgende verhaal van een tandarts die twijfels heeft over de kwaliteit van restauraties die worden uitgevoerd door mondhygiënisten, maar die toch een mondhygiënist heeft aangenomen die nu in zijn praktijk restaureert:

- Mondhygiënisten kunnen wel prepareren en restaureren, maar hun ervaring ermee is gewoon nog niet optimaal. Je leert inderdaad op je opleiding heel erg veel. Maar een tandheelkundestudie bevat natuurlijk veel meer lesstof en ervaringsmateriaal ten aanzien van restaureren en diagnosticeren dan de opleiding mondzorgkunde. Natuurlijk zijn er mondhygiënisten die goed kunnen restaureren, maar het kan ook heel erg tegenvallen. Ik werk hier al best lang en heb verschillende mondhygiënisten als collega's gehad. En ik zag erg veel verschil ik de kwaliteit van restauraties voorbijkomen. Je moet ook altijd vanuit de positie van de patiënt kijken. Als het bij een mondhygiënist zo ontzettend lang duurt om een restauratie te maken, dan weet ik ook niet of dit goed is voor de patiëntenrelatie. Ik heb echter toch een mondhygiënist in dienst genomen die tijdens de sollicitatie aangaf te willen restaureren. De reden was dat de mondhygiënist argumenten gaf die mij duidelijk maakten dat als zij ging restaureren dat ook kwaliteitsbevorderend zou gaan werken. De samenwerking met haar is nu echt super. We brengen samen de kwaliteit van de zorg naar een hoger niveau. We bespreken veel, rapporteren naar elkaar en als er vragen zijn kunnen die aan elkaar gesteld worden. [M.TA]

Een derdejaarsstudent mondzorgkunde benadrukt het belang van een aantal adviezen in deze paragraaf als zij stelt:

— Door gesprekken met hen te voeren is mij gebleken dat er tandartsen en mondhygiënisten zijn die vinden dat mondhygiënisten zich eigenlijk alleen moeten richten op de parodontologie en op de mondhygiëne van patiënten. Andere tandartsen en mondhygiënisten die ik heb gesproken waren daarentegen erg enthousiast over de veranderingen in de taakverdeling binnen de mondzorg. De meningen zijn hierover dus duidelijk verdeeld. Het is voor mij dan ook slim om hier rekening mee te houden wanneer ik zelf in een praktijk ga werken. Ik moet dan voor mijzelf duidelijk hebben of ik graag ook restauratief bezig wil zijn of mij alleen op de parodontologie wil richten. Ook is het belangrijk dat ik dit al van begin af aan aangeef aan de medewerkers van de praktijk, zodat zij hier rekening mee kunnen houden. Wanneer ik bijvoorbeeld graag restauratieve handelingen zou willen verrichten, maar de praktijk waar ik graag wil werken is het hier niet mee eens, dan kunnen ze dat als ik met ze kennismaak al aangeven. [Stud.Mzk.3ᵉj.]

Tandartsen over samenwerken met mondhygiënisten: gelijkwaardigheid, overleg en feedback

Samenvatting

Samenwerken vereist communiceren. Tandartsen geven in dit hoofdstuk aan wat volgens hen een goede communicatie tussen mondhygiënist en tandarts inhoudt. De taken van mondhygiënisten en tandartsen komen in dit hoofdstuk geregeld ter sprake. Wat een adequate verdeling van mondzorgtaken inhoudt, is daarbij geen thema, want is al besproken in ▶ hoofdstuk 3 tot en met 5.

In ▶ paragraaf 6.1 stellen tandartsen dat een geslaagde communicatie tussen mondhygiënist en tandarts niet vanzelfsprekend is en geven zij voorbeelden van een geslaagde communicatie. In ▶ paragraaf 6.2 gaan tandartsen in op de gelijkwaardigheid tussen mondhygiënist en tandarts, die bestaat als beide professionals elkaars expertise waarderen én in gesprekken tegen elkaar opgewassen zijn.

▶ Paragraaf 6.3 gaat in op het belang van feedback door tandarts en mondhygiënist op elkaars werk voor de kwaliteit van de mondzorg. In ▶ paragraaf 6.4 stellen tandartsen, dat om goed samen te werken, de grenzen van de eigen expertise in acht dienen te worden genomen door de samenwerkende partners.

6.1   Adequate communicatie

Een goede samenwerking tussen mondhygiënist en tandarts is van belang voor de patiënt:

- Een goede samenwerking heeft een positieve invloed op de resultaten. Als je samenwerking niet optimaal is, dan kun je samen geen goede keuzes maken en krijgt de patiënt niet de juiste behandeling. Dan wordt het probleem bij de patiënt niet opgelost. [V.TA. Alg.pr. 25j.]

Samenwerken 'is' communiceren:

- Communiceren, communiceren en nog eens communiceren is de hoofdzaak om samenwerking goed te kunnen laten verlopen. [M.TA. Alg.pr.]

Tandartsen zeggen over geslaagde en minder geslaagde communicatie:

- Als de onderlinge communicatie slecht is, zijn een mondhygiënist en een tandarts alleen maar met hun eigen vakgebied bezig. Dit wil zeggen dat aan de ene kant de mondhygiënist zich niet met de tandheelkunde bemoeit en aan de andere kant de tandarts zich niet met de mondhygiëne bemoeit. Hierdoor kunnen zij dezelfde patiënt vanuit verschillend doelen behandelen, waardoor de verwachte resultaten weg zullen blijven. Sterker nog, dit kan ten koste gaan van een eerder opgesteld behandelplan. Als er zich op die manier ruis voordoet in de communicatie tussen de behandelaren leidt dat in de meeste gevallen tot een achteruitgang van de gezondheid van de patiënt, terwijl dit precies hetgeen is wat we als professionals willen voorkomen. [M.TA Alg.pr. 15j.]
- Het gebeurt nog te vaak dat een mondhygiënist op zijn kamer zit en de hele dag de tandarts niet ziet. Dit is een voorbeeld van 'ieder op hun eigen bootje op weg naar kwaliteit'. Dat vind ik persoonlijk erg jammer omdat we juist samen tot een goed resultaat kunnen komen. [V.TA. Alg.pr. 15j.]
- Wat mij betreft kan er nog meer als team gewerkt worden. Nu heeft ieder nog zijn/haar eigen specialisatie. Restauratief doet de tandarts en preventief is het werk van de mondhygiënist. Ik ben echter van mening dat deze grenzen helemaal niet meer zo zwart-wit zijn. Mondhygiënist en tandarts kunnen elkaar aanvullen door regelmatig contact met elkaar te hebben. Even samen gaan zitten en daarvoor tijd inplannen in de agenda en dan de ingewikkelde patiëntcasussen samen doornemen: 'Hoe is de voortgang? Wat kom je tegen? Hoe gaan we dat samen aanpakken?' [V.TA. Alg.pr. 10j.]
- Bij sommige vrijgevestigde mondhygiënisten merk ik dat zij goed en netjes iedere keer na een behandeling rapporteren wat ze gedaan hebben. Dan weet ik wat er speelt. Er zijn er echter ook een paar die dat helemaal niet doen, ondanks dat je hen hierom vraagt. Dit vind ik een drama voor de zorg, omdat je dan niet weet wat een collega aan het doen is. De patiënt hangt ertussen en heeft geen benul van wat er in zijn mond gebeurt. Zorg daarom dat je goed communiceert met elkaar en zorg er dus voor dat er geen eilandjes ontstaan waarbij iedereen maar zijn eigen ding zit te doen zonder dat er een gezamenlijke visie is op het hele plaatje. Als je jouw visie niet koppelt aan de rest van de zorg die in de mond geleverd gaat worden, dan gaat het niet goed. Een eilandjescultuur is in mijn ogen geen goede cultuur. [M.TA. Alg.pr. > 30j.]

Een adequate communicatie tussen mondhygiënist en tandarts is niet vanzelfsprekend. Karakters kunnen communicatie in de weg zitten. Tandartsen zeggen hierover:

- Mondhygiënisten zoeken tandartsen waar ze bij passen en gaan ook bij tandartsen weg omdat ze geen aansluiting krijgen bij de tandarts. [M.TA. Alg.pr. > 30j.]

— Tandartsen zijn aparte mensen. Wees voorzichtig wanneer je als mondhygiënist bij een tandarts komt. Wacht even tot je de desbetreffende persoon beter leert kennen. Ik denk dat het allemaal anders gaat lopen dan dat je nu tijdens je studie leert. Jullie krijgen als studenten mondzorgkunde wel veel bijgebracht over de communicatie tussen mondhygiënist en tandarts, maar in de werkelijkheid is deze er veel minder, dus verwacht hier niet te veel van. Wees niet te opdringerig met het bespreken van patiënten want de praktijk loopt door en tijdsdruk speelt mee. [V.TA. Alg.pr.]

— Het is wel prettig als je later in een praktijk komt te werken met een tandarts die geïnteresseerd in jou is en aan jou vraagt: 'hoe is het met je en hoe gaat het met jouw werk?' Ik ben zelf wat dat betreft erg gesloten en zelfstandig. Ook als ik mijn werk doe. Dat heeft natuurlijk ook een deel te maken met mijn persoonlijkheid. Wanneer ik wél een mondhygiënist in mijn praktijk zou hebben, dan denk ik dat ik zelf niet veel met haar zou communiceren, ook al hoop ik voor de mondhygiënist dat dat dus wel gebeurt in een praktijk. [V.TA. Alg.pr. 10j.]

Te weinig tijd is een andere reden waarom communiceren minder goed lukt:
— 'Tijd te kort' is een beperking omdat veel behandelingen direct achter elkaar gepland staan en kleine gaten in de agenda meteen opgevuld worden. Hierdoor bestaat de kans dat ik soms de mondhygiënist de hele dag niet kan spreken of zien. [TA.]

— Communicatie is super belangrijk, maar het probleem daarbij is dat het in de praktijk druk is. Iedere minuut telt. Bovendien is het zo dat je voor communicatie niet betaald krijgt. Dat is een zwak punt. [M.TA. Alg.pr. 25j.]

Voor veel tandartsen is het echter gebruikelijk regelmatig met mondhygiënisten te overleggen, bijvoorbeeld in een teamoverleg:
— Wij zijn allemaal hulpverlener en moeten best vaak samen over iets beslissen. Hoe ga ik met de patiënt om? Welke behandeling is voor hem het best? Hoe komen we samen tot een goed behandelresultaat? Al deze vragen kunnen samen binnen het team beantwoord worden. Door samen naar een behandelplan te kijken beslissen we ook samen over alle behandelingen die plaats gaan vinden. Dat doen we niet bij alle patiënten omdat dit niet altijd noodzakelijk is. [M.TA. Alg.pr. 15j.]

— Elke ochtend praten we over de mogelijke behandelingen van patiënten waardoor we samen aan kwaliteit werken. [V.TA. Alg.pr. 15j.]

— Vaak worden er combinatieafspraken gemaakt, dus de patiënten komen eerst bij de tandarts en gaan vervolgens naar de mondhygiënist. Het is dan belangrijk dat wij op één lijn zitten en geen tegenstrijdige behandelopties geven. Ik bespreek met de mondhygiënist één keer per week enkele patiënten. We schrijven dan op de kaart wat er besproken is, zodat er duidelijkheid is over wat we samen beslist hebben. Een mooi voorbeeld hiervan is het beslissen of een kies al dan niet moet worden getrokken. Vaak willen mondhygiënisten de kies er zo snel mogelijk uit om bacteriën uit de mond te halen, zodat de rest van het parodontium er niet onder lijdt. Ik wil echter vaak de tand zo lang mogelijk behouden voor een optimale kaakfunctie. Op zo'n moment is het belangrijk dat er besproken wordt wat de beste optie is. Wanneer een patiënt eerst bij mij komt ik vertel hem dat de kies getrokken moet worden en de mondhygiënist daarna het tegenovergestelde zegt, is dit verwarrend voor de patiënt. [M.TA.PARO. Paro.pr. > 10j.]

Schriftelijke rapportage is een andere vorm van communicatie. Mondhygiënist en tandarts geven ook schriftelijk rekenschap af van hun handelen. Een patiëntendossier zorgt ervoor dat wat in de mond is gedaan ook voor de collega inzichtelijk is. Tandartsen zeggen over het belang van het schriftelijk vastlegging van bevindingen:

- Om de samenwerking optimaal te laten verlopen is het belangrijk de behandelkaart goed en professioneel in te vullen, zodat er niets over het hoofd word gezien. [M.TA. Alg.pr. 15j.]
- Ik denk dat het belangrijk is vooral alles goed te noteren in het journaal om geen misverstanden te krijgen tussen de tandarts, mondhygiënist en de patiënt. [M.TA. Alg.pr. 25j.]
- Rapportage onderling is een voorbeeld van samenwerken. Zorg dat je rapportage correct en netjes is. Het is de bedoeling dat als je het zelf terugleest je precies weet waar het over gaat. Hierdoor kunnen veel misverstanden worden voorkomen. [M.TA.PARO. Paro.pr.>10j.]
- Leg altijd alles digitaal vast, dan weet de ander altijd wat er gebeurt, besproken en gedaan is. Ik vind het heel belangrijk dat alles goed genoteerd wordt in het patiëntendossier zodat ik als ik een patiënt krijg ik precies de visie weet van de mondhygiënist en de motivatie van de patiënt ken. Zo kan ik mijn behandeling laten slagen. [V.TA. Alg.pr. 15j.]
- De samenwerking kan optimaal verlopen als jij goed in het journaal rapporteert wat je hebt uitgevoerd bij de patiënt en of je bijzonderheden hebt opgemerkt. Zo kunnen andere disciplines dit teruglezen. [V.TA. Alg.pr. 5j.]

6.2 Gelijkwaardigheid als voorwaarde voor een adequate communicatie

Elkaar als gelijkwaardig zien is volgens tandartsen een voorwaarde voor een geslaagde communicatie en daarmee een voorwaarde voor een goede samenwerking met de mondhygiënist. In deze paragraaf worden twee betekenissen van gelijkwaardigheid onderscheiden. Ten eerste houdt gelijkwaardigheid in dat mondhygiënist en tandarts elkaars expertise waarderen als niet minder belangrijk voor de mondzorg. Ten tweede kan gelijkwaardig gedefinieerd worden als 'van gelijke kracht' of 'tegen elkaar opgewassen zijn'. In ▶ par. 6.2.1 wordt ingegaan op de gelijkwaardigheid in de eerste betekenis: elkaars expertise waarderen. ▶ Par. 6.2.2 gaat in op de tweede betekenis van gelijkwaardigheid: tegen elkaar opgewassen zijn.

6.2.1 Gelijkwaardig door elkaars expertise te waarderen

Iedereen die in de mondzorg werkt (zoals mondhygiënist, tandarts, balieassistent, tandartsassistent), zo geven tandartsen aan, is even belangrijk, want onmisbaar om patiënten goed te kunnen behandelen (zie ▶ H.3). Deze gelijkwaardigheid van samenwerkende collega's lijkt voor tandartsen vanzelfsprekend te zijn. Tandartsen stellen:

- In wezen is je contact met iedereen hetzelfde, benader je iedereen respectvol en gelijkwaardig. De onderwerpen waarover je het met iemand hebt en je professionele taalgebruik zijn wel anders. Tegen een mondhygiënist spreek je meer in vaktermen dan dat je dat doet tegen een baliemedewerkster. Maar het is niet zo dat ik iemand als hoger of lager zie. Het gaat om hetzelfde doel: goede zorg leveren aan patiënten. Daarbij is een baliemedewerkster net zo belangrijk. [V.TA. Alg.pr. 25j.]
- Ik denk vooral dat je op basis van gelijkwaardigheid met elkaar moet omgaan als professionals. En ervan uitgaande dat ieder zijn eigen ervaring, expertise en verantwoordelijkheid heeft. [M.TA. Alg.pr. 25j.]
- Ik zie een mondhygiënist niet als iemand die onder mij werkt. We zijn samen professionals op het gebied van de mond, evenals tandartsassistentes, preventieassistentes en

specialisten. We moeten dus allemaal op een gelijke manier met elkaar omgaan. Een mondhygiënist mag zeker haar mening geven, net zoals ik dat doe. Het is prettig als we begrip hebben voor elkaars gedachten. Het is prettig om open te staan voor een idee dat een collega aanreikt. Je geeft daarmee aan dat je vertrouwen hebt in je collega's. Dat noem ik professioneel handelen: in overeenstemming met elkaar én met de patiënt tot een geschikte oplossing komen. [M.TA. Alg.pr.]

Als mondhygiënist en tandarts als gelijkwaardige deskundigen willen communiceren, lukt dat alleen als de tandarts zich niet vanuit een machtspositie boven de mondhygiënist plaatst. Tandartsen zien hier ook een taak voor henzelf liggen:

- Natuurlijk blijf ik de baas in de praktijk en heb zoals de meeste tandartsen een formele (machts)positie, maar daar moet je als tandarts geen misbruik van maken. [M.TA. Alg.pr. > 30j.]
- Ik heb best veel tandartsen leren kennen die zichzelf boven de mondhygiënist stellen en echt laten zien dat zij tandheelkunde gestudeerd hebben en daardoor meer mogen zeggen. Dit vind ik als tandarts een slechte manier om met collega's om te gaan. We zijn allemaal gelijkwaardig en wat betreft preventie kunnen wij zelfs iets van mondhygiënisten leren. Wij bespreken elke ochtend de patiënten van de dag. De manier waarop en hoe ik dan als tandarts feedback geef is natuurlijk ook van groot belang. Hoe wil ik zelf graag benaderd worden? Op deze manier ga ik natuurlijk ook collega's benaderen! Deze houding van een tandarts is zeker belangrijk voor een goede samenwerking en voor de taakverdeling. [V.TA. Alg.pr. 15j.]
- Er moet geen hiërarchie tussen tandarts en mondhygiënist tot uiting komen in een tandartspraktijk omdat je er beiden als professional werkt. Een tandarts moet zich niet boven een mondhygiënist plaatsen omdat hij hoger is opgeleid. Je werkt als een team waarin natuurlijk verschillende verantwoordelijkheden gelden, maar uiteindelijk ben je gelijkwaardig. Dit is naar patiënten toe ook heel belangrijk. [M.TA Alg.pr. 25j.]
- Ik vind het vervelend als de mondhygiënist tegen mij opkijkt en probeer dit dan ook altijd te voorkomen. Ik vind het professioneel als de mondhygiënist zijn of haar waarden en normen met me deelt en mij vertelt waar hij of zij voor staat. Ik doe dit dan ook. Aan de hand daarvan kunnen we zien hoe we op een gepaste wijze kunnen samenwerken. [M.TA. Alg.pr. 25j.]

Een student mondzorgkunde vraagt aan een parodontoloog hoe een mondhygiënist met een tandarts-parodontoloog om zou moeten gaan. Deze wijst op een vooronderstelling in deze vraag:

- Nou, je stelt de vraag alsof er onderscheid wordt gemaakt tussen tandartsen en mondhygiënisten en tandartsen en tandartsassistentes. Ik zelf ben daar heel soepel in. Iedereen in mijn praktijk is gelijk en we behandelen elkaar allemaal hetzelfde. We zijn geen groep vrienden, maar wel een groep mensen die goed met elkaar kunnen opschieten. We praten over van alles en nog wat, maar de patiënt staat natuurlijk voorop. [V.TA.PARO. Paro.pr. < 10j.]

Dat je gelijkwaardig bent, wil inderdaad niet zeggen dat je als collega's vrienden van elkaar moet worden:

- Goede collegialiteit is belangrijk, maar daarvoor hoef je niet elkaars vriendinnen te zijn en dagelijks bij elkaar voor de koffie samen te komen. Op je werk moet je werken en goede zorg verlenen en geen tijd doorbrengen met je vriendinnen. Ons werk is een serieuze zaak en moet dat ook blijven. Als er een hechte vriendschap is, is het van: 'doe jij maar dit, ik doe wel dat' en dan vervagen de scherpe kanten. Het klinkt wel arrogant, maar soms moet het wel zijn zoals ik het wil. Een beetje hiërarchie moet er wel zijn. Een assistente moet bijvoorbeeld niet de leiding nemen omdat je goed bevriend met haar bent. Van een fout van een collega durf je als vriend ook minder snel iets te zeggen, of wat je zegt wordt niet aangenomen. [V.TA. Alg.pr. 25j.]

— Ik kies voor collegialiteit en niet zo zeer voor vriendschap. Als je vrienden wordt kan het ook moeilijker zijn om elkaar te confronteren als dingen minder goed gaan. Dat wilt niet zeggen dat je buiten het werk om niet met elkaar kunt omgaan. Wij organiseren ook wel eens een borrel, waarbij we elkaar beter leren kennen. [V. Alg. pr. 11j.]

6.2.2 Gelijkwaardig door tegen elkaar opgewassen te zijn

Gelijkwaardigheid heeft als tweede betekenis: 'van gelijke kracht of sterkte' of 'tegen elkaar opgewassen zijn'. Op een gelijkwaardige manier samenwerken vergt communicatie. Een communicatie die de kwaliteit van de mondzorg verbetert, vereist kritische gesprekspartners die tegen elkaar opgewassen zijn. Tandartsen lijken zich – impliciet – af te vragen of mondhygiënisten voldoende tegen hen opgewassen zijn als zij mondhygiënisten oproepen niet tegen hen op te kijken. De 'minder grote kracht' van de mondhygiënist vergeleken met de tandarts, lijkt in het volgende hoofdstuk ook door mondhygiënisten – opnieuw impliciet – bevestigd te worden, doordat geen enkele mondhygiënist de tandarts oproept om de mondhygiënist niet 'te veel op een voetstuk te plaatsen'. In het vorige hoofdstuk is er al op gewezen dat de traditionele verhouding van de mondhygiënist met de tandarts een *ondersteunende* werkrelatie is en dat het opleidingsverschil tussen tandartsen en mondhygiënisten deze traditionele ondersteunende verhouding in stand lijkt te houden. De tandarts komt dus niet zo makkelijk – ook als hij dat zou willen – van het voetstuk af waarop de mondhygiënist hem – altijd al – heeft geplaatst. Voor mondhygiënisten kan het een hele opgave zijn dit oude rolpatroon te doorbreken. Als de tandarts merkt dat de mondhygiënist zichzelf als ondergeschikt – als 'assistent met een louter ondersteunende rol' – opstelt, dan kan van een tandarts echter niet verwacht worden dat hij deze mondhygiënist 'die weinig zegt en vooral lijkt te willen luisteren' beschouwt als een gelijkwaardige gesprekspartner. Tandartsen roepen mondhygiënisten op deze ondergeschikte rol niet in te nemen:

— Een mondhygiënist moet mij niet op een voetstuk plaatsen. Ja, ik heb meer ervaring en heb tandheelkundig meer kennis, maar dat betekent niet dat de mondhygiënist over alles mijn mening moet vragen. We zijn een team dat samen werkt, ook een mondhygiënist is onderdeel van dit team. Ook de mondhygiënist heeft een uitgebreide kennis over zijn vakgebied, bijvoorbeeld over parodontale behandelingen. [V.TA. Alg.pr. 5j.]

— Je kunt gelijkwaardig met elkaar praten. Als tandarts zeg je niet: 'Ik beslis!' Aan de andere kant verwacht ik ook dat de mondhygiëniste inziet dat soms de keuze op iets anders kan vallen waardoor de door de mondhygiënist gewenste ideale parodontale therapie niet mogelijk is. Bijvoorbeeld door de financiële afwegingen van patiënten, of soms doordat je toch een klein beetje kort door de bocht moet gaan om de hele mondsituatie functioneel te houden. Dus over en weer proberen begrip te hebben voor elkaars keuzes en daar ook over praten. [M.TA. Alg.pr. 15j.]

— Ik denk en hoop dat bij mij in de praktijk mondhygiënisten niet opkijken tegen de tandarts. Ik vind het belangrijk dat iedereen als gelijke wordt gezien en zich zo ook prettig voelt. [M.TA. Alg.pr. > 30j.]

— Veel mondhygiënisten zien de tandarts als iemand die het beter weet. Ik vind dit niet kloppen. Door een positieve benadering van elkaar ga je met elkaar in zee. Beiden moe-

ten openstaan voor elkaars vak en mening. Alleen dan kan een geslaagde samenwerking tot stand komen. [V.TA. Alg.pr. 15j.]
- Als je het als mondhygiënist ergens niet mee eens bent, kom dan op voor jezelf! Deel je mening, alleen dan kan er iets aan gedaan worden. [V.TA.PARO. Paro.pr. <10j.]

De opdracht voor de tandarts die een gelijkwaardig contact met de mondhygiënist wenst, zo is in de vorige paragraaf gebleken, is voorkómen dat hij zich, vanuit een vaak grotere machtspositie, dominant opstelt naar de mondhygiënist. De mondhygiënist moet dan wel 'durven en doen' (zal moed dienen te hebben). Tandartsen zeggen over de kracht (moed) die de mondhygiënist nodig heeft:
- Een mondhygiënist is een collega die sterk in zijn schoenen moet staan en als dat nodig is zelf om opdrachten moet vragen, zoals: 'Ik wil verdovingen geven en ik wil een röntgenfoto maken.' Mensen die durven en doen bereiken meer dan mensen bij wie dat achterwege blijft. Mensen die durven en doen zullen ook meer opdrachten van mij krijgen. Mijn voorkeur gaat er dan ook naar uit om met zulke mensen samen te werken. [V.TA. Alg.pr. 25j.]
- Ik heb als tandarts al met verscheidene mondhygiënisten samengewerkt en wat ik heb ervaren is dat ik het beste kan samenwerken met een mondhygiënist die durft te communiceren. [M.TA.PARO. Paro.pr. >10j.]
- Een mondhygiënist moet duidelijk zijn en antwoorden goed kunnen beargumenteren. Het is belangrijk dat zij een open houding heeft en bepaalde zaken bespreekbaar durft te maken. Je moet tegen elkaar eerlijk je mening durven geven, en ruimte geven aan wat de ander denkt. [M.TA. Alg.pr. 3j.]
- De mondhygiënist moet ook kunnen beslissen en tegen mij kunnen zeggen waarom ik iets wel of niet zou moeten doen bij een patiënt. [M.TA. Alg.pr. 25j.]
- De mondhygiënist moet mij durven aan te spreken als ik iets verkeerds doe, bijvoorbeeld een verkeerde instructie geef of iets verkeerds in het patiëntenjournaal zet. [V.TA. Alg.pr. 10j.]
- Een mondhygiënist dient initiatief te nemen, waarmee ik bedoel dat de mondhygiënist vragen moet stellen wanneer er twijfels zijn aan de bevindingen. [M.TA. Alg.pr. 3j.]
- Probeer steeds open te communiceren. Je moet als mondhygiënist niet bang zijn om aan mij vragen te stellen of om een opmerking te maken. [M.TA. Alg.pr. 10j.]

6.3 Van elkaar leren door feedback te geven

Elkaar feedback geven wordt beter mogelijk als mondhygiënist en tandarts elkaar als gelijkwaardig zien, dat wil zeggen elkaars expertise waarderen én tegen elkaar opgewassen zijn.
In ▶ par. 6.3.1 gaan tandartsen in op het belang van wederzijdse feedback voor de kwaliteit van de mondzorg. In ▶ par. 6.3.2 wordt duidelijk dat kritiek leveren op het werk van een collega in het bijzijn van een patiënt daarbij voorkomen moet worden.

6.3.1 Kwaliteit door feedback

Feedback op elkaars werk verbetert de kwaliteit van de behandeling. Tandartsen zeggen:
- Twee personen zien altijd meer dan één. Dus als er bijzonderheden zijn, geef dit aan elkaar door. Dit moet dan niet gebeuren in de vorm van kritiek, maar meer van: let daar even op; gaat dat goed? [M.TA. Alg.pr. 3j.]

- De mondhygiënist weet van bepaalde aspecten van ons vak net iets meer dan ik. Andersom is dat ook zo. We moeten ervoor zorgen dat we hierover blijven communiceren zodat we van elkaar kunnen leren. Samen kunnen wij de optimale zorg bieden die de patiënt verwacht en behoort te krijgen. [M.TA. Alg. pr. 20j.]
- Geef elkaar feedback. We beslissen samen over het nazorgtraject. Soms is een situatie twijfelachtig. Op zo'n moment beschikken twee mensen over meer kennis dan één. [M.TA.PARO. Paro.pr. > 10j.]

Feedback is tweerichtingsverkeer:
- Je moet je als mondhygiënist leergierig opstellen. Je moet nog veel dingen leren. De tandarts weet waarschijnlijk erg veel, maar kan op sommige punten ook bijgeschoold worden door de mondhygiënist. Het is dus ook voor de tandarts een wisselwerking: ik leer van de mondhygiënist en de mondhygiënist leert van mij. [M.TA. Alg.pr. 25 j.]
- Actief en oplettend, dat vind ik in onze beroepen het belangrijkste. Iedereen ziet wel eens iets over het hoofd, ik ook. Soms zegt de mondhygiënist dat ik ergens naar moet kijken en dat heb ik dan helemaal niet gezien. Maar ook andersom gebeurt het dat ik iets tegen de mondhygiënist zeg dat deze nog niet gezien heeft. Want er is zoveel in de mond te zien! Je kunt nooit ieder hoekje en alle puntjes gezien hebben. Dat gaat niet. Maar als ieder een actieve houding heeft en je allebei het beste wilt voor de patiënt, dan krijg je het mooiste resultaat. Dat resultaat krijg je niet als een mondhygiënist er helemaal naar achter geleund bijzit en zegt: 'Ja, ik heb schoongemaakt, doe jij nu maar de controle.' [V.TA. Alg.pr. 3j.]
- Tandarts en mondhygiënist moeten altijd aandachtig naar elkaar luisteren. Zij vragen veel aan elkaar en toetsen elkaar dan ook op kennis en capaciteiten. Hoe meer je aan elkaar vraagt, hoe vollediger je beeld ook wordt van een bepaalde situatie. Met die kennis kun je de patiënt van zo goed mogelijke informatie voorzien. Vier ogen zien meer dan twee ogen. Bovendien zijn er dan ook twee meningen die in overleg tot één mening gevormd kunnen worden waar de patiënt veel baat bij heeft. [M.TA. Alg.pr. 25j.]
- Soms denk ik ergens anders over dan een mondhygiënist. We kunnen bijvoorbeeld over interdentale hulpmiddelen en elektrische tandenborstels verschillende meningen hebben. Dit kan lastig zijn, maar meestal laten we de patiënt gewoon zelf kiezen en vinden we dus een middenweg. We waarderen elkaar en we proberen elkaar te overtuigen van wat wij denken dat bij een bepaalde patiënt het beste werkt. Ik zie meningsverschillen dus niet als beperkingen, maar als mogelijkheden om samen de verantwoordelijkheid te nemen voor de mondzorg. [V.TA.PARO. Paro.pr. < 10j.]
- Het belangrijkste is vertrouwen aan elkaar geven en elkaar af en toe controleren en eventuele fouten corrigeren. Zo help je elkaar en breng je elkaar naar een hoger niveau. Je moet ook respectvol met elkaar omgaan. Niet alleen naar een fout wijzen, maar ook benoemen hoe die opgelost kan worden. Je moet elkaar ook helpen en durven om hulp te vragen. [V.TA. Alg.pr. 25j.]
- Er moet van beide kanten opvoeding zijn. Tandartsen worden soms te weinig opgeleid op het gebied van parodontologie, dus daarom vind ik dat de mondhygiënist de tandarts ook een beetje mag opvoeden. Aan de andere kant vind ik dat er ook ondersteuning mag zijn van de tandarts uit naar de mondhygiënist. [V.TA. Alg.pr. 15j.]
- Ik vind het fijn dat we met elkaar meedenken en elkaar alert houden. Het komt wel eens voor dat ik bij een patiënt iets over het hoofd heb gezien. Dan koppelt de mondhygiënist dit terug naar mij. [M.TA. Alg.pr. 25j.]

— Wanneer ik een patiënt heb met ernstige parodontale problemen, vind ik het erg fijn als de mondhygiënist even over mijn schouder mee kijkt en haar opinie met mij deelt. We waarderen elkaars mening. [M.TA. Alg.pr. 25j.]

— Ik moet zeggen dat we het negen van de tien keer, tandheelkundig gezien, zeker wel met elkaar eens zijn. Wanneer we het niet eens zijn, zorgen we ervoor dat we het er diezelfde dag nog over hebben. We geven dan onze mening met onderbouwingen en vaak gaat een van beide dan wel overstag. Wel is het zo dat als ik merk dat het meer haar vakgebied is, dat ik dan sneller haar kant kies, omdat ik er dan van uitga dat zij het beter weet dan ik zelf. Een felle discussie hebben wij dan gelukkig ook nog nooit gehad. Dat willen we ook graag zo houden! [M.TA. Alg.pr. 25j.]

— Je moet elkaar kunnen aanspreken als iets niet goed verloopt of als je het ergens niet mee eens bent. Je moet in de gezondheidszorg openstaan voor meningen van collega's en na een korte discussie weer zonder enige negatieve gevoelens met elkaar om kunnen omgaan. [V.TA. Alg.pr. 25j.]

6.3.2 Geen kritiek geven ten overstaan van patiënten

Wat tandartsen afkeuren is dat de mondhygiënist kritische feedback geeft in het bijzijn van de patiënt:

— Een mondhygiënist moet niet bang zijn mij feedback te geven, maar moet niet tegen de patiënt zeggen 'die vulling deugt niet'. Als je kritiek hebt moet de patiënt niet het gevoel krijgen van 'waar ben ik nu terechtgekomen?' Wanneer de patiënt de behandelkamer uit is, kan de mondhygiënist mij uiteraard vertellen wat er eventueel mis is. [M.TA. Alg.pr. 25 j.]

— Geen rare vragen aan mij stellen waar de patiënten bij zijn. Dit kan alsnog achteraf worden gevraagd. Probeer discussies met mij met de patiënt erbij te vermijden. [V.TA. Alg.pr. 3j.]

— De mondhygiënist moet de heikele punten niet met de patiënt erbij bepreken. Je mag best uitleggen wat je ziet met de patiënt erbij, maar je moet bijvoorbeeld niet aangeven dat er bepaalde dingen niet zijn geconstateerd. [M.TA. Alg.pr. 20j.]

— Wat ik erg onprofessioneel vind is dat je een discussie met mij gaat voeren over een patient of behandeling als de patiënt er nog bij is. Stel dit uit tot na de behandeling of doe dat in een andere ruimte. [TA.]

— Een 'don't' is het zogenaamde overrulen. Hiermee bedoel ik dat een mondhygiënist niet de beslissing van de tandarts teniet moet doen. Een patiënt krijgt hierdoor alleen maar achterdocht over de kwaliteit van de behandeling omdat hij merkt dat wij niet op één lijn zitten. [M.TA. Alg.pr. 25j.]

— Wat een mondhygiënist ook beslist niet moet doen is het verbeteren van de parodontoloog terwijl de patiënt erbij is. Dit kan na afloop even besproken worden. [M.TA.PARO. Paro.pr. > 10j.]

Tandartsen geven aan dat 'geen commentaar leveren op het werk van een collega in aanwezigheid van een patiënt' ook voor henzelf geldt:

— Wat nog wel eens gebeurt is dat de patiënt dan bijvoorbeeld tegen mij zegt: 'Ja, maar de mondhygiënist heeft gezegd dat...' Wanneer dit gebeurt kies ik eigenlijk altijd de kant van mijn collega. Ik voeg hier dan wat aan toe of breng het op een net andere manier, zodat de patiënt het beter begrijpt. Wanneer ik de mondhygiënist tegen zou spreken, zijn we niet meer geloofwaardig voor de patiënt. We zijn tenslotte samen verantwoordelijk voor de behandelingen die we uitvoeren en de informatie en instructies die we de patiënten geven. [M.TA. Alg.pr. 25j.]

- Wij geven elkaar geen commentaar in het bijzijn van de patiënt. Dan voelt het net of je elkaar afvalt. Ik vind het erg belangrijk om in het bijzijn van de patiënten dit soort dingen niet te bespreken. [M.TA. Alg.pr. 25j.]
- Zowel voor de mondhygiënist als voor de tandarts geldt dat waar de patiënt bij is geen commentaar op elkaars werk moet worden gegeven. Bovendien moeten behandelaren elkaar als de patiënt erbij is niet tegenspreken. Dit heeft een negatief effect op de patiënten. Problemen kunnen dan veel ernstiger bij patiënten overkomen dan dat ze in de werkelijkheid zijn en patiënten kunnen gaan twijfelen over de behandelaren, terwijl dit eigenlijk nergens voor nodig is. De behandelaren moeten hiervoor apart de tijd en de ruimte nemen en alles in de afwezigheid van de patiënt met elkaar overleggen om zo dergelijke nare situaties met patiënten te voorkomen. [M.TA. Alg.pr. 15j.]

Kritiek geven op het werk van een collega als je met de patiënt alleen bent is eveneens ongepast:
- Als bijvoorbeeld een patiënt een element heeft dat parodontaal niet stabiel is en cariës heeft en geen antagonist, dan moet je niet tegen de patiënt zeggen: 'Dit element had de tandarts allang moeten trekken.' Neem dan eerst contact op met de tandarts en vraag naar zijn mening. [V.TA. Alg.pr. 3j.]

Kritiek geven op elkaars werk als je met een patiënt alleen bent, is ook onverstandig omdat je niet weet wat er precies gebeurd is toen de collega de patiënt behandelde. Je oordeelt dan op basis van onvolledige informatie:
- Je moet als collega's nooit een waardeoordeel geven over werk van een ander tegen de patiënt. Je kunt nooit weten hoe de situatie was tijdens de behandeling. Bij de patiënt zal dit alleen maar onnodige verwarring oproepen. Onderling kun je natuurlijk wel dingen bespreken. [V.TA.PARO. Paro.pr.<10j.].
- Je moet tegen de patiënt beslist geen commentaar leveren op het werk van de tandarts. Bijvoorbeeld: 'Die vulling zit er niet zo mooi in, die is niet zo goed gemaakt.' Het kan zo ook weer in de wandelgangen rondgaan en dit is niet goed voor de reputatie van de tandarts en jouw band met de tandarts. Je weet het verhaal achter die vulling ook niet, misschien was deze heel moeilijk te maken? Dus je kunt echt geen commentaar leveren op de kwaliteit van het werk van de tandarts. Maar dat geldt ook voor jouw commentaar op het werk van andere mondhygiënisten. Wanneer een patiënt van een andere mondhygiënist komt en zegt dat hij nog nooit van ragers en stokers heeft gehoord, dan kun je het beste daarover uitleg geven en geen mening geven over die collega. [V.TA. Alg.pr. 5j.]

Voor stagiaires is een aandachtspunt terughoudend te zijn met opmerkingen en vragen als zij meekijken met een behandeling van een tandarts; zie hierover ook ▶ par. 8.3:
- De stagiaire moet zich absoluut niet bemoeien met de behandeling. En absoluut niet op ongepaste momenten vragen stellen. Bijvoorbeeld tijdens de behandeling waar de patiënt bij ligt vragen: 'Waarom gebruikt u stof X? Ik gebruik zelf altijd heel iets anders.' Of: 'Soooow, dát is een groot gat! Dát heb ik bij de andere tandarts nog niet gezien!' Stel je vragen op een goed moment. Dus zo veel mogelijk na de behandeling. [M.TA. Alg.pr. 5j.]
- Als stagiair heb je bij het observeren van de behandelingen van de tandarts een passief-oriënterende rol op de achtergrond. Een voorbeeld van een fout die een stagiair niet mag

maken in de omgang met mij, is het stellen van vragen over een patiënt tijdens de behandeling van diezelfde patiënt. Het is niet de bedoeling dat wij boven het hoofd van de patiënt een vraag- en antwoordspel gaan houden. Alle vragen kunnen – als daar tijd voor is – na de behandeling en dus in de afwezigheid van de patiënt worden besproken. Dit moet dus niet gebeuren tijdens de behandeling. De stagiair moet zijn vragen noteren en bijvoorbeeld in de pauze met mij bespreken. [V.TA. Alg.pr. 25j.]

6.4 De grenzen van de eigen expertise aangeven

Samenwerken vergt inzicht in de grenzen van de eigen bekwaamheid. Samenwerken vereist bovendien dat professionals deze eigen grenzen op tijd en eerlijk aangeven. Tandartsen zeggen hierover tegen (aankomende) mondhygiënisten:

- Eerlijkheid speelt een grote rol. Wees eerlijk naar een tandarts/specialist. Mocht je iets niet weten, geef dit dan ook aan zodat we samen kunnen kijken naar een oplossing. [M.TA. Alg.pr. 15j.]
- Wel doen: vragen stellen wanneer je iets niet weet, eerlijk zijn tegen iedereen. Niet doen: liegen, eromheen draaien. [M.TA Alg.pr. 25j.]
- Ik geef een mondhygiënist het vertrouwen en verwacht dat de mondhygiënist mij benadert op het moment dat ze twijfelt. [M.TA. Alg.pr. 25 j.]
- Treed vooral in overleg, telefonisch of per mail, met de verwijzend of behandelende tandarts als je tegen dingen aanloopt. Gewoon als collega's. Ik word graag van alles op de hoogte gehouden en overleg daarover. Zo kun je samen een plan van aanpak opstellen. Mondhygiënisten durven niet alles te vragen omdat ze denken dat ze me dan te vaak lastig vallen. Ik heb liever dat ze iets een keer te vaak vragen, dan dat ze het niet vragen en hun eigen gang gaan. Met alle gevolgen van dien. [V.TA. Alg.pr. 10j.]
- Je moet weten wie wat kan. Wat heb je aan de ander? Wat zijn de kwaliteiten van de ander? Ik vind het enorm belangrijk dat je open bent naar degene met wie je samenwerkt. Geef aan elkaar je grenzen aan. Dat is van belang om samen de verantwoordelijkheid te kunnen nemen. Wat ik nog heel veel zie is dat er mondhygiënisten zijn die maar blijven aanmodderen met hun patiënten. Op een gegeven moment komt er een punt dat je als mondhygiënist de patiënt moet doorverwijzen. In dat opzicht vind ik dus dat mondhygiënisten nog wel te veel op hun eigen bootje op weg zijn naar kwaliteit. Wanneer mondhygiënisten eerder hun grenzen erkennen, zou veel leed voor patiënten kunnen worden bespaard. Vaak komt bepaalde zorg nu net te laat. [M.TA.PARO. Paro.pr.>10j.]
- Schrijf op wat je doet, doe wat je zegt en houd elkaar op de hoogte! [M.TA. Alg.pr.]
- Wat je niet moet doen is oneerlijk zijn, het niet vertellen als je iets moeilijk vindt. Dit kan ik namelijk terugzien in de mond van de patiënt. Bijvoorbeeld als je een restauratie moeilijk vindt en deze niet goed uitvoert. Je kunt mij er dan bijhalen en eerlijk aangeven wat er aan de hand is. Het zou vervelend zijn voor de patiënt als hij twee weken later terug moet komen voor kiespijn omdat jij niet goed hebt gerestaureerd. Zeker een pas afgestudeerde mondhygiënist moet je nog veel leren. Wij begrijpen dat ook, dus wij vinden het juist fijn als jij je eigen grenzen aangeeft. [V.TA. Alg.pr. 5j.]
- Iedereen mag een fout maken, maar je moet dit wel toegeven en eerlijk zijn. Je moet ervoor zorgen dat je elkaar blindelings kan vertrouwen. En vertrouwen win je vooral door je eerlijkheid. [M.TA. Alg.pr. 20j.]

De grenzen van de eigen expertise in acht nemen betekent volgens tandartsen ook dat mondhygiënisten naar patiënten geen uitspraken mogen doen die buiten het vakgebied van de mondhygiënist liggen. Dit wordt ook in de *Gedragscode voor mondhygiënisten* aangegeven:

》 De mondhygiënist neemt de grenzen van zijn beroepsuitoefening in acht. Hij onthoudt zich van handelingen en uitspraken die gelegen zijn buiten het terrein van zijn eigen kennis en kunde.[1] 《

Tandartsen zeggen hierover:
- Ik vind het heel vervelend als een mondhygiënist met een patiënt praat over behandelingen en onderwerpen die niet tot het vakgebied van de mondhygiënist behoren. Mondhygiënisten moeten niet gaan praten over kronen, bruggen of endodontie. Dan kunnen ze beter mij erbij roepen. [M.TA. Alg.pr. 25j.]
- De mondhygiënist zei tegen een patiënt dat het element nog te redden was, terwijl ik het element als verloren had beschouwd. Voor de patiënt is dit heel verwarrend. Deze wilde natuurlijk liever zijn elementen behouden en zag mijn plan daardoor niet meer zitten. [TA. Alg.pr.]
- Wat je vooral niet moet doen is je eigen weg gaan en je uitlaten over zaken waar je je eigenlijk niet over kunt uitlaten. Zoals: 'Is het misschien verstandig om een prothese te nemen?' Je moet daarover altijd eerst overleggen met de tandarts. Dan zeg je bijvoorbeeld tegen de tandarts: 'Mijn gevoel zegt me dat ik niet verder kom met deze patiënt, dus het zou misschien wel verstandig zijn om een zorgplan te gaan maken?' Dus altijd de communicatie opzoeken. [M.TA. Alg.pr. 25j.]

---

1 *Gedragscode voor mondhygiënisten*. Regel 4.

Mondhygiënisten over samenwerken met tandartsen: gelijkwaardigheid, overleg en feedback

Samenvatting

In dit hoofdstuk zeggen mondhygiënisten wat een goede communicatie tussen mondhygiënist en tandarts volgend hen inhoudt. Net zoals tandartsen in het vorige hoofdstuk aangaven, is ook voor mondhygiënisten adequaat communiceren de voorwaarde voor een goede samenwerking. In dit hoofdstuk worden per paragraaf dezelfde thema's behandeld als in ▶ H. 6, maar nu vanuit het perspectief van de mondhygiënist.

In ▶ par. 6.1 stellen mondhygiënisten dat een geslaagde communicatie tussen mondhygiënist en tandarts niet vanzelfsprekend is en geven zij voorbeelden van een geslaagde communicatie. In ▶ par. 6.2 wordt ingegaan op de wens van mondhygiënisten om door tandartsen als gelijkwaardig aan hen te worden benaderd. In ▶ par. 6.3 geven mondhygiënisten het belang aan van feedback van mondhygiënisten en tandartsen op elkaars werk voor de kwaliteit van de mondzorg. In ▶ par. 6.4 stellen mondhygiënisten dat professionals, ten einde goed te kunnen samenwerken, de grenzen van de eigen expertise in acht moeten nemen.

7.1   Adequate communicatie

Ook volgens mondhygiënisten staat samenwerken gelijk aan communiceren:

 — Ik vind de communicatie binnen een team heel erg belangrijk. Pas als de communicatie goed is kun je samen aan kwaliteit werken. [V.MH. Alg.pr. 5j.]

Een goede communicatie tussen mondhygiënist en tandarts zorgt voor kwaliteit:

 — Twee behandelaren kunnen in de meeste gevallen veel ruimer en beter denken dan één behandelaar. Door in gesprek te blijven, houd je elkaar op de hoogte van de situatie die gaande is bij de patiënt. Hierdoor zullen beide behandelaren, zowel de mondhygiënist als de tandarts, niet zo snel dingen vergeten. Door te overleggen kun je een verergering van een situatie voorkomen en zul je sneller de juiste oplossing voor de patiënt vinden. [V.MH. Alg.pr. > 30j.]

 — Als mondhygiënist moet je altijd contact zoeken en in contact blijven met de tandarts. De communicatie tussen de mondhygiënist en de tandarts moet zuiver zijn. Dan zal de kans op het ontstaan van misverstanden en het maken van onnodige fouten kleiner worden. Wat je niet moet doen is de dingen op hun beloop laten en denken dat ze vanzelf goed zullen komen. De situatie van een patiënt kan in de tussenliggende tijd ook verslechteren. Dit laatste is iets wat wij zeker niet willen meemaken. Sterker nog, wij mondhygiënisten doen er alles aan om dit te voorkomen. Blijf dus altijd in contact met de tandarts en trek bij onduidelijkheden tijdig aan de bel. [V.MH. Alg. pr. > 30j.]

 — Een voorbeeld van een goede samenwerking tussen tandarts en mondhygiënist is dat als een patiënt graag een kroon wilt, de tandarts toch graag de opinie van de mondhygiënist wil horen of er ook een goed fundament voor deze kroon bestaat. Door deze manier van samenwerken maak je gebruik van elkaars kennis en vaardigheden. Op deze manier krijgt de patiënt een betere zorg doordat twee visies completer zijn dan één visie. [V.MH. Alg.pr. 10j.]

 — In deze praktijk ervaar ik dagelijks een geslaagde samenwerking tussen mondhygiënist en tandarts. Er komen elke dag nieuwe patiënten binnen en iedere patiënt heeft een andere zorgvraag. Afhankelijk van de zorgvraag en de situatie van de patiënt kijken we als mondhygiënisten samen met de tandartsen naar alle mogelijkheden. Vervolgens bespreken we de voor- en nadelen van mogelijke oplossingen gezamenlijk en komen zo samen tot een beargumenteerde keuze van waaruit we de beste zorg aan de patiënt kunnen verlenen. [V.MH. Alg.pr. > 30j.]

Een goede communicatie tussen mondhygiënist en tandarts is niet vanzelfsprekend. Mondhygiënisten zeggen over de rol van tandartsen in de communicatie:

 — Tandartsen zijn moeilijk om mee te communiceren op gelijk niveau. Vooral mannen! Tandartsen willen niet altijd meegaan met het parodontiumprotocol en willen niet veel leren over parodontitis en de gevolgen. [V.MH. Zelfst.vest. < 10j.]

 — Ik zou het prettig vinden als er wat meer contact is met tandartsen. Bijvoorbeeld telefonisch over een overdracht. Ook wil ik graag foto's hebben bij de verwijzing. Bovendien zou ik het prettig vinden om te weten wat de tandarts aan de patiënt als reden opgeeft als hij de patiënt naar een mondhygiënist verwijst. Dan kan ik op die reden inspringen. Nu krijg ik alleen een briefje met daarop: graag behandelen. Dit doe ik dan, maar een uitgebreidere verwijzing vind ik persoonlijk beter. Dit mag van mij ook door bijvoorbeeld de assistente gedaan worden. Verder vind ik het prettig als ik met een tandarts van wie ik patiënten krijg doorverwezen kan kennismaken. Zo heb ik een keer een tandarts gebeld en gevraagd of ik een keer kennis met hem kon maken om een idee te krijgen met wie ik te maken heb en ook mezelf voorstellen. De tandarts kon dit erg waarderen. Helaas is er daarna eigenlijk bijna geen overleg geweest over patiënten. Dit vind ik erg jammer. [V.MH. Zelfst.vest. > 10j.]

Mondhygiënisten zeggen over hun eigen rol in de communicatie:
- Vaak zijn mondhygiënisten in hun eigen wereld blijven hangen. Er is bijvoorbeeld bij een patiënt een overhangende gouden kroon. Dit wekt irritatie bij de mondhygiënist, want hierdoor kan de patiënt en ook de mondhygiënist het niet goed schoon maken en houden. Het liefst heb je als mondhygiënist dat die kroon gemaakt wordt en netjes aansluit. Maar je moet rekening houden met de tandarts of hij de kroon überhaupt wel kan maken. Dus denk niet alleen in je eigen beeld, maar probeer soms ook te bedenken hoe een tandarts ergens tegenaan kijkt. [V.MH. Alg.pr. 10j.]

Een goede samenwerking ontstaat als mondhygiënist en tandarts elkaar toegang geven tot elkaars wereld:
- Je hebt een slechte samenwerking als je als mondhygiënist of tandarts net doet alsof de behandelkamer een eigen toko is. Hiermee bedoel ik dat je als behandelaar je eigen gang gaat en jezelf afsluit van andere behandelaren. Alles wat je zelf doet is dan volgens je eigen denken goed en andere behandelaren geef je geen toegang tot jouw wereld. Dit zorgt ervoor dat je helemaal alleen tegenover problemen staat die zich bij de patiënten kunnen voordoen, zeker als het probleem buiten je vakgebied valt. Zo kun je vastlopen omdat je het niet meer weet. [V.MH. Alg.pr. > 30j.]

Schriftelijke rapportage is een belangrijke vorm van communicatie. Mondhygiënist en tandarts leggen ook schriftelijk rekenschap af van hun handelen. Een patiëntendossier zorgt ervoor dat wat in de mond is gedaan ook voor de collega inzichtelijk is.

In de *Gedragscode voor mondhygiënisten* wordt gezegd:

>> De mondhygiënist houdt van zijn professionele activiteiten op zodanige wijze aantekening in een patiëntendossier, dat hij te allen tijde in staat is rekenschap af te leggen van zijn professionele handelwijze.[1] <<

Mondhygiënisten zeggen over het belang van het schriftelijke vastleggen van bevindingen:
- Je schrijft wat je doet op in het patiëntendossier, dus wat je hebt meegegeven, wat je hebt gedaan, wat er is besproken. Ik noteer hoe het is met het parodontium, wat voor behandeling ik heb gegeven, waar nog plaque zit, welke instructie ik heb gegeven en wanneer iemand weer voor behandeling terugkomt. Op deze manier staat vast wat ik met de patiënt heb besproken en kan ik dit ook altijd aan de patiënt laten zien als hij het ergens niet mee eens is of nog iets wil weten. En ook kunnen collega's zien wat er tijdens de behandeling is gedaan, mocht iemand de patiënt een keertje overnemen. Ook voor mezelf is het prettig dat ik altijd even terug kan kijken wat er de vorige keer is besproken en wat ik heb geadviseerd. Op deze manier kan ik de patiënt het beste helpen. [V.MH. Alg.pr. 3j.]

---

1   *Gedragscode voor mondhygiënisten*, p. 4.

7.2   Gelijkwaardigheid als voorwaarde voor een adequate communicatie

Elkaar als gelijkwaardig zien, zo is ook in het vorige hoofdstuk gezegd, is een voorwaarde voor een geslaagde communicatie tussen mondhygiënist en tandarts. In deze paragraaf wordt – zoals ook in het vorige hoofdstuk is gedaan – gelijkwaardigheid opgevat als 'elkaars expertise waarderen' (▶ par. 7.2.1) en als 'tegen elkaar opgewassen zijn' (▶ par. 7.2.2).

7.2.1   Gelijkwaardig door elkaars expertise te waarderen

In de vele interviews die zijn afgenomen met mondhygiënisten en tandartsen wordt op de vraag of zij elkaars expertise waarderen door beiden altijd een positief antwoord gegeven: zij vinden elkaars expertise onmisbaar voor een goede mondzorg. Deze meer algemene waardering van tandartsen voor hun expertise is voor mondhygiënisten die zich niet herkennen in een uitsluitend 'ondersteunende werkrelatie' met de tandarts (zie ▶ par. 5.1), niet voldoende om te kunnen spreken van 'gelijkwaardigheid'. Mondhygiënisten wensen, zo blijkt uit de volgende interviewfragmenten, dat hun expertise door tandartsen gewaardeerd wordt *op dezelfde wijze als zij de expertise van tandartsen waarderen*. Hoe waarderen mondhygiënisten de expertise van tandartsen? Mondhygiënisten zien (1) tandartsen als specialisten met een expertise die zijzelf (deels) niet hebben of niet op hetzelfde niveau hebben. Dat betekent dat zij (2) advies vragen aan tandartsen op het terrein waarop de tandarts expert is. Dat betekent ook dat (3) mondhygiënisten de adviezen van de tandarts vanuit zijn specifieke expertise serieus nemen door ze te gebruiken in de praktijk. Mondhygiënisten laten, door ernaar te handelen, zien dat zij de expertise van tandartsen waarderen. Zoals gezegd willen mondhygiënisten graag dat tandartsen ook op deze wijze de expertise van de mondhygiënist waarderen. Dat betekent dat de tandarts (1) de expertise van de mondhygiënist deels ziet als een aanvulling van de eigen expertise; (2) adviezen vraagt aan de mondhygiënist op dit 'aanvullende terrein' waar de mondhygiënist expert is; en (3) de verkregen adviezen gebruikt in de praktijk.

Als mondhygiënist en tandarts elkaars adviezen op deze wijze gebruiken, dán pas is er – volgens mondhygiënisten die zich niet thuis voelen in een uitsluitend 'ondersteunende werkrelatie' – sprake van 'gelijkwaardigheid door elkaars expertise te waarderen':

- In deze praktijk zijn wij echt 'de mondhygiënist' en geeft de tandarts alle mondhygiënebehandelingen aan ons af. Hij legt duidelijk aan patiënten uit wat zijn vak is en wat ons vak is. Maar je hebt ook tandartsen bij wie je letterlijk als een schoonmaker wordt behandeld. Ik weet: je bent een tandarts en hebt op een hoger niveau gestudeerd. Maar dat betekent niet dat ik op mijn gebied minder ben dan jij bent op jouw gebied. Ik heb mijn vak en jij hebt jouw vak. We moeten elkaars vak respecteren. [V.MH. Alg.pr. 10j.]
- Een tandarts moet een mondhygiënist vertrouwen en bepaalde keuzes aan de mondhygiënist overlaten. [V.MH. Alg.pr. 10j.]
- Het belangrijkste punt is dat de tandarts vertrouwen heeft in mijn vakgebied. We moeten samenwerken en er zullen soms ook patiënten naar mij doorverwezen moeten worden. Ik vind het erg vervelend als ik het gevoel hebt dat de tandarts mij controleert. We hebben allemaal onze eigen taken binnen het team. [V.MH. Alg.pr. 3j.]
- Ik vind het belangrijk dat ik mijn eigen ding kan doen. Ik wil door een tandarts niet gezien worden als degene die voor de 'opruimwerkzaamheden' zorgt. En dan bedoel ik het klassieke tandsteen verwijderen. Ik wil gezien worden als coach en iemand die vanuit mijn expertise écht hulp kan bieden. [V.MH. Paro.pr. 15j.]

– Ik denk dat er op twee verschillende manieren naar de mondhygiënist wordt gekeken. De ene manier is dat tandartsen je zien als degene die even het gebit schoonmaakt. De andere manier is dat tandartsen je echt als professional beschouwen en jouw werk waarderen. [V.MH. Alg.pr. 10j.]

Dat de expertise van de mondhygiënist wordt gewaardeerd laat de tandarts blijken als hij advies vraagt aan de mondhygiënist:
– Wat ik heel fijn vind is als een tandarts ook om mijn mening vraagt. Bijvoorbeeld als er iets niet goed gaat met een molaar, dat de tandarts dan ook aan mij vraagt of ik denk dat de prognose parodontaal is. Zou er nog een kroon op kunnen of niet? Sommige tandartsen doen dat en andere doen dat minder. Als een tandarts dat doet, erkent hij ook dat jij een eigen expertise hebt. [V.MH. Alg.pr. 3j.]

Als de mondhygiënist de tandarts advies geeft blijkt de waardering van de tandarts voor de expertise van de mondhygiënist in het gebruik van dit advies:
– Ik weet veel over preventie en het gebruik van mondspoelmiddelen, waardoor de tandarts op advies van mij een mondspoelmiddel adviseert. [V.MH. Alg.pr. 5j.]
– Als een mondhygiënist advies geeft, dan dient dit door een tandarts ook geaccepteerd en meegenomen te worden in een beslissing. Dit geldt omgekeerd ook als de tandarts een advies voor de mondhygiënist heeft. [V.MH. Alg.pr. 15j.]
– Ik denk dat de tandarts open moet staan voor de samenwerking met jou als mondhygiënist door nieuwe ideeën over de behandelingen door de mondhygiënist mee te nemen in behandelplannen. [V.MH. Alg.pr. 3j.]

De nieuwe generatie tandartsen lijkt anders naar de expertise van de mondhygiënist te kijken dan de oudere generatie, hoewel in het vorige hoofdstuk een aantal oudere tandartsen juist aansluit bij de visie van hun jongere collega's. Mondhygiënisten zeggen over het verschil tussen de generaties:
– Hoe je samenwerkt is afhankelijk van de generatie waaruit de tandarts komt. Tandartsen uit een wat oudere generatie hebben over het algemeen een heel andere instelling dan de huidige generatie tandartsen. De oudere generatie tandartsen wil namelijk graag de regie houden en dit uit zich ook in de omgang met de mondhygiënisten. De jongere generatie tandartsen leert vanuit de opleiding meer om samen te werken met de mondhygiënisten en met hen als een collega om te gaan. [V.MH. Paro.pr. 10j.]
– Oudere tandartsen zijn gewend om alles alleen te doen. En dan kom jij als mondhygiënist je met hun dingen bemoeien. Bij veel tandartsen moet je een beetje oppassen dat je niet te wijs overkomt, want in hun ogen zijn wij 'maar' mondhygiënist. [V.MH. Alg.pr. 3j.]

7.2.2   Gelijkwaardig door tegen elkaar opgewassen te zijn

Op een gelijkwaardige manier samenwerken vereist kritische gesprekspartners die tegen elkaar opgewassen zijn. Tandartsen lijken zich in het vorige hoofdstuk – impliciet – af te vragen of mondhygiënisten voldoende tegen hen opgewassen zijn doordat zij mondhygiënisten oproepen 'de tandarts niet op een voetstuk te plaatsen'. Wat zeggen mondhygiënisten hierover? Zij kunnen te maken krijgen met de grotere macht van de tandarts, bijvoorbeeld als teamleider of praktijkeigenaar. Mondhygiënisten geven aan dat zij zich soms in een ondergeschikte positie voelen staan ten opzichte van de tandarts:

— Ik heb gelukkig niet vaak meningsverschillen met mijn leidinggevende, de tandarts. Wel weet ik, dat zijn wil wet is. Hij heeft het laatste woord en ik moet iets dan op zijn wijze uitvoeren, ook al ben ik het er dan niet helemaal mee eens en zie ik het nut er niet van in. Laatst moest ik van de tandarts bijvoorbeeld bij een patiënt een bacteriekweek uitvoeren, waarvan ik zelf dacht dat het eigenlijk geen effect had omdat ik wel wist dat er bacteriën zaten en het alleen maar kosten met zich mee zou brengen. Ik heb het uitgevoerd, ondanks mijn vraagtekens erbij. Zoals ik al zei: zijn wil is wet. [V.MH. Alg.pr.]

— Heel vaak denken mondhygiënisten dat tandartsen alles weten en elk probleem makkelijk kunnen oplossen omdat zij tandheelkunde hebben gestudeerd. [V.MH. Alg.pr. 5j.]

— Tijdens vergaderingen durven beginnende mondhygiënisten vaak niets uit zichzelf te zeggen, maar alleen als naar hun mening wordt gevraagd. [V.MH. Alg.pr. 5j.]

— Als net afgestuurde mondhygiënist is het lastig om meteen een zekere houding aan te nemen. Vaak zie je dat de mondhygiënist een onderdanige houding aanneemt ten opzichte van de tandarts. [V.MH. Zelfst.vest.<10j.]

Mondhygiënisten roepen, net als tandartsen, de mondhygiënist op om te proberen sterker op te komen voor de eigen expertise en de tandarts niet op een voetstuk te plaatsen. 'Proberen', want dit is makkelijker gezegd dan gedaan omdat, zoals in ▶ par. 5.1 is geciteerd, 'de traditionele verhouding van de mondhygiënist met de tandarts een ondersteunende werkrelatie is en het opleidingsverschil tussen tandartsen en mondhygiënisten deze traditionele verhouding in stand kan houden'. Er lijken dus tegenkrachten aanwezig te zijn die niet eenvoudig te overwinnen zijn door de mondhygiënist. Dat neemt niet weg dat mondhygiënisten hun collega's oproepen om los te komen van de traditionele, louter ondersteunde werkrelatie, met de tandarts:

— Wat de mondhygiënist zeker niet moet doen, is zijn mond houden. Dit geldt met name voor gevallen waarin hij of zij anders denkt dan de tandarts of ergens zijn of haar twijfels over heeft. Het zwijgen en dus niets zeggen over twijfelachtige dingen waar je niet helemaal zeker van bent, is onprofessioneel. Dus als je mondhygiënist wilt worden moet je absoluut niet op je mondje gevallen zijn. [V.MH. Alg.pr.>30j.]

— Wanneer je niet gehoord wordt door de tandarts, ga dan de confrontatie aan en vraag waarom dit zo is. [V.MH. Zelfst.vest.<10j.]

— Wat ik belangrijk vind is dat je er als mondhygiënist op let dat je niet door de tandarts wordt 'overlopen'. Als mondhygiënist ben je opgeleid om bepaalde diagnoses te kunnen stellen binnen jouw specialisme én om hiernaar te handelen. Je weet dus hoe je een bepaald probleem kunt oplossen en je hebt daar je eigen werkwijze voor. Jouw werkwijze hoeft niet altijd hetzelfde te zijn als die van de tandarts. Wanneer de tandarts van jou vraagt om anders te handelen dan dat jij bent opgeleid, moet je dit niet zomaar accepteren. Overleg dan met de tandarts om tot een oplossing te komen, want je moet geen dingen doen waar je niet achter staat. [V.MH. Alg.pr. 3j.]

— Wanneer jij standaard voor elke behandeling een plaque-kleurtest afneemt bij de patiënt om zo inzicht te krijgen in de mondhygiëne van de patiënt en de tandarts komt jou vertellen dat je dit niet standaard moet doen, dan moet je dit niet zomaar accepteren omdat de tandarts het zegt en hoger opgeleid is. Jij wilt je vervolgbehandeling afstemmen op de resultaten van de plaque-kleurtest, door het bijvoorbeeld wel of niet geven van een poetsinstructie. Het kan heel goed mogelijk zijn dat de tandarts hier niet bij stilgestaan heeft. Door een simpel overleg met de tandarts kan je dit oplossen. [V.MH Alg.pr. 3j.]

— Ik houd er niet van als een tandarts zich arrogant gedraagt. Hij of zij mag dan wel langer gestudeerd hebben, maar dat wil absoluut niet zeggen dat de mondhygiënist een lagere functie heeft. Ze hebben beiden een eigen vakgebied en horen dat ook wederzijds te respecteren. Een professionele manier van communiceren is dat de tandarts erkent en laat zien dat ik op een bepaald gebied meer kennis en ervaring heb en daarbinnen patiënten aan mij toevertrouwt. Dus ongenuanceerd gezegd, wil ik niet als een 'tandenschoonmaakster' behandeld worden. [V.MH. Alg.pr. 3j.]

— Ik wil dat de tandarts op gelijk niveau met mij omgaat. Natuurlijk heeft ieder zijn eigen taken en die moet hij of zij ook naar behoren uitvoeren, maar ik wil niet dat de tandarts mij ziet als 'maar een personeelslid'. [V.MH. Alg. Pr. 5j.]

— Een tandarts moet niet denigrerend met mij omgaan, daar kan ik absoluut niet tegen. Ieder doet zijn best en ik kan een fout maken, een tandarts kan een fout maken. Over alles kan gepraat worden, maar niet op een kleinerende manier, dan houdt het op met de samenwerking. [V.MH. Zelfst.vest.>10j.]

7.3 Van elkaar leren door feedback te geven

Feedback krijgen op je werk kan leerzaam zijn en verbetert dan de kwaliteit van de mondzorg. Elkaar feedback geven wordt beter mogelijk als mondhygiënist en tandarts elkaar als gelijkwaardig zien, dat wil zeggen elkaars expertise waarderen én tegen elkaar opgewassen zijn. Een eerste voorwaarde voor feedback is echter dat er naaste collega's aanwezig zijn. Een mondhygiënist zegt over het laatste:

— Ook als je je eigen praktijk zou willen openen, probeer dan wel met andere mensen samen te werken. Zo kan je feedback op je werk krijgen van collega's. [V.MH. Alg.pr. 15j.]

In ▶ par. 7.3.1 gaan mondhygiënisten in op het belang van wederzijdse feedback voor de kwaliteit van de mondzorg. In ▶ par. 7.3.2 wordt duidelijk dat kritiek leveren op het werk van een collega waar een patiënt bij is, voorkomen moet worden.

7.3.1 Kwaliteit door feedback

Feedback op elkaars visie en werk verbetert de kwaliteit van de behandeling. Mondhygiënisten zeggen:

— Je moet openstaan voor feedback. Door feedback kun je namelijk ontdekken wat je al goed doet en wat je nog beter zou kunnen doen. Feedback krijgen geeft je dus als mondhygiënist de kans om jezelf te evalueren en je minder sterke kanten verder te ontwikkelen. [V.MH. Alg.pr.>30j.]

Het is niet de bedoeling dat feedback vragen aan een tandarts een 'gedachteloos automatisme' wordt:

— Elke behandelaar heeft weer een andere oplossing en een andere mening. Als je hier samen naar kijkt, krijg je zo het beste resultaat bij de patiënt. Een tip is echter om elkaar niet voor elk klein ding te storen als je bezig bent met een andere patiënt. Voel een beetje aan of de andere behandelaar op een bepaald moment tijd heeft om mee te beslissen over jouw behandeling. Sommige tandartsen vinden het bijvoorbeeld verschrikkelijk irritant als er steeds wordt gevraagd om even mee te kijken, ze willen alleen overleggen in de pauzes. Ook mag de patiënt, waar de tandarts op dat moment mee bezig is, niet het gevoel krijgen dat een andere patiënt in een andere behandelkamer belangrijker is, of denken dat de tandarts wordt afgeleid door jouw vraag en dus niet de optimale zorg biedt. Zeg, om dat als tandarts te voorkomen, dan bijvoorbeeld tegen de patiënt: 'Een klein ogenblik mevrouw. Ik overleg even met de mondhygiënist. We gaan zo verder bij u.' Probeer voordat je in overleg gaat met een andere behandelaar, zo veel mogelijk zelfstandig na te denken vanuit je eigen vakgebied over je vraag. [M.TA. Alg.pr. 5j.]

7.3.2 Tegenover patiënten geen kritiek geven op het werk van een collega

Mondhygiënisten vinden het ongepast om tegenover patiënten kritiek te uiten op het werk van een collega. De *Gedragscode voor mondhygiënisten* zegt hierover:

» De mondhygiënist zal zich onthouden van het in het openbaar of ten opzichte van patiënten uiten van kritiek op een collega.[2] **«**

Mondhygiënisten zeggen hierover:
– Ik keek een keer mee met een collega die bezig was met de behandeling van een patiënt die was doorverwezen omdat de tandarts van deze patiënt met pensioen was gegaan. Er zat veel tandsteen en de mondhygiëne was nul. Mijn collega maakte de opmerking: 'Nou, die tandarts was een beetje blind volgens mij.' Ik kon daar niet tegen, want die tandarts is er niet bij en je brengt zomaar een scheur in een relatie van een patiënt met een tandarts die dertig jaar werkervaring heeft. Ik zei na de behandeling tegen mijn collega: 'Misschien doet de patiënt niet goed zijn best of laat het immuunsysteem een gezond gebit niet toe. Ik weet bovendien niet wat de situatie voorheen was. Misschien is die inmiddels verergerd.' Ik probeerde zo op te komen voor mijn gepensioneerde collega. Je kan niet zomaar een uitspraak doen over je collega's! [V.MH. Alg.pr. 20j.]
– Wat ik belangrijk vind, is dat de tandarts mij niet bekritiseert waar de patiënt zelf bij is en dan bijvoorbeeld zegt dat ik tandsteen heb laten zitten. Dat hij mij naar beneden haalt in het bijzijn van de patiënt, dat accepteer ik niet. Daar word ik heel boos van. Ik moet de tandarts ook niet afkraken. Als de tandarts een fout maakt, zeg ik ook niet tegen de patiënt: 'Goh, volgens mij heeft de tandarts dat gaatje niet gezien.' [V.MH. Alg.pr. 3j.]
– Wat ik absoluut niet fijn vind is dat sommige tandartsen kritiek op mijn werk geven tegen een patiënt. Ik hoor dan via de patiënt wat de tandarts over mij zegt. [V.MH. Zelfst.vest. > 10j.]
– Je ziet bijvoorbeeld bij een patiënt dat er een ontkalking in het glazuur aanwezig is. Als je dan de tandarts erbij roept, zeg dan niet waar de patiënt bij is: 'Ik zie een gaatje bij de 36', want als de tandarts dan vindt dat er niks aan het gaatje gedaan moet worden, zal de patiënt misschien toch gaan twijfelen aan de tandarts omdat jij van dat gaatje iets gezegd hebt, of de patiënt twijfelt aan jou. Je kunt dan beter tegen de tandarts zeggen: 'Ik zie een verkleuring bij de 36.' Dan kan de tandarts zelf een diagnose stellen en zal de patiënt niet onzeker worden omdat er twee verschillende diagnoses zijn gesteld. [V.MH. Alg.pr. 3j.]
– Tandartsen moeten mijn werk beslist niet afkraken. Dat doe ik ook niet. Ik zie wel eens een caviteit bij een patiënt die net bij de tandarts is geweest. In dat geval kun je de patiënt

---

2   *Gedragscode voor mondhygiënisten*, regel 39.

niet voor een half jaar naar huis sturen, maar je kunt ook niet zeggen dat er een gaatje zit. Dit heb ik opgelost door tandsteen weg te halen en daarna tegen de patiënt te zeggen: 'Ik haal hier nu tandsteen weg en er zit een gaatje onder!' En zo ga ik er ook van uit dat als er na mijn behandeling bij een patiënt nog wat tandsteen mocht zitten, de tandarts zonder mijn werk af te kraken aan de patiënt weet aan te geven dat deze nog even langs de mondhygiëniste moet gaan. [V.MH. Zelfst.vest.<10j.]

7.4 Eerlijk zijn over de grenzen van de eigen expertise

Samenwerken vergt inzicht in de grenzen van de eigen bekwaamheid. Samenwerken vereist dat professionals deze eigen grenzen op tijd herkennen en indien nodig eerlijk aangeven. Mondhygiënisten zeggen:
- Het belangrijkste is om je bezig te houden met je eigen taken en niet de taken van een tandarts over te nemen. De tandarts zal soms anders tegen een bepaald probleem aankijken dan wij als mondhygiënisten. Je mag natuurlijk dingen in de mond constateren en dingen zeggen tegen de patiënt, maar stel geen diagnose voor de tandarts. Die zal de patiënt gaan behandelen en moet dan reageren op de door jou gemaakte diagnose. Wanneer de tandarts tot een andere diagnose komt, zal de patiënt waarbij jij iets in de mond hebt geconstateerd, onzeker kunnen worden. [V.MH. Alg.pr. 3j.]
- Sta niet alleen open voor informatie, durf ook te zeggen dat je je te onzeker voelt voor een behandeling. Dit is ook een belangrijke punt. Je moet je eigen grenzen echt aangeven. Dan kan de tandarts erop inspelen en de patiënt misschien overnemen. [V.MH. Alg.pr. 5j.]
- Als een onderwerp binnen het vakgebied van de tandarts valt geef ik enkel mijn mening en advies en accepteer ik zijn keuzes. [V.MH. Paro.pr. 3j.]
- Je moet altijd eerlijk zijn en als je twijfelt altijd om raad vragen. Dit is echt heel belangrijk, dat je vraagt bij twijfel. [V.MH. Alg.pr.]

Ook voor tandartsen geldt dat zij de grenzen van de eigen expertise niet mogen overschrijden:
- Als een tandarts een patiënt krijgt met diepe pockets, moet hij er niet zelf even met de sonicflex langs gaan en de patiënt weer naar huis sturen. De tandarts dient de patiënt eerlijk te zeggen dat het beter is om door de mondhygiënist behandeld te worden. Als omgekeerd een mondhygiënist bijvoorbeeld iets op de röntgenfoto ziet en niet precies weet wat het is, kan ze het beste de tandarts erbij roepen en eerlijk vertellen dat ze het niet weet. Zo vullen tandarts en mondhygiënist elkaar aan en is er een optimale samenwerking. [V.MH. Alg.pr. 3j.]

Stagiair in de eerste lijn: wat verwachten stagiair mondzorgkunde en stagebegeleider van elkaar?

Samenvatting

De (beroeps)houding van stagebegeleiders (tandartsen en mondhygiënisten) en stagiaires mondzorgkunde in de eerste lijn (algemene praktijken en parodontologiepraktijken) ten opzichte van elkaar, is het thema van dit hoofdstuk. ▶ Paragraaf 8.1 introduceert 'de stage'. ▶ Paragraaf 8.2 presenteert adviezen van stagiaires mondzorgkunde aan stagebegeleiders die in de eerste lijn werken over de manier waarop ze graag begeleid willen worden. Stagebegeleiders geven vervolgens in ▶ par. 8.3 aan wat zij – omgekeerd – verwachten van de beroepshouding van hun stagiair.

8.1   De stage

De stage is een belangrijk onderdeel van de opleiding mondzorgkunde. Een student gaat patiënten behandelen en krijgt nieuwe verantwoordelijkheden en ontdekt wat hij kan. De stageactiviteiten zijn gericht op het verwerven of verder uitbouwen van de competenties van de student opdat deze straks beter voorbereid op de arbeidsmarkt kan beginnen. Het is voor een student in de eerste stageperiode leuk én spannend om de kennis die is geleerd, toe te passen in de praktijk. Iedere student reageert op zijn manier op de (aankomende) stage: sommige studenten kunnen nauwelijks wachten de praktijk (verder) te leren kennen; anderen zien ook een beetje op tegen alle mogelijkheden en ontdekkingen die de stage zal brengen. De stage kan ook een gevoel van onzekerheid opleveren. Die onzekerheid hoort bij het leerproces. Alle stagiaires hebben er dan ook af en toe last van. De onzekerheid die je als beginnende beroepsbeoefenaar kunt voelen, moet echter niet te groot worden, want dan sluit je je af voor nieuwe indrukken en feedback en leer je niet meer. Dit hoofdstuk wil stagiaires helpen beter om te gaan met de onzekerheid die bij de stage hoort.

Een voorwaarde voor een succesvolle en prettige stage is een goede begeleiding door de stagebegeleider. Dit onderwerp komt als eerste aan de orde en dan vanuit het perspectief van de stagiair.

8.2   Adviezen van stagiaires mondzorgkunde aan hun stagebegeleiders

Tachtig tweedejaarsstudenten mondzorgkunde is gevraagd wat zij verwachten van hun stagebegeleider als zij voor de eerste keer in een algemene praktijk of parodontologiepraktijk stage lopen. De studenten geven stagebegeleiders adviezen die hierna in acht subparagrafen worden uitgewerkt. Stagebegeleiders hoeven deze adviezen niet op te vatten als 'normen die aan hen worden gesteld'; de stelligheid ervan kan dat idee echter wel oproepen en een stagebegeleider irriteren. De stelligheid is echter niet zozeer een misplaatste arrogantie van de stagiair, maar is opgeroepen door de vraag die de stagiaires is gesteld: schrijf op wat je een prettige begeleiding vindt door adviezen te geven aan een stagebegeleider! Een stagiair heeft echter – zeker tijdens zijn eerste stageperiode – nog een beperkt beeld van de realiteit van de praktijk en de daaraan gekoppelde stagebegeleiding. De adviezen roepen dan ook op tot een gesprek waarin de stagebegeleider de andere kant – de realiteit – voorlegt aan de stagiair, mét daarbij zijn wensen en 'eisen'. De stagiair is gast op het stageadres. Een opstelling van de student als gast en de bij die positie horende aanpassing aan de gang van zaken, is dan ook op zijn plaats.

8.2.1   Laat de stagiair zich welkom voelen

Een goed begin is belangrijk voor een stagiair die zich – zeker in de eerste stageperiode – toch al wat onzeker voelt in de nieuwe omgeving waarin hij gaat functioneren. Studenten mondzorgkunde hebben de volgende wensen als zij zich melden op het stageadres:

- Mijn advies is om te proberen de stagiair een fijn welkom te geven. Als stagiair ben je vaak toch wel een beetje zenuwachtig voor zo'n kennismakingsgesprek en eerste stagedag. De stagebegeleider kan een groot deel van die zenuwen wegnemen door vriendelijk te zijn, interesse te tonen en te laten zien dat hij goed op de hoogte is van wat de stagiair precies komt doen. [Stud.Mzk. 2ej.]

- Mijn advies is om de stagiair zich welkom te laten voelen. Zoals ik het zie kan je dat als stagebegeleider doen door de stagiair te betrekken bij verschillende zaken in de praktijk. Je kunt vertellen wie welke taken heeft en hoe de dagen in de praktijk verlopen. Zo zal de stagiair zich deel van het team voelen en dat is heel belangrijk voor het verdere handelen en de band met de collega's. [Stud.Mzk. 2ᵉj.]
- Begrijp de student die stage komt lopen. Voor veel studenten is het nieuw om stage te gaan lopen en dan zijn ze vaak zenuwachtig. Ik vind het prettig als de stagebegeleider zich hierin inleeft en er begrip voor heeft. [Stud.Mzk. 2ᵉj.]

Om zich thuis gaan voelen op het stageadres vinden stagiaires het prettig dat hen duidelijk wordt gemaakt wat precies van hen verwacht wordt:
- Als stagiair is het in het begin altijd spannend om in een nieuwe omgeving te komen. Mijn advies aan mijn stagebegeleider is daarom dat je mij als stagiair niet meteen alleen laat en de tijd neemt om mij dingen uit te leggen. Daardoor voel ik me prettiger en ook meer welkom in de praktijk. Als ik me meer welkom voel, zal ik ook sneller initiatief nemen om zelf dingen te ondernemen. [Stud.Mzk. 2ᵉj.]
- Ik zou het heel fijn hebben gevonden als mijn stagebegeleider meer uitleg had gegeven over wat mij te wachten stond. Tijdens de eerste ontmoeting heeft mijn stagebegeleider mij helemaal niets uitgelegd. Ze zij alleen 'dat het goed komt'. Het leek alsof zij helemaal geen interesse in mij had. [Stud.Mzk. 2ej.]
- Ik zou het heel fijn vinden als mijn stagebegeleider mij zou uitleggen over de werktijden, over kleding, wat ik mag doen tijdens stage en wie mij begeleidt, wat ik moet doen als ik ziek ben, mij een rondleiding door de praktijk ging geven, over pauzes, enzovoort. [Stud.Mzk. 2ᵉj.]

Bovendien kunnen stagiaires het prettig vinden dat de stagebegeleider bij kennismaking vraagt wat de stagiair zelf verwacht van de stagebegeleiding:
- In het begin van de stage wordt er door de stagebegeleider meestal duidelijk gemaakt wat er van de stagiair verwacht wordt gedurende de stageperiode. Het geeft de stagiair stagebegeleiders ook een prettig gevoel als er wordt gevraagd of hij of zij nog wensen, verwachtingen heeft van de stagebegeleider. Dit heb ik zelf tenminste altijd als prettig er- varen tijdens mijn stages op mijn vorige opleiding tot tandartsassistente. [Stud.Mzk. 2ᵉj.]
- Wat ik belangrijk vind is dat er met elkaar van te voren wordt besproken wat de weder- zijdse verwachtingen zijn. Hierdoor weten beide partijen waar ze aan toe zijn. Er zullen geen onverwachte situaties voorvallen, omdat van te voren alles duidelijk besproken is. [Stud.Mzk. 2ᵉj.]

Die verwachtingen moeten dan realistisch zijn. De stagebegeleider moet rekening houden met wat de stagiair al kan en wat nog niet:
- De stagebegeleider heeft bij kennismaking tegen mij gezegd dat zij het heel belangrijk vindt dat ik een hoog tempo heb. Ik vind het wel fijn dat ze dat eerlijk heeft gezegd, maar het leek wel alsof ze mij alleen *nodig* heeft en dan ook uitsluitend als ik snel genoeg ben. Ik vind dat ze moet begrijpen dat dit mijn eerste stageplek is. Ik heb nog nooit een half jaar stage gelopen. [Stud.Mzk. 2ej.]

Om zich welkom te gaan voelen kan het stagiaires helpen als de stagebegeleider interesse toont in het persoonlijk leven van de stagiair:
- Mijn advies is om het niet alleen over tandheelkundige zaken en mijn leerproces te heb- ben. Het zou leuk zijn als er door zowel de stagebegeleider als de student interesse wordt

getoond in elkaars privéleven. Ik vind dit belangrijk, omdat de band tussen de stagebegeleider en de student op die manier sterker zou kunnen worden, wat weer een positieve invloed zou kunnen hebben op de samenwerking tussen de stagebegeleider en de student. [Stud.Mzk. 2^{e}j.]

8.2.2 Begrijp dat de stagiair nog veel moet leren

Aansluitend bij het vorige thema vinden stagiaires het belangrijk dat hun stagebegeleider begrijpt dat zij nog geen professionals zijn:
- Het is fijn als de stagebegeleider er rekening mee houdt dat ik nog een student in opleiding ben en nog niet alles geleerd heb en weet. Ik zou het heel vervelend vinden als ik meteen vanaf het begin in het diepe word gegooid en het zelf maar moet uitzoeken. [Stud.Mzk. 2^{e}j.]
- Ik zou het prettig vinden als ik merk dat een stagebegeleider er rekening mee houdt dat ik pas voor het eerst keer stage loop. Ik zal dus niet alles snel en goed kunnen. Ik vind dit belangrijk omdat ik anders denk: ik had dit misschien al moeten weten, dus laat ik het maar niet vragen. [Stud.Mzk. 2^{e}j.]

Dat de stagebegeleider rekening houdt met wat de stagiair kan en weet, merkt de stagiair vooral als dat expliciet gezegd wordt:
- Snap dat sommige dingen voor een student nog moeilijk zijn én zeg dat tegen de student! [Stud.Mzk. 2^{e}j.]

De student helpen is ook voorkomen dat deze iets gaat doen wat hij nog niet kan:
- Mijn advies is om er niet van uit te gaan dat een student bepaalde dingen al heeft geleerd als je dit niet zeker weet. Hierbij is het goed als de stagebegeleider de student vraagt of hij iets al heeft geleerd op de opleiding. Hiermee voorkom je dat de student dingen moet doen of doet die hij eigenlijk nog niet kan of niks van af weet. [Stud.Mzk. 2ej.]
- Ik vind het belangrijk dat de stagebegeleider achterhaalt of de opdracht voor de stagiair duidelijk is, omdat vaak een stagiair ja zegt, maar nee bedoelt. Hierdoor krijg je verkeerde verhoudingen tijdens de stage. [Stud. Mzk.2^{e}j.]
- Mijn advies is om altijd tegen de stagiair te zeggen dat deze hulp mag vragen en geen dingen hoeft te doen waar hij of zij zich nog niet bekwaam in voelt. Hierdoor krijg je meer zelfvertrouwen en ga je niet met een angstig gevoel elke keer naar je stageplaats. [Stud.Mzk. 2^{e}j.]

'Helpen' bestaat volgens stagiaires niet alleen uit duidelijk zijn maar ook uit geduldig zijn:
- Wees duidelijk naar de stagiair toe. Als u de stagiair iets opdraagt of vraagt om iets voor u te doen, wees dan duidelijk, maar ook geduldig. Dit omdat een stagiair nieuw is in de praktijk en alles onbekend is voor hem of haar. Hierdoor kan de stagiair in een kwetsbaar stadium zijn. Als er dan kortaf naar de stagiair wordt gedaan – wat waarschijnlijk niet eens de bedoeling was – kan dit als erg aanvallend overkomen op de stagiair. [Stud.Mzk. 2^{e}j.]

8.2.3 Geef de stagiair geen kritiek in het bijzijn van patiënten

Stagiaires vinden het vervelend kritische feedback te krijgen in het bijzijn van patiënten:

- Mijn advies is om mij geen feedback te geven waar de patiënt bij is. Ik vind dat niet fijn, omdat ik hierdoor mezelf niet professioneel vind overkomen bij de patiënt. Door feedback te krijgen bij een patiënt ben ik bang dat de patiënt mij niet zou vertrouwen en zich niet door mij wil laten behandelen. Waarom dit advies belangrijk voor mij is? Ten eerste vind ik dit belangrijk, omdat ik het niet professioneel vind staan bij de patiënt. Je werkt ten slotte wel in zijn mond. En dan hoort hij/zij dat ik het niet goed doe...! Ten tweede kan ik hierdoor schrikken en dichtklappen. Het gevolg is dat ik gedurende de stage niet veel meer zal durven vragen en uitproberen. [Stud.Mzk. 2^{e}j.]
- Mijn advies is om nà de behandeling te zeggen wat er minder goed ging, dus niet waar de patiënt bij is. De patiënt kan zich bij kritiek op mij tijdens de behandeling onzeker gaan voelen bij mij in de behandelstoel. Ook heb ik dan het gevoel dat ik 'afga' tegenover de patiënt. Achteraf kun je samen op een rustige manier overleggen. [Stud.Mzk. 2^{e}j.]
- Mijn advies is om pas feedback te geven wanneer de patiënt weg is. Dan bevinden we ons in een rustige situatie en wordt er niet tussen neus en lippen door feedback gegeven, wat kwetsend of negatief over kan komen. Dit ook omdat er dan niet rustig nagedacht kan worden over de situatie en over hoe de feedback het beste kan worden geformuleerd en overgebracht. [Stud.Mzk. 2^{e}j.]

Vinden stagiaires dan dat de stagebegeleider 'niets mag zeggen' over wat niet goed gaat tijdens de behandeling? Duidelijk is dat als de veiligheid of gezondheid van de patiënt gevaar loopt, de stagebegeleider onmiddellijk zal ingrijpen. Dat vinden stagiaires ook begrijpelijk.

- Als de stagebegeleider feedback geeft, vind ik het fijn als de stagebegeleider dit na een behandeling doet. Maar natuurlijk mag er wel gestuurd worden door de stagebegeleider tijdens mijn behandeling als er écht iets fout gaat. [Stud.Mzk.2^{e}j.]

Stagiaires vinden het bovendien ook prima dat de stagebegeleider in het bijzijn van de patiënt aanwijzingen of kleine verbeterpunten geeft, maar dan wel op zo'n manier dat deze correcties door de patiënt niet als 'fouten' worden opgevat:

- Je mag bijvoorbeeld rustig zeggen 'zie je dit?' of 'meer naar links'. Maar zeg niet: 'Je hebt hier nog veel tandsteen laten zitten.' [Stud.Mzk. 2^{e}j.]
- Als ik iets fout doe tijdens de behandeling wil ik op die fout liever niet worden aangesproken waar de patiënt bij is. Wel kan je mij een hint geven, maar zeg liever niet: 'Je kan het beter anders aanpakken.' [Stud.Mzk. 2^{e}j.]
- Mijn advies is om niet waar de patiënt bij is te zeggen wat ik niet goed doe, maar alleen te zeggen of te laten zien hoe ik het beter kan doen. Dan denkt de patiënt niet dat ik het niet kan. [Stud.Mzk. 2^{e}j.]
- Kleine verbeterpunten mij mag je gerust zeggen als de patiënt erbij is, grote liever niet op dat moment. [Stud.Mzk. 2^{e}j.]

8.2.4 Geef de stagiair geen kritiek in het bijzijn van collega's

Stagiaires vinden complimenten in het bijzijn van collega's, zoals te verwachten is, geen probleem. Maar zij vinden het vervelend kritiek te krijgen in het bijzijn van collega's:

- Mijn advies is om geen feedback te geven op een handeling wanneer er collega's bij zijn. De feedback is iets tussen jou en je stagebegeleider en het is niet prettig dat iedereen uit de praktijk dit kan horen. [Stud.Mzk. 2ᵉj.]
- Ik vind het niet prettig als ik voor een groep word overspoeld met negatieve feedback over dingen die ik niet goed doe. Ik vind dat ik dan niet met respect word behandeld.
- Graag niet in het bijzijn van alle collega's vertellen wat er allemaal niet goed ging tijdens het behandelen. Ik word daar erg onzeker van en krijg dan het gevoel dat ik het helemaal fout doet. [Stud.Mzk. 2ᵉj.]
- Wanneer de stagebegeleider feedback wil geven aan de student, is het prettig als dit gebeurt als er geen andere collega's bij zijn. Ik denk dat zij dan denken dat ik het niet kan en daarover zullen gaan praten met elkaar. Dan voel ik me minder thuis op het stage-adres. [Stud.Mzk. 2ᵉj.]

8.2.5 Benadruk ook wat de stagiair wel goed doet

Studenten waarderen het als hun stagebegeleider aandacht besteedt aan wat zij al wel goed doen. Stagiaires hebben ook complimenten nodig:
- Ik leer vaak veel meer van duidelijk commentaar op werk dat ik goed heb gedaan, dan van kritiek op fouten. Positieve feedback is heel motiverend. Als ik positieve feedback krijg dan ben ik ervan op de hoogte dat mijn stagebegeleider een handeling die ik doe goed vindt. Dit geeft mij dan een goed gevoel, waardoor ik die handeling vaker op die manier ga doen. [Stud.Mzk. 2ᵉj.]
- Als je tijdens je stage handelingen goed doet, is het leuk als je hiervoor een compliment krijgt. Zo krijg je meer zelfvertrouwen. Vaak worden alleen de verbeterpunten besproken tijdens de feedbackgesprekken, maar de goede punten zouden dan ook besproken kunnen worden. [Stud.Mzk. 2ᵉj.]
- Mijn advies is om niet te kritisch te zijn. Ik zal sommige dingen anders doen dan in de praktijk gedaan wordt. Als stagebegeleider zou ik als dat gebeurt de student eerst vragen waarom de stagiair anders handelt dan de stagebegeleider gedaan zou hebben. [Stud.Mzk. 2ᵉj.]

Feedback die verbeterpunten bevat willen stagiaires graag op 'een milde manier' van de begeleider horen:
- Ik vind het niet prettig wanneer ik met een opgeheven vinger op een fout word gewezen en er verwacht wordt dat ik zelf meteen met een oplossing kom. Ik weet van mezelf dat ik me op deze manier niet zal ontwikkelen omdat ik dan bang wordt fouten te maken, terwijl ik juist van gemaakte fouten moet leren. Wanneer ik rustig word benaderd en de fout wordt toegelicht zal ik de feedback positief vinden en zal ik proberen naar oplossingen te zoeken voor de gemaakte fout. [Stud.Mzk. 2ᵉj.]
- De begeleider moet de student niet kleineren, bijvoorbeeld door te zeggen: 'Oh weet je dat niet?' Zo zal de student geen vragen meer durven te stellen waardoor hij niet zo veel leert van de stage en zich bovendien ongemakkelijk voelt. [Stud.Mzk. 2ᵉj.]

Negatieve punten willen stagiaires graag gecombineerd zien met het noemen van positieve punten. Zij willen graag dat de stagebegeleider bij kritiek hen tegelijkertijd aanmoedigt door iets positief te noemen:

— Bij negatieve punten ook het concrete verbeterpunt noemen én met argumenten mij uitleggen waarom iets niet goed is. [Stud.Mzk. 2^{e}j.]

— Mijn advies is om als je feedback geeft, eerst te vertellen wat ik goed doe, want als je gelijk vertelt wat ik niet goed doe, heb ik het gevoel dat alles verkeerd gaat. [Stud.Mzk. 2^{e}j.]

— Ook vind ik het erg belangrijk om niet alleen tips te horen maar ook tops. Anders lijkt het alsof *alles* beter kan en dat ik niks goed doe. Dit zorgt ervoor dat ik onzeker word. [Stud.Mzk. 2^{e}j.]

— Bij de feedback die je geeft niet alleen maar negatieve punten geven, ook erbij vertellen wat ik goed doe. Bij alleen negatieve opmerkingen wordt de student heel erg teleurgesteld, waardoor hij of zij met tegenzin naar de stage komt. [Stud.Mzk. 2^{e}j.]

8.2.6   Geef de stagiair vertrouwen

Stagiaires willen graag de ruimte krijgen. Daar bedoelen zij ook mee dat de stagebegeleider hen niet constant controleert:

— Mijn advies is om mij niet constant in de gaten te houden. Hierdoor krijg ik het gevoel dat mijn werk niet voldoende is. Wanneer iemand constant op mijn lip zit, word ik hier zenuwachtig van en zal de kans dat ik minder ga presteren groot zijn. In het begin is het voor de stagebegeleider misschien prettiger en dat begrijp ik. Maar op den duur, wanneer het goed gaat, lijkt mij dit niet meer nodig. [Stud.Mzk. 2^{e}j.]

— Ik houd er niet van als iemand constant op mijn vingers staat te kijken. Af en toe wat kritiek en een compliment kan ik wel erg waarderen. [Stud.Mzk. 2^{e}j.]

— Mijn advies is om vertrouwen te hebben in de student. Hiermee bedoel ik dat de stagebegeleider niet constant de student in de gaten moet gaan houden. Zo kan de student rustig wennen aan de stageplaats en zich ontspannen, omdat hij niet constant op de vingers gekeken wordt. Wel moet de student dit vertrouwen verdienen en goed overleggen met de stagebegeleider als er iets minder goed gaat. [Stud.Mzk. 2ej.]

Als het goed gaat willen stagiaires ook meer zelfstandig kunnen werken en daarvan leren:

— Als de handelingen goed gaan, kan de stagebegeleider je steeds meer loslaten, zodat je op een bepaald moment zelf de gehele behandeling zelf uit kan gaan voeren. [Stud.Mzk. 2^{e}j.]

— Mijn advies is om de stagiair, als dat kan, verantwoordelijkheid te geven. Dit omdat ik denk dat verantwoordelijkheid nemen een van de belangrijkste leerpunten is in de stage. [Stud.Mzk. 2^{e}j.]

— Het is fijn om niet gelijk 'in het diepe te worden gegooid'. Hierna is het echter geen probleem om de student wat meer vrijheid te geven op de momenten wanneer dit kan. Dan kan de student leren hoe je zelfstandig kunt werken. [Stud.Mzk. 2^{e}j.]

— Ik zou het fijn vinden wanneer de stagebegeleider mij soms in het diepe gooit. Dit geeft mij zelfvertrouwen en daardoor ga ik waarschijnlijk beter presteren. [Stud.Mzk. 2^{e}j.]

— Ik hoop dat er ruimte is om zelf mijn dag in te plannen. Ik wil hierdoor laten zien wat ik aankan en dat ik zelfstandig kan werken. Zo kan ik ook de lat voor mijzelf steeds hoger leggen. [Stud.Mzk. 2^{e}j.]

8.2.7   Laat de stagiair patiënten behandelen

Vertrouwen en ruimte geven betekent, zo is gebleken, de stagiair laten doen wat deze (al) kan. Dat betekent meer specifiek voor stagiaires dat zij willen leren door niet *alleen* mee te kijken, maar door ook – binnen hun mogelijkheden – patiënten te behandelen:

— Mijn advies is om de stagiair ook werkelijk handelingen uit te laten voeren die aansluiten bij zijn of haar niveau. Alleen meekijken maakt de stage erg eentonig en weinig leerzaam. Stagiaires kunnen inmiddels al heel wat handelingen uitvoeren, de één beter dan de ander. Vandaar ook het advies stagiaires aan de slag te laten gaan. [Stud.Mzk. 2ᵉj.]

— Geef de student de vrijheid om dingen te doen. Het is soms moeilijk om een student handelingen te laten uitvoeren, maar hierdoor leert de student het meeste. Dus probeer hier tijd voor vrij te maken en accepteer ook dat het langer kan duren dan dat een medewerker dezelfde handeling zou uitvoeren. [Stud. Mzk. 2ᵉj.]

— Ik zou het prettig vinden als ik de eerste paar dagen met de behandelingen mee kan kijken en daarna zelf behandelingen mag uitvoeren onder toezicht van mijn stagebegeleider. [Stud.Mzk. 2ᵉj.]

— Wat ik wel prettig zou vinden, is als ik zelf ook veel actiever zou mogen behandelen en niet alleen maar moet meekijken hoe de mondhygiëniste/tandarts te werk gaat. We hebben op de opleiding ook actief patiënten behandeld en we weten hoe het moet. Dus het zou erg fijn zijn dat als we dit ook toe kunnen passen in een echte praktijk. Hier leer je ook veel meer van dan wanneer je alleen maar meekijkt hoe de mondhygiëniste of tandarts het doet. [Stud.Mzk. 2ᵉj.]

— Mijn advies is mij bepaalde handelingen voor te doen, waardoor ik eerst praktisch kijk hoe zij dit doet, waarna ik dit op een ander moment zelf mag uitvoeren. Dit is belangrijk, zodat ik meer ervaring opdoe en met de handelingen oefen. Het fijne aan de stage is ook dat ik dan op mijn handelingen rechtstreeks snel feedback zal kunnen ontvangen. [Stud.Mzk. 2ᵉj.]

— Verder zou ik graag willen dat ik meer taken aangeboden zou krijgen en dat ik patiënten mag behandelen en hier dan feedback op krijg. Dit vind ik belangrijk omdat je van observeren altijd veel leert, maar je leert nog meer als je de dingen die je hebt kunnen waarnemen zelf mag gaan toepassen en je hier dan weer feedback op krijgt. Ik wil als advies geven aan mij stagebegeleider dat deze mij de mogelijkheid geeft om mij nieuwe dingen te laten proberen. Ik heb zelf als student nog geen initiële behandelingen gedaan, maar ik zou dit graag leren. [Stud.Mzk. 2ᵉj.]

8.2.8   Help de stagiair

De leersituatie begrijpen, houdt in dat de stagebegeleider de student daadwerkelijk ondersteunt en zo ook laat zien dat deze er niet alleen voor staat:

— Laat merken dat de stagiair er niet alleen voor staat maar samenwerkt met de begeleider. Gebruik wij-zinnen: 'we gaan samen even kijken'. Of: 'ik ga je daarbij helpen'. [Stud.Mzk. 2ᵉj.]

— Als je zegt dat je mij gaat helpen, dit ook doen! Niet alleen geruststellen! [Stud.Mzk. 2ᵉj.]

— Tijdens stage wil ik veel leren. Leren gaat gepaard met het maken van fouten. Er kunnen ook situaties voorkomen dat dingen misgaan. Bij zo'n situatie zou ik het fijn vinden dat mijn begeleider me steunt en me niet het gevoel geeft dat ik hierdoor nooit een goede mondhygiënist zou worden. Ik wil me niet onzeker voelen bij mijn stagebegeleider. [Stud.Mzk. 2ᵉj.]

– Mijn advies is om de eerste paar dagen de stagiair wat intensiever aan te sturen en daarna meer initiatief van de stagiair te verwachten. Dit vind ik belangrijk omdat je eerst goed moet weten hoe alles verloopt en werkt op je stageplek voordat je goed kunt inschatten wat je kunt gaan doen en hoe stagebegeleiders dat graag willen zien. [Stud.Mzk. 2ᵉj.]

De stagiair helpen is er alert op zijn wanneer een behandeling moeilijk kan zijn voor de stagiair, actief feedback geven en daarvoor de tijd nemen:

– Mij echt begeleiden betekent dat de stagebegeleider goed in de gaten houdt waar ik mee bezig ben. Niet: in het begin zomaar een patiënt aan mij overlaten. Wel: zelf erbij zitten tijdens de behandeling en observeren of alles goed verloopt. [Stud.Mzk. 2ᵉj.]

– Regelmatig feedbackmomenten inplannen. Dit geeft de mogelijkheid om de stagiair feedback te geven en voor de stagiair om eventuele struikelblokken aan te geven. [Stud.Mzk. 2ᵉj.]

– Mij uitleggen waarom iets niet goed is. Daarvoor dus ook de tijd nemen na de behandeling. Redeneringen en feedback niet afraffelen. [Stud.Mzk. 2ᵉj.]

– De student regelmatig vragen hoe hij of zij zich voelt en of er nog zaken zijn die de student wil bespreken. [Stud.Mzk. 2ᵉj.]

– Serieus de tijd nemen voor de student en gesprekken over de stage niet 'afraffelen' en snel tussen behandelingen door afwerken. [Stud.Mzk. 2ᵉj.]

Geef feedback op tijd, zodat de student zich nog kan verbeteren tijdens de stage:

– Mijn advies aan de stagebegeleider is om op tijd een gesprek aan te gaan met de student als de stagebegeleider bijvoorbeeld vindt dat de student haar werk niet zorgvuldig genoeg doet of de communicatie met patiënten stroef verloopt. Ik vind dit belangrijk, omdat ik op stage bij mijn vorige opleiding de minder goede dingen pas bij de beoordeling te horen kreeg en voor de beoordeling hier niet van op de hoogte was. Hierdoor kreeg ik niet de kans om mezelf te verbeteren. Als dit eerder wordt besproken, zou dat wel hebben gekund. [Stud.Mzk. 2ᵉj.]

– Geef op tijd feedback. Wacht niet tot de geplande feedbackmomenten, maar zeg het eerder tegen de student als er iets is wat verbeterd moet worden. Anders is het misschien al te laat om het nog te veranderen. [Stud.Mzk. 2ᵉj.]

– Wat voor sommige collega's op de stageplaats misschien vanzelf sprekend is, hoeft voor mij niet zo vanzelfsprekend te zijn. Ik vind het belangrijk dat er op tijd en het liefst meteen besproken kan worden als ik bepaalde dingen op een andere manier moet doen. Als dit meteen aangegeven wordt, kan ik hier snel op reageren zonder dat er ergernissen ontstaan. [Stud.Mzk. 2ᵉj.]

Stagiaires vinden het ten slotte belangrijk dat de stagebegeleider hun leerdoelen kent en hen daarmee helpt:

– Om ervoor te zorgen dat de student veel leert op de stageplaats, is mijn advies aan een stagebegeleider zich goed op de hoogte te stellen van de leerdoelen van de student. Hierdoor kan de stagebegeleider de student passende adviezen geven bij de leerdoelen, maar ook het niveau van de student wat betreft kennis en ervaring beter inschatten. Als het leerdoel van de student bijvoorbeeld is: 'Het verwijderen van subgingivaal tandsteen bij pockets dieper dan 5 mm', dan is het voor de begeleider duidelijk wat de student (nog) niet goed beheerst en kan deze de student helpen dit leerdoel te bereiken. [Stud.Mzk. 2ᵉj.]

- Ik vind het belangrijk dat er tijd wordt gemaakt voor mijn opdrachten. Ook moet er voldoende tijd zijn voor overleg hierover met de stagebegeleider, aangezien er nogal wat opdrachten aan bod komen tijdens de stage. [Stud.Mzk. 2^{e}j.]

8.3   Adviezen van stagebegeleiders aan stagiaires mondzorgkunde

Wat verwachten stagebegeleiders (mondhygiënisten en tandartsen) van stagiaires mondzorgkunde in de omgang met henzelf en met hun collega's? Allereerst verwachten stagebegeleiders dat de stagiair laat zien dat hij iets wil leren:

- Wees niet bang, stagebegeleiders zijn er om je te helpen en je te begeleiden. Je bent nog in de leer, dus je kunt nog niet alles weten. Durf dingen te vragen die je niet snapt. [V.MH. Paro.pr. 3j.]
- Een stagiair moet leren om voor niemand of niets bang te zijn en daarbij ook nog leren zichzelf te zijn. Dat is een lastige taak, maar het lijkt mij de opdracht van de student dat hij zich zodanig ontwikkelt dat hij verantwoordelijk is voor wat hij weet en kan. Aldus vind ik het ook van belang dat de stagiair leergierig en nieuwsgierig is en daarbij ook zo veel mogelijk probeert te vragen of te weten te komen wat hij nog niet weet. Mijn ervaring is dat hoe nieuwsgieriger je bent, hoe meer je wilt weten en dat je daardoor minder snel bang wordt en meer jezelf kunt zijn. [M.TA. Alg.pr. 25j.]
- Ik verwacht van stagiaires dat zij aantekeningen maken. Je kan nooit alles onthouden. [M.TA. Alg.pr. 5j.]
- Wat ik storend vind is als een stagiair niet openstaat voor feedback en ongemotiveerd overkomt. Bijvoorbeeld door tijdens behandelingen een mobiel in de hand te hebben. [M.TA. Alg.pr. 30j.]
- Ik ben iemand die studenten graag veel probeert te leren. Ik vind het heel vervelend als er studenten stage komen lopen en dan desinteresse tonen. Ik heb vaak studenten meegemaakt die de hele dag met hun mobieltjes bezig waren of met hun rug naar mij toe gingen zitten. [V.MH. Alg.pr. 25j.]

Enthousiasme bij een stagiair wordt door stagebegeleiders op prijs gesteld:

- Een stagiaire is vaak nog jong en fanatiek omdat hij net om de hoek komt kijken in de praktijk. Het is mooi om te zien dat iemand zo gedreven is in zijn werk. Bij een beginnende mondhygiënist kun je zien aan het gedrag wat voor type persoon het is. Als een mondhygiënist in het begin fanatiek is en vooruitstrevend, dan zal dat op den duur afzwakken maar niet weggaan. Heb je een mondhygiënist die vanaf het begin af aan niet zo gemotiveerd is, dan zal de inzet van de mondhygiënist uiteindelijk vervagen. [V.MH. Alg.pr. 10j.]
- De stagiair mag van mij overijverig zijn. Dat is wat vrijwel iedere stagiair kenmerkt die ik tot nu toe heb meegemaakt. Een jonge geest heeft veel creatieve ideeën en een ideaal beeld van hoe het zou moeten zijn. [M.TA. Alg.pr. 25j.]

Stagebegeleiders adviseren stagiaires het aan te geven als zij iets *niet* kunnen:

- Zeg het wanneer je iets niet aankan. Veel stagiaires zeggen dan niks. Ze willen laten zien dat ze goed zijn en daardoor gaan ze soms dingen uitvoeren die ze nog niet kunnen. De stage is een leerproces en is juist de periode om aan te geven dat je sommige dingen niet kan of nog niet weet en daarbij geholpen wilt worden. Tijdens het leerproces mag je fouten maken. Wanneer je afgestudeerd bent moet dat juist minder zijn. Als je niet vol-

doende hebt geleerd doordat je het niet hebt gevraagd, maak je juist fouten wanneer je bent afgestudeerd. [V.TA. Alg.pr. 25j.]
- Wat ik niet heel erg vind, maar wel onverstandig, is dat als de stagiair ergens over twijfelt hij geen advies aan mij vraagt, maar gewoon doorgaat terwijl hij niet zeker weet of hij het wel goed doet. [V.MH. Alg.pr. 5j.]

Stagebegeleiders adviseren bovendien hun stagiair aan te geven wat hij *wel* kan:
- Zet je talenten niet op de achtergrond, maar laat ze zien! Als je talenten hebt die je niet laat zien, dan zien wij ze ook niet en kunnen we denken dat je ze niet hebt. Het klinkt raar, maar ik kan niet aan je uiterlijk zien wat je goed kan. [V.TA. Alg.pr. 25j.]
- Toon als stagiair initiatief door mij vragen te stellen. Kijk oplettend mee bij een behandeling. Ook kun je initiatief tonen door voor te stellen om bepaalde handelingen waar jij je bekwaam voor voelt, over te nemen van mij. Zo laat je zien dat je het wilt leren. [V.MH. Alg.pr. 5j.]

Stagebegeleiders verwachten ook enige terughoudendheid van de stagiair:
- Ik verwacht van stagiaires dat zij niet gelijk de dienst willen uitmaken, te veel hun eigen mening geven en te veel in discussie gaan. Maar aan de andere kant verwacht ik ook dat zij voldoende initiatief tonen. [V.MH. Alg.pr. 10j.]
- Bekijk goed hoe een tandheelkundig team waarbij je stage komt lopen, in elkaar steekt. Soms is een bescheiden houding meer gewenst dan de houding 'hoort iedereen mij?!' [V.MH. Alg.pr. 10j.]
- Ook is het ongewenst als de stagiair zichzelf te veel op de voorgrond plaatst, bijvoorbeeld door zichzelf te promoten als iemand die in alles goed is. Een stagiair mag ook nooit collega's afvallen door informatie die zij hebben gegeven af te wijzen of te ontkrachten. En een stagiair mag niet roddelen over patiënten of het team. [V.MH. Alg.pr. 15j.]
- Je mag naar mij terughoudend zijn voordat je veel ideeën gaat inbrengen en initiatief toont: eerst even aftasten en mij beter leren kennen. Eerst rustig even meelopen om te kijken hoe het is in deze praktijk. Ook mag je wat onzeker zijn. Ik begrijp dat je liever niks verkeerd wilt doen. Het is allemaal super spannend voor de eerste keer op zo'n stage. [M.TA. Alg.pr. 25j.]
- Ik verwacht dat een stagiair het accepteert soms een beetje op de achtergrond te moeten blijven. Sommige patiënten vinden het niet fijn door een stagiair behandeld te worden en soms schat ik in dat een bepaalde behandeling voor de stagiair nog te moeilijk is. In die gevallen laat ik de stagiair alleen meekijken. Dan moet een stagiair accepteren alleen te mogen kijken naar hoe wij handelen [V.TA. Alg.pr. 25j.]

Terughoudendheid betekent voor een stagiair ook dat deze niet blijft vasthouden aan zijn boekenkennis als hij ziet dat zijn begeleider niet 'volgens de boeken' werkt. Een stagiair moet zich realiseren dat zijn stagebegeleider door zijn praktijkervaring juist via een andere weg een goed resultaat kan behalen. Een tandarts zegt hierover:
- Stagiaires komen 'uit de boeken' en willen soms alles uitvoeren zoals het daar beschreven staat. Ze zien niet dat het in de praktijk bij patiënten anders gaat. Sommige stagiaires kunnen erg eigenwijs zijn. We leggen hen uit hoe wij willen dat ze iets doen, maar ze doen het alsnog op hun eigen manier, omdat deze zo ook in de literatuur staat beschreven. Onze einddoel is hetzelfde, maar er zijn vele wegen naar Rome. Je kunt niet altijd bij elke patiënt een standaardbehandeling uitvoeren zoals deze in de boeken beschreven staat. Je moet als stagiair beseffen dat professionals soms daarvan afwijken, juist om een

goed resultaat te behalen. Je moet als stagiair luisteren naar de informatie die wij je geven en niet eigenwijs doen. Wat wij zeggen en wat wij het beste vinden, komt namelijk voort uit vele jaren praktijkervaring. Misschien weet ik soms niet meer precies wat er in de literatuur staat, maar ik kan wel door mijn ervaring heel goede resultaten behalen, maar dan via een voor jou niet bekende weg. [V.TA. Alg.pr. 25j.]

Een advies aan stagiaires is informatie over het privéleven van de patiënt uit het dossier, niet uit eigen initiatief te bespreken met de patiënt, ook omdat daardoor de vertrouwensrelatie tussen stagebegeleider en patiënt kan worden beschadigd:

- Een fout die je echt niet moet maken in de omgang met patiënten, is het stellen van vragen over hun privéleven die gebaseerd zijn op de aantekeningen van mij of een andere behandelaar in het journaal. De patiënt kent jou niet en wil deze vertrouwelijke informatie niet met je delen. Als je vragen over deze informatie in het dossier aan patiënten stelt, kunnen deze patiënten boos op mij worden omdat ze mij deze informatie in vertrouwen hebben gegeven. Dan kan het vertrouwen van de patiënt in mij geschaad worden. [V.MH. Alg.pr. > 25j.]

Het kan stagebegeleiders irriteren als de stagiair in gesprekken met hen doorlopend vaktaal gebruikt:

- Niet alleen moet je niet te veel vaktermen gebruiken tegen een patiënt, ook als je met mij spreekt moet je niet doorlopend vaktermen gebruiken. Dat irriteert mij, want dan vind ik dat je te formeel met mij omgaat. Ik ben ook een collega van jou en wil ook graag normaal met je spreken en niet steeds met vaktermen worden aangesproken. De formaliteit die ontstaat door steeds vaktermen te gebruiken, creëert een hiërarchie tussen stagiaire en mondhygiënist die ik niet wil. [V.MH. Alg.pr 10j.]

Maak als je meekijkt bij een behandeling geen opmerkingen die voor de patiënt vervelend zijn om te horen; Zie ▶ par. 6.3.2:

- Stel geen verkeerde vragen aan mij waar de patiënt bij is. Bijvoorbeeld 'Wat zit daar voor rare dikke bult in de mond?' Dan kun je beter zeggen: Mag ik je dadelijk iets vragen?' en dan als de patiënt weg is pas zeggen: 'Die mevrouw had een rare bult, wat is dat?' [V.MH. Alg.pr. 20j.]
- Ik vind het erg als de stagiaire een voor de patiënt beledigende opmerking maakt als ik aan het behandelen ben. Bijvoorbeeld dat de stagiaire over de stand van de tanden zegt 'dat ze wel héél scheef staan!' [V.MH. Alg.pr. 5j.]

Maak geen kritische opmerking tegen je stagebegeleider als de patiënt erbij is:

- Je mag me bekritiseren op een bepaalde werkmethode, maar het mag niet zo zijn dat je dit doet in het bijzijn van een patiënt, waardoor het vertrouwen in mij als mondhygiëniste geschaad kan worden. [V.MH. Paro.pr.]

Ten slotte, kom op tijd:

- Je een keer verslapen vind ik niet zo'n probleem als je je daarna gewoon netjes verontschuldigt. Dat kan iedereen wel eens gebeuren. Maar als er die dag patiënten voor je ingepland staan, dan vind ik het minder netjes dat je te laat bent! [V.MH. Alg.pr. 5j.]

Stagiair in de ouderenzorg: verzorgenden betrekken bij de mondzorg

Samenvatting

Dit hoofdstuk bespreekt hoe stagiaires mondzorgkunde zich, samen met verzorgenden in de ouderenzorg, kunnen inzetten voor de mondverzorging van cliënten. De vraag hoe mondhygiënisten verzorgenden kunnen benaderen staat daarbij centraal. In ▶ par. 9.1 wordt duidelijk gemaakt waarom verzorgenden het moeilijk vinden aandacht te besteden aan de mondverzorging van hun cliënten. In ▶ par. 9.2 geven verzorgenden en andere professionals adviezen aan stagiaires mondzorgkunde over hoe zij verzorgenden kunnen motiveren zich in te zetten voor de mondverzorging van hun cliënten.

9.1   De mondverzorging van cliënten is voor verzorgenden moeilijk

De mondverzorging is voor verzorgenden een moeilijk opgave. In deze paragraaf geven verzorgenden aan dat dit, onder andere, veroorzaakt wordt doordat zij te weinig kennis hebben over de mondverzorging. Aan het einde van de paragraaf geeft een mondhygiënist een meer fundamentelere reden: de mond kan bij verzorgenden weerzin oproepen, waardoor zij de mondverzorging vermijden.

Verzorgenden zeggen dat de mondverzorging vaak niet verloopt niet zoals deze zou moeten gaan:

- We hebben regelmatig problemen met bewoners die niet verzorgd *willen* worden. Zeker mondhygiëne is dan een erg lastig punt. Ik denk dat we allemaal best onzeker zijn over de zorg die we leveren, als het gaat om de kwaliteit van de verzorging van de mond van cliënten. [V.VZRG. 5j.]
- Er wordt door de verzorging meer tijd besteed aan het wassen en aankleden van de bewoners dan aan de dagelijkse mondverzorging. Het wassen en aankleden van de bewoners krijgt vaak prioriteit boven de mondhygiëne. Toen de vraag aan ons werd gesteld of wij stagiaires van de Opleiding Mondzorgkunde konden gebruiken, stonden we daar direct positief tegenover. Nooit eerder heeft de mondhygiëne echt de benodigde aandacht gekregen, dus is het goed dat jullie ons hierover informeren. Het belang van de mondverzorging moet bij iedereen goed onder de aandacht gebracht worden. [M.VZRG.15j.]

De mondverzorging is voor verzorgenden moeilijk door een gebrek aan kennis over hoe deze goed kan worden uitgevoerd. Verzorgenden zeggen:

- De mondverzorging verloopt nog niet goed. De meeste verzorgenden weten vaak niet wat de bedoeling is. Ze weten dat de tanden gepoetst moeten worden, maar daar blijft het bij. [V.VZRG. 10j.]
- Er is onvoldoende kennis over hoe de mond nou precies verzorgd moet worden. Verzorgenden weten niet hoe ze eraan moeten beginnen en hoe ze het kunnen onderhouden. Dit kan als een soort struikelblok dienen voor de mondverzorging, waardoor deze wordt overgeslagen. Een stukje kennis en ook interesse ontbreekt hier, denk ik [M.TA. VH.>10j.]

De mondverzorging is voor verzorgden moeilijker geworden doordat steeds meer ouderen hun eigen tanden behouden:

- In het verleden waren er minder cliënten met eigen tanden. Toen waren er bijna geen klachten van cliënten. Nu cliënten steeds meer hun eigen tanden behouden, merk ik dat wij als verzorgend personeel te weinig kennis hebben over de mondverzorging. [V.VZRG. 5j.]
- Ik heb van stagiaires geleerd dat je niet alleen het gebit moet schoonmaken, maar ook de rest van de mondholte. De ouderen behouden steeds langer hun eigen tanden, wat het voor ons veel lastiger maakt. Steeds vaker moeten we dus ook in de mond gaan poetsen. Nooit geweten dat dit zo moeilijk is! [V.VZRG. 20j.]

Cliënten kunnen ook 'tegenwerken', waardoor de mondverzorging niet lukt:

- Bij sommige mensen gaat het gewoon niet. Zij werken niet mee zoals wij het zouden willen. Dan laat de mondverzorging dus te wensen over. Wij hebben, denk ik, te weinig kennis en ervaring met het geven van goede mondverzorging aan de bewoners. [V.VZRG. 3j.]
- Sommige bewoners laten je gewoon niet toe in de buurt van hun mond! [V.VZRG. 5j.]

Bij tijdgebrek wordt de mondverzorging overgeslagen omdat deze niet opvalt:
- Mondverzorging wordt bij tijdgebrek overgeslagen omdat het niet opvalt als je het niet doet. Niet aankleden valt wel op. Het is daarom makkelijker de mondverzorging bij tijdgebrek maar over te slaan. [V.VZRG. 10j.]

Verzorgenden kunnen de mondverzorging 'angstig' vinden en daardoor onprettig:
- Veel verzorgenden zijn misschien angstig de mondverzorging van ouderen uit te voeren. Zij vinden het dus ook niet prettig om te doen. Als dat zo is, wordt soms snel gezegd: 'Ik heb geen tijd.' [V. ZRG. 5j.]

Een mondhygiënist sluit aan bij de laatste reden – angst – en noemt een mogelijk fundamentelere reden die niet te maken heeft met een gebrek aan kennis over (het belang van) de mondverzorging, maar met een (persoonlijke) afkeer voor 'de mond van anderen' en dus ook voor de verzorging ervan.[1] De mond is namelijk heel anders dan de rest van het lichaam. De mondhygiënist stelt:
- De mond is een intiem gebied dat voor verzorgenden 'intiemer' is dan andere intieme delen van het lichaam van hun cliënten. Met het wassen van de billen en geslachtsdelen van hun cliënten hebben verzorgenden bijvoorbeeld geen probleem, maar met de mond wel. De mond op zichzelf, maar ook een slechte adem, kunnen zij als 'vies' ervaren, veel meer dan bijvoorbeeld ontlasting en een onaangename lichaamsgeur. Tanden en de mondholte kunnen er lelijk en griezelig uitzien. De mond kan angst opwekken: met de mond kun je bijten. De mond van ouderen kan door verzorgenden ook daardoor als eng worden ervaren. Bovendien kunnen verzorgenden zelf bang zijn voor de tandarts op grond van slechte ervaringen in het verleden. Zij kunnen door die herinnering bang zijn de cliënt pijn te doen. Ook dat maakt de mondverzorging voor hen minder prettig. De mondverzorging wordt door verzorgenden dus niet zozeer overgeslagen door een gebrek aan kennis over het grote belang van de mondverzorging en kennis over hoe de mond verzorgd moet worden, maar krijgt vooral minder aandacht door een weerzin tegen 'de mond'. Verzorgenden komen liever niet in de intieme zone van de mond, omdat deze voor hen als vies, lelijk, eng en gevaarlijk wordt ervaren en bovendien slechte (pijnlijke) herinneringen kan oproepen aan behandelingen door tandartsen die zij zelf hebben ondergaan. [V.MH. 25j.]

9.2 Hoe kunnen verzorgenden gemotiveerd worden?

Hoe kunnen stagiaires mondzorgkunde verzorgenden motiveren om meer aandacht te besteden aan de mondverzorging van hun cliënten? In de volgende vier subparagrafen geven zij adviezen aan verzorgenden en andere professionals werkzaam in de ouderenzorg.

---

1 Zie hierover ook: Lugt-Lustig, K.H.M.E. de, Vanobbergen, J.N.O., Putten, G.-J. van der, Visschere, L.M.J. de, Schols, J.M.G.A. & Baat, C. de (2014). Effect of oral healthcare education on knowledge, attitude and skills of care home nurses: a systematic literature review. *Community Dent Oral Epidemiol*, 42(1), 88–96.

9.2.1 Informeer verzorgenden over de ernstige consequenties van een slechte mondverzorging

Hoewel dit niet de primaire reden kan zijn voor de moeite die verzorgenden hebben met de mondverzorging (dat zou een afkeer voor de mond kunnen zijn), is het toch aan te raden het belang van een goede mondverzorging goed duidelijk te maken aan verzorgenden:

- Onder het verzorgend personeel is er nog te weinig bekend over de gevolgen van een slechte mondhygiëne op de algemene gezondheid. [M.VZRG.15j.]
- Er zijn verzorgenden die de mondverzorging wat overbodig vinden. Zij vragen zich vooral af waarom je ouderen op deze leeftijd en in deze situatie nog zo moet gaan 'pesten'. [V.VZRG. 5j.]

Wijzen op de ernstige gevolgen van een slechte mondverzorging kan helpen om verzorgenden te motiveren. Een verzorgende zegt:

- De mondhygiënist moet de verzorgenden motiveren en blijven motiveren. Geef ons meer informatie over het verband tussen mondziektes en wat dit kan doen met de rest van het lichaam. Dat maakt wel indruk op ons, want veel bewoners hebben ook veel andere ziekten, zoals problemen met het hart. Als de mondhygiënist daarop inspeelt, zal dat zeker een eyeopener voor velen van ons zijn! [V.VZRG. 10j.]

Een tandarts sluit hierbij aan:

- Ik denk dat we de verzorging het beste kunnen benaderen door middel van een aantal casussen. Neem bijvoorbeeld een cliënt die heel veel is afgevallen omdat hij/zij niet goed meer kan eten doordat hij pijn in de mond heeft. De mondzorg heeft invloed op het hele lichaam. Ik denk niet dat de verzorging daar altijd even goed bij stilstaat. Laat de verzorging in die zin zelf nadenken over bepaalde oplossingen en vraag of ze dit ook werkelijk willen meenemen bij de dagelijkse verzorging van de cliënten. [M.TA. VH.>10j.]

Een verpleeghuisarts benadrukt eveneens dat het grote belang van de mondverzorging duidelijk moet worden overgebracht aan verzorgenden:

- Er moet bij verzorgenden de overtuiging ontstaan: als we de mond niet verzorgen wordt het met de bewoner alleen maar erger. Dat beseffen ze niet helemaal. Verzorgenden zouden moeten beseffen dat alle malheur die mevrouw B. nu heeft, te wijten is aan het feit dat er niet goed gepoetst is. Het zou kunnen helpen als de familie van mevrouw B. zou zeggen: 'De ellende komt doordat jullie slecht poetsen!' De urgentie van een goede mondverzorging moet op de een of andere manier bij verzorgenden doordringen. Dat je mensen tekort doet door niet te poetsen, moet echt doordringen. Niet poetsen kan ons terecht worden aangerekend. [M.Arts. VPH. 5j.]

Mondscreenings kunnen het belang van een betere mondverzorging duidelijk maken:

- Om het effect te bepalen van de mondzorg door ons, kan het voor ons een leerzame les zijn als er meerdere mondscreenings gedaan worden op verschillende tijdstippen. Hierdoor wordt het voor ons allemaal duidelijk waar het nog aan schort en kunnen we hierop worden bijgestuurd. [M.VZRG. 15j.]

9.2.2 Begrijpelijk informatie en realistisch zijn

Geef op een begrijpelijke wijze informatie aan verzorgenden: praktisch, kort en krachtig. Bedenk daarbij dat het vragen om dingen te doen die in de praktijk niet goed mogelijk zijn, een vorm is van 'onbegrijpelijk zijn' Wees dus realistisch als je iets adviseert. Een mondhygiënist zegt:

- Er werd aan verzorgenden een scholing over mondverzorging gegeven. De scholing was gebaseerd op de richtlijn mondzorg ouderen. Theoretisch klopte de scholing prima, maar er werden te veel dingen aanbevolen die niet haalbaar zijn, zoals flossen bij dementeren-den en de tongschraper die standaard werd geadviseerd. Scholing moet echter als doel hebben de verzorgenden te stimuleren. Door alle richtlijnen te geven die gevolgd moeten worden, kan de verzorging ook flink gefrustreerd raken. Ik denk dat het er door deze scholing voor de verzorgenden niet duidelijker op werd. [V.MH. VH, >10j.]

Verzorgenden adviseren:

- Zorg dat als je iets uitlegt, het niet te lang duurt en het niet te veel tijd kost. Let erop dat wat je adviseert ook praktisch door ons gedaan kan worden. En overtuig ons ervan dat het écht nut heeft. Verzorgenden zijn doeners en geen denkers. Je moet wat je uitlegt zo praktisch mogelijk maken en het niet onnodig ingewikkeld maken. Te lang uitleggen moet je ook voorkomen. [V.VZRG. 10j.]
- Het is ook fijn als we iets krijgen waar we alles in kunnen terug lezen. Vaak gaan de stagi-aires mondzorgkunde nogal snel met hun uitleg. [V.VZRG.]

9.2.3 Betuttel verzorgenden niet

Zoals dat voor patiënten geldt, willen ook verzorgenden serieus genomen worden en dat betekent dat zij niet betutteld willen worden. Voorkom om als een schooljuffrouw of schoolmees-ter op de verzorgden over te komen. Een verzorgende adviseert:

- Let op de toon waarop je tegen ons praat. Een overheersende stem of toon kan irriterend werken. Probeer niet te vertellen wat wij *moeten* doen, maar stel open vragen waarover we zelf na moeten denken. Vraag ons bijvoorbeeld: hoe kunnen we het beste bij deze cli-ent de mondzorg aanpakken? Hoe vaak kunnen jullie poetsen? Wanneer komt het jullie het beste uit om te poetsen? Zo stel je samen met ons een plan op voor de cliënt. Het ver-zorgend personeel merkt dan dat niet alles uitsluitend via de regels van de mondhygiënist hoeft te gaan. Dat geeft een veel beter contact tussen mondhygiënist en de verzorgden. Bedenk ook: uiteindelijk moeten *wij* het uitvoeren bij de cliënten. Nog een tip: denk altijd in oplossingen en niet in problemen. Vraag ons altijd hoe je iets kan oplossen in plaats van dat je alleen de problemen op tafel legt. Ook helpt dit een wat meer positievere toon te geven aan je gesprek of overleg met ons. [V.VZRG. 10j.]

Een verzorgende geeft een voorbeeld van 'belerend overkomen':

- Er was hier laatst een mondhygiëniste die in de mond van de ouderen kwam kijken. Zij riep telkens als ze iets gevonden had de verzorging erbij. Ze zei dan telkens: 'Kijk, hier zit nog plaque! En hier zit ook nog plaque! Dus daar moeten jullie beter op letten met poetsen!' Ik snap wel dat ze het goed bedoelde, maar het komt wel verkeerd op ons over. We vinden dan dat ze ons op de vingers tikt omdat er nog een beetje plaque in de mond zit. Ik zou het fijner vinden als ze na de controle even naar me toe komt en zegt dat er bij sommige ouderen nog wat plaque zit en dan laat zien hoe we dat het beste kunnen weghalen. Want we doen het wel, maar blijkbaar niet goed genoeg. Kom niet te streng over, dat geeft ons een vervelend gevoel en wij nemen je adviezen dan ook minder serieus. [V.VZRG. 10j.]

Positief benaderen voorkomt 'een lesje geven' en dus 'betuttelen':

- Wat ik heel goed vond is dat jullie als stagiaires niet steeds alles negatief benaderden. Dus niet steeds alleen maar zeggen wat we fout doen, maar ook wat we goed doen. [M.VZRG. 5j.]
- Ook lijkt het me niet handig om verzorgenden bestraffend te benaderen, maar meer in de richting van: we gaan samen de mondhygiëne proberen te verbeteren bij de bewoners. [V.VZRG. 5j.]

Verzorgenden vinden het prettig als zij bij de mondverzorging een keer worden ondersteund:

- Jullie hielpen ons ook echt en dat vind ik vooral heel belangrijk. Dat je niet alleen maar zegt van 'dit en dit moet er gebeuren', maar dat je iemand ondersteunt in zijn werkzaamheden en daarbij tips geeft om het beter te doen. [M.VZRG. 5j.]

9.2.4   Geef aandacht aan de negatieve emoties (weerzin) die mondverzorging kan oproepen

Als het vooral een weerzin van verzorgenden is tegen de mond (zie eind ▶ par. 9.1), die de mondverzorging voor hen moeilijk maakt, dan moet je vooral daar aandacht aan besteden. Een mondhygiënist adviseert de mogelijke weerzin die verzorgenden kunnen voelen bij de 'vieze', 'enge', 'gevaarlijke' mond serieus te nemen. Dat is mogelijk door tijdens de mondverzorging vragen te stellen over de emoties die verzorgenden kunnen voelen bij de mondverzorging. Laat als (aankomende) mondhygiënist zien dat je deze negatieve emoties begrijpt. Begin de *training on the job* niet meteen met de cliënten, maar laat verzorgenden eerst elkaar mondverzorging geven:

- Laat verzorgenden eerst elkaars mond verzorgen. Doe voor hoe dat moet. Ga tijdens de mondverzorging die zij bij elkaar uitvoeren in gesprek met hen over wat ze eng, vies of moeilijk vinden. Door er met hen over te spreken wordt de mondverzorging minder eng. Geef ook tips over hoe hard zij mogen poetsen als zij elkaars mond verzorgen en laat hen dan voelen dat poetsen geen pijn hoeft te doen. Als dit goed is gegaan geef je dezelfde *training on the job* tijdens de mondverzorging van cliënten. Ga opnieuw in op de moeite die zij 'emotioneel' hebben met de mondverzorging (eng, vies, gevaarlijk, pijnlijk). Handschoenen aandoen kan de mondverzorging 'minder vies' maken. Bij een slechte adem kun je de verzorgende adviseren een mondkapje op te doen. [V.MH. 25j.]

Besef dat ook de kennis over een goede mondverzorging van de eigen mond bij verzorgenden sterk kan variëren:

- Je hebt ook te maken met de persoonlijke verzorging van de verzorgende zelf. De ene verzorgende gaat misschien nooit naar een mondhygiëniste en de andere misschien wel drie keer per jaar. Vooral de laatsten zullen je meestal beter begrijpen. [V.VZRG. 5j.]

Verzorgenden adviseren stagiaires mondzorgkunde daarom om, indien nodig, hen eerst een goede verzorging van de eigen mond aan te leren, nog voordat ze met elkaar gaan oefenen:

— Er zijn genoeg werknemers die zelf ook een slechte mondsituatie hebben. Ze zullen dus eerst moeten weten en leren hoe ze hun eigen mond schoon moeten houden. [V.VZRG. 10j.]

— De verzorgenden moeten éérst leren hoe zij zelf de eigen mond goed kunnen schoonmaken. Ik kom helaas nogal eens verzorgenden tegen waarvan de mond niet schoon is! Als je je eigen mond niet schoonmaakt, hoe kun je dit dan bij een zorgafhankelijke oudere doen? Bij een oudere is het nog veel lastiger. [V.VZRG. 10j.]

Verzorgenden moeten (emotioneel) vaak een grote stap zetten als zij een weerzin tegen de mondverzorging voelen. Eis daarom niet te veel:

— Voer de druk niet te hoog op. Toon respect voor hun situatie, dus niet zeggen: ' Jullie hebben *wel* tijd!' Leef je in in de situatie van de verzorgende. [V.VZRG. 10j.]

— Een mondhygiënist die ons vraagt de mondgezondheid van bewoners op peil te houden, moet snappen dat we al ons best doen om het de bewoner zo aangenaam mogelijk te maken. Ze moeten ons respecteren, helpen om dit voor elkaar te krijgen en ons de tijd geven. We kunnen dit niet in één dag realiseren. [V.VZRG. 5j.]

Beroepshouding ten opzichte van collega's door verstandigheid, rechtvaardigheid, moed en passie

Samenvatting

In dit hoofdstuk worden adviezen over het opbouwen van een adequate beroepshouding ten opzichte van collega's uit ► H. 3 tot en met 8 verbonden met de eigenschappen verstandigheid, rechtvaardigheid, moed en passie. Er is een selectie gemaakt die wil laten zien op welke manier met deze adviezen de vier eigenschappen – en daarmee een professionele beroepshouding ten opzichte van collega's – kunnen worden ontwikkeld. Adviezen die stagiaires en stagebegeleiders elkaar geven, laten vooral het belang van de eigenschap verstandigheid zien en worden in dit hoofdstuk niet opnieuw genoemd; zie hiervoor ► H 8. Bovendien beperkt dit hoofdstuk zich tot de eerste lijn en zijn adviezen aan stagiaires in de ouderenzorg er niet in opgenomen; zie hiervoor ► H 9.

  ► Paragraaf 9.1 geeft een korte samenvatting van de vier eigenschappen die in ► H 2 uitgebreider zijn besproken. ► Paragraaf 9.2 behandelt adviezen die vooral de eigenschap verstandigheid opbouwen. ► Paragraaf 9.3 geeft adviezen weer die vooral de eigenschap rechtvaardigheid versterken. ► Paragraaf 9.4 bespreekt adviezen waarbij met name de eigenschap moed aangesproken wordt. En ► par 9.5 verzamelt tot slot adviezen waarbij het maat geven aan de eigen emoties (passie) centraal staat.

Toelichting: zelf adviezen beoordelen op hun waarde

Mondhygiënisten en tandartsen proberen studenten duidelijke adviezen te geven waarmee zij hun beroepshouding kunnen ontwikkelen en doen dat vaak door stellig te zijn. Stellig zijn is immers vaak ook duidelijk zijn. Door deze stelligheid kan er bij een advies echter sprake lijken te zijn van 'een moeten doen'. En dat kan irritatie opwekken. Een mondhygiënist en tandarts bepaalt immers zelf wat hij of zij 'moet doen'. Het is precies deze instelling – zelf beslissen welke beroepshouding adequaat is – waarbij dit boek wil aansluiten en waartoe het wil oproepen, zoals in H 1 en de Leeswijzer is benadrukt. Het is aan de (aankomende) mondhygiënist en tandarts een advies aan te vullen, te corrigeren of eventueel volledig af te wijzen en zo een eigen selectie te maken van bruikbare adviezen voor de ontwikkeling van een persoonlijke én professionele beroepshouding, daarbij rekening houdend met actuele ontwikkelingen in de mondzorg.

10.1 Beroepshouding en de vier eigenschappen

De eigenschappen verstandigheid (*prudentia*), rechtvaardigheid (*justitia*), moed (*fortitudo*) en passie[1] (*temperantia*) worden volgens de deugdethiek al 2500 jaar onmisbaar geacht om een goed (werk)leven tot stand te brengen. De vier eigenschappen vormen in contacten met collega's en patiënten een draaipunt (*cardo*) tussen goed en slecht, tussen professioneel en niet-professioneel. Ze staan bekend als de vier kardinale deugden, dat wil zeggen 'de deugden waar het om draait'. Als een mondhygiënist of tandarts alle vier de eigenschappen voldoende heeft ontwikkeld, dan 'draait' zijn beroepshouding naar professionaliteit. Als de beroepsbeoefenaar één eigenschap minder goed heeft opgebouwd, dan 'draait' zijn reactie op collega's en patiënten naar 'niet-professioneel handelen'.

Beroeps*houding* en deugdethiek zijn nauw verbonden. De deugd is een *houding* van waaruit je adequaat (goed) handelt op een manier die bij je past. Het thema van dit boek is dan ook een deugd-ethisch thema: hoe kan een mondhygiënist of tandarts zo *staan* in het beroep dat hij of zij vanuit zijn persoonlijkheid (karakter) professioneel handelt? Anders gezegd: hoe kan hij tegelijkertijd zichzelf zijn én professioneel zijn?

De genoemde vier eigenschappen kunnen worden opgevat als een samenvatting van alle andere eigenschappen die nodig zijn om professioneel te handelen. Ze zijn in elke situatie gezamenlijk actief, uiteraard in zoverre de beroepsbeoefenaar ze heeft ontwikkeld.[2] De eigenschappen hebben elkaar bovendien nodig om kwaliteit tot stand te brengen. Als één eigenschap zwak is ontwikkeld, wordt het handelen van de professional ten opzichte van patiënten of collega's minder adequaat. Dat de eigenschappen altijd samen actief zijn, verhindert echter niet dat één van de vier eigenschappen kan opvallen als 'het meest noodzakelijk' in een bepaalde situatie. Een situatie kan bijvoorbeeld bij een tandarts of mondhygiënist vooral een aanspraak doen op een *verstandige* keus maken, iets *durven* te zeggen, *rechtvaardig* te handelen, of niet *te gepassioneerd* te reageren. Andere eigenschappen zullen dan ook kunnen doorschemeren als 'eveneens relevant'.

---

1 *Temperantia* wordt in deugd-ethische literatuur bijna altijd met matigheid vertaald. In dit boek is gekozen voor de ongebruikelijke vertaling passie. Zie voor de reden voor deze vertaling voetnoot 2 van ▶ H 2.
2 Zie voor een uitleg van de samenwerking tussen de eigenschappen de ▶ par 2.1.3 en 2.3.2.

10.2   Verstandigheid

Verstandigheid (*prudentia*) is te zien als praktische verstandigheid. Dit betekent ten eerste dat een professional in een bepaalde situatie het juiste doel weet te kiezen. Het juiste doel kiezen noemen we wijsheid. Verstandigheid betekent, ten tweede, dat de professional bovendien de juiste middelen weet te kiezen om het doel te bereiken. De juiste middelen weten te kiezen noemen we slimheid. In de twee subparagrafen wordt hierna een indruk gegeven van het belang van wijsheid en slimheid voor de beroepshouding.

10.2.1 Wijsheid

Alles begint met het juiste doel stellen en dus met wijsheid. Zonder doel weet je niet wat je moet doen. De juiste middelen om het doel te bereiken weten te kiezen (slimheid) is daarbij essentieel, maar slim het verkeerde doel bereiken (met een patiënt of een collega) levert geen goed resultaat op. Daarom begint 'alles' met wijsheid: weten wat je je doel is.

■ **Wijsheid voor mondhygiënisten**

Wat is wijsheid voor mondhygiënisten? We geven een indruk. Tandartsen vinden het wijs als mondhygiënisten zich als hoofddoel stellen patiënten te motiveren tot een goede mondzorg. Parodontitis is een serieus probleem, zo stellen tandartsen. Als mondhygiënisten gaan prepareren en restaureren is dat volgens tandartsen alleen verstandig (wijs) als dat niet ten koste gaat van de preventietaak. Prepareren en restaureren door de mondhygiënist blijft daarnaast volgens zowel mondhygiënisten als tandartsen risicovol, vanwege het gevaar op een pulpa-exponatie. Cariës kan op de foto heel klein lijken, maar bij het boren veel dieper blijken te zijn. Alleen een tandarts kan het probleem dan oplossen en die moet dan dus ook aanwezig zijn. Wijs is het daarom – in eerste instantie – restauraties in overleg met de tandarts uit te voeren. Mondhygiënisten die prepareren en restaureren wordt geadviseerd om onder één dak met de tandarts te werken. Samen kan dan bepaald worden waarvoor de mondhygiënist (al) bekwaam is.

De mondhygiënist dient er zeker van te zijn dat hij bekwaam (en bevoegd) is om een bepaalde taak uit te voeren om de verantwoordelijkheid voor deze taak op zich te kunnen nemen. Het is volgens mondhygiënisten wijs om, als je liever iets door de tandarts laat doen, die taak dan inderdaad aan de tandarts over te dragen. Neem geen onnodige risico's. Je kunt beter besluiten iets *niet* te doen dan de veiligheid en kwaliteit van een behandeling in gevaar brengen door het toch te doen. Dit besluit is echter geen definitief besluit. Het is wijs te beseffen dat je als (beginnende) mondhygiënist de behoefte kunt hebben aan ondersteuning van een tandarts bij het uitvoeren van je taken. Je leert door de feedback die je dan krijgt en wordt zo langzaam zelfverzekerder. Je vergroot op deze manier geleidelijk de verantwoordelijkheid die je aankunt en zult steeds meer zelfstandig en met meer eigen inbreng kunnen gaan werken. Als dit voor jou geldt, dan is het wijs je als doel te stellen een werksetting te zoeken waar deze ondersteuning (feedback) gegeven wordt.

Een ander advies dat hoort bij wijsheid is dat een mondhygiënist tegen de patiënt geen commentaar geeft op het werk van de tandarts. Bijvoorbeeld: 'Die vulling zit er niet zo mooi in, die is niet zo goed gemaakt.' Dat kan in de wandelgangen rondgaan en dat is niet goed voor de reputatie van de tandarts en de onderlinge samenwerking. Bovendien is het verhaal achter de vulling voor de mondhygiënist waarschijnlijk onbekend. Misschien was de vulling heel moeilijk te maken? Je oordeelt dan op grond van onvolledige informatie en dat is niet wijs.

Het is wijs open te staan voor feedback van de tandarts. Door feedback ontdek je wat je al goed doet en wat je nog beter zou kunnen doen. Feedback krijgen geeft je als mondhygiënist de kans om jezelf te evalueren en je minder sterke kanten verder te ontwikkelen.

Het is onverstandig om je tegen patiënten uit te laten over zaken die buiten je expertisegebied liggen, zoals: 'Is het misschien verstandig om een prothese te nemen?' Stel ook geen diagnose voor de tandarts. Die zal de patiënt gaan behandelen en moet dan reageren op de door jou gemaakte diagnose. Wanneer de tandarts tot een andere diagnose komt, kan de patiënt waarbij jij iets in de mond hebt geconstateerd, onzeker worden over de diagnose.

Als je als mondhygiënist prepareren en restaureren interessant vindt, is het wijs te beseffen dat je na je opleiding daarmee bezig moet blijven omdat je anders je bekwaamheid voor deze taak verliest. Dit besef heeft dan weer consequenties voor de werksetting die je kiest.

Samenwerken betekent communiceren. De mondhygiënist moet zijn eigen visie op de mondzorg te koppelen aan de rest van de zorg die in de mond wordt geleverd. Tandarts en mondhygiënist gaan daartoe met elkaar in gesprek en vullen elkaar dan aan. De mondhygiënist is wijs als deze beseft dat een relevante bijdrage leveren in een gesprek met de tandarts vereist dat de mondhygiënist niet de rol van assistent inneemt die vooral opdrachten van de tandarts afwacht. De wijze mondhygiënist stelt zich dus als doel de expertise van de tandarts met de eigen expertise aan te vullen (gelijkwaardigheid) om daarmee de mondzorg voor de patiënt te verbeteren.

- **Wijsheid voor tandartsen**

De tandarts is wijs als deze, net zoals 'de wijze mondhygiënist', beseft dat mondhygiënist en tandarts samen verantwoordelijk zijn om een effectieve en efficiënte mondzorg te leveren. Ook de tandarts moet – gezien zijn machtspositie ten opzichte van de mondhygiënist – er misschien nog sterker voor waken dat er geen eilandjes ontstaan 'waarbij iedereen maar zijn eigen ding zit te doen zonder dat er een gezamenlijke visie is op het hele plaatje'. Tandartsen benadrukken dat hun eigen visie gekoppeld dient te zijn aan de rest van de mondzorg. Dit vereist regelmatig overleg met de mondhygiënist en wijs is het daarvoor tijd in te plannen in de agenda. Moeilijke patiënten/casussen kunnen dan samen worden doorgenomen: 'Hoe is de voortgang? Wat kom je tegen? Hoe gaan we dat samen aanpakken?' Een slechte samenwerking ontstaat, zo stelt een tandarts, als je als tandarts andere behandelaars geen toegang geeft tot jouw wereld. Mondhygiënisten stellen van hun kant dat zij graag 'de wereld van de tandarts' willen kennen en bijvoorbeeld van hem of haar willen leren bij het stellen van diagnoses en bij het prepareren en restaureren. Tandartsen kunnen de mondhygiënist helpen deze expertise verder uit te bouwen door daar tijd in te stoppen.

Tandartsen lijken geen enkel probleem te hebben hun expertise naar voren te brengen in een gesprek met mondhygiënisten. Om samen te werken – en daardoor de mondzorg verbeteren – zijn er echter *twee* gesprekspartners die iets tegen elkaar te zeggen hebben nodig. Alleen als ook de mondhygiënist een relevante bijdrage levert aan het gesprek, vullen mondhygiënist en tandarts elkaar aan en versterken zij elkaar. De tandarts kan door drie adviezen op te volgen deze samenwerking tot stand brengen:

1. De eerste opgave voor de tandarts is om zich een duidelijk beeld te vormen van de mogelijk aanvullende eigen expertise van mondhygiënisten op het terrein van 'parodontium' (o.a. diagnose stellen), 'motiveren' en 'voorlichting'.
2. De tweede opgave voor de tandarts is een mondhygiënist te zoeken die zich bewust is van de aanvullende kwaliteit van de eigen expertise én de expertise van een tandarts kan aanvullen. Deze mondhygiënist is losgekomen van de assistentenrol en is een gesprekspartner van de tandarts geworden.

3. De derde opgave voor de tandarts is om, als hij deze mondhygiënist heeft kunnen vinden – en dat is ook afhankelijk van de vraag of er voldoende mondhygiënisten zijn die zich als 'experts' hebben ontwikkeld – de aanvullende expertise van deze mondhygiënist ook daadwerkelijk te erkennen door hem of haar actief uit te nodigen deze in te brengen. Gezien de vaak grotere machtspositie van de tandarts, die mede voortkomt uit de traditionele ondersteunende rol van de mondhygiënist, lijkt het waarschijnlijk dat veel mondhygiënisten behoefte hebben aan een expliciete uitnodiging om de rol als gelijkwaardige gesprekpartners te kunnen innemen. Mondhygiënisten vragen de tandarts: zet ons niet onder druk vanuit een machtspositie, bijvoorbeeld die van werkgever, maar werk met ons samen vanuit een erkenning van onze expertise.

10.2.2 Slimheid

Slimheid is weten op welke manier je je doel kunt bereiken. De wijsheid heeft daarom de slimheid nodig om tot resultaat te kunnen komen.

- **Slimheid voor mondhygiënisten**

Wat is slimheid voor een mondhygiënist? Het is slim om aan een tandarts duidelijk te laten zien wat je kunt. Laat de tandarts meekijken, nodig de tandarts daartoe uit. Dan wordt het makkelijker voor hem of haar je taken toe te vertrouwen. Het is voor een tandarts namelijk niet altijd makkelijk om taken die hij eerst zelf deed, uit handen te geven, zeker als hij daarvoor eindverantwoordelijk blijft. Als je als mondhygiënist wilt diagnosticeren en prepareren en restaureren, is het slim dit meteen te zeggen tijdens je sollicitatiegesprek. Minder slim is dit pas zeggen als je al in de praktijk werkt en constateert dat diagnosticeren en prepareren/restaureren er niet mogelijk is. Slim is het ook te beseffen dat je diagnosticeren en prepareren/restaureren gaat verleren zonder geregelde praktijkervaring. Besef ook dat deze taken een variatie geven aan je werk die kan zorgen voor meer werkplezier.

Onderling rapporteren is een voorbeeld van samenwerken. Slim is het ervoor te zorgen dat je rapportage correct en helder is. Hierdoor kunnen veel misverstanden worden voorkomen.

Slim is het duidelijk aan je collega's aan te geven welke tijd je nodig hebt voor gebitsreiniging en voorlichting. Met te weinig tijd kun je te weinig realiseren bij patiënten.

- **Slimheid voor tandartsen**

Slim is het als de tandarts de mondhygiënist stimuleert zich bewust te worden van de eigen expertise door deze met de mondhygiënist te bespreken. Slim is het om vervolgens ook daadwerkelijk een beroep te doen op de expertise van de mondhygiënist. Vraag de mondhygiënist om advies op haar expertisegebied. Als de tandarts advies vraagt aan de mondhygiënist helpt de tandarts de mondhygiënist om los te komen van een vooral ondersteunende werkrelatie, die vanuit de traditie kan doorwerken.

10.3 Rechtvaardigheid

Rechtvaardigheid (*justitia*) houdt in dat iemand krijgt waar hij recht op heeft. Dat betekent dat je een collega behandelt zoals je zelf behandeld wilt worden. Het betekent ook dat je eerlijk bent ten opzichte van collega's. Rechtvaardig zijn wil dus zeggen dat wat je doet redelijk is vanuit het perspectief van de ander. De besproken eigenschap verstandigheid is weliswaar de basis van professionaliteit, maar biedt onvoldoende garantie dat wat gedaan wordt, anderen geen schade toebrengt. De rol van de eigenschap rechtvaardigheid is om het doel en de middelen die de verstandigheid heeft gekozen *te controleren* vanuit de vraag: gaat wat er wordt gedaan niet – 'per ongeluk' – ten koste van iemand? Wordt een collega (of patiënt, zie ▶ deel III) tekort gedaan? Doen we wel recht aan alle partijen?

■ **Rechtvaardigheid en prepareren/restaureren**

Tandartsen vragen zich af of het redelijk (rechtvaardig) is als zij problemen die een mondhygiënist zelf veroorzaakt heeft, acuut moeten oplossen. Dit betreft met name de zelfstandig werkende mondhygiënist die tijdens het boren de pulpa heeft geraakt en dan aan de tandarts om hulp vraagt. De tandarts moet dan een acuut probleem oplossen van een patiënt die niet de zijne is en zijn eigen planning zit vol... De tandarts zou zijn eigen patiënten kunnen afbellen voor een acuut probleem dat de mondhygiënist heeft gecreëerd en de patiënt overnemen – dit is in het belang van de mondhygiënist. Maar wordt er hier ook rekening gehouden met het belang van de tandarts? Is deze gang van zaken rechtvaardig voor deze collega?

Mondhygiënisten hebben geleerd om te diagnosticeren en te prepareren/restaureren. Zij vinden het daarom rechtvaardig dat de tandarts verantwoordelijkheid overdraagt, zodat zij die taken kunnen uitvoeren. Zij vinden het rechtvaardig hun beroep in de volle breedte te kunnen uitoefenen.

■ **Rechtvaardigheid en de machtsverhouding tussen mondhygiënist en tandarts**

Het is niet goed als er een hiërarchie bestaat tussen tandarts en mondhygiënist in een mondzorgpraktijk. Een tandarts moet zich niet boven een mondhygiënist plaatsen omdat hij hoger is opgeleid. Je werkt als een team waarin natuurlijk verschillende verantwoordelijkheden gelden, maar uiteindelijk ben je gelijkwaardig. Het wordt door zowel mondhygiënisten als tandartsen als onrechtvaardig gezien als een tandarts de mondhygiënist ziet als iemand die onder hem werkt. Tandarts en mondhygiënist zijn samen professionals op het gebied van de mond. Rechtvaardig is het als er van beide kanten feedback gegeven wordt.

Zoals al is gezegd bij de eigenschap verstandigheid, willen mondhygiënisten die zijn losgekomen van de assistentenrol, graag dat de tandarts hen ziet als iemand met knowhow van hun vak, als sparringpartner. Zij vinden het niet rechtvaardig door een tandarts te worden gezien als degene die slechts voor de 'opruimwerkzaamheden' zorgt: het klassieke tandsteen verwijderen. Zij willen niet gezien worden als 'degene die even het gebit schoonmaakt', maar als iemand die vanuit een eigen expertise echte hulp kan bieden.

Als een mondhygiënist een fout maakt, moet de tandarts daar niet denigrerend op reageren. Dan houdt de samenwerking volgens mondhygiënisten op en is er geen sprake van rechtvaardigheid. Over alles kan gepraat worden, maar niet op een kleinerende manier. Een tandarts moet een mondhygiënist vertrouwen en keuzes aan de mondhygiënist overlaten. Dit betekent dat de tandarts (1) de expertise van de mondhygiënist deels ziet als een aanvulling op de eigen expertise; (2) adviezen vraagt aan de mondhygiënist op dit 'aanvullende terrein' waarin de mondhygiënist expert is; (3) de van de mondhygiënist gekregen adviezen ook daadwerkelijk gebruikt in de praktijk. Als dit gebeurt is er, volgens mondhygiënisten die zijn losgekomen van de traditionele assistentenrol, sprake van gelijkwaardigheid door elkaars expertise te waarderen. Deze mondhygiënisten willen geraadpleegd worden door de tandarts. Juist dan merken zij dat hun expertise ertoe doet.

Dit zijn echter alleen rechtvaardige eisen als mondhygiënisten zich bewust zijn van de eigen expertise en deze ook actief kunnen inbrengen in de samenwerking met de tandarts. De mondhygiënist die hiertoe niet in staat is, kan geen sparringpartner voor de tandarts zijn. Van de tandarts kan niet verwacht worden dat hij deze mondhygiënist ziet als een gelijkwaardige gesprekspartner. Dat is een onrechtvaardige eis aan een tandarts. De bal ligt dus ook bij de mondhygiënist.

■ **Rechtvaardigheid en feedback**

Tandartsen moeten, gezien hun traditionele machtspositie, extra alert zijn op de manier waarop zij feedback geven aan de mondhygiënist. De gouden regel van rechtvaardigheid kan dan toegepast worden: 'Hoe wil ik graag benaderd worden? Op deze manier ga ik natuurlijk ook mondhygiënisten benaderen!' Als tandarts is het in veel situaties goed niet meteen te beslissen. Rechtvaardig is over en weer proberen begrip te hebben voor elkaars keuzes door in gesprek met elkaar te gaan.

Tandarts en mondhygiënist geven geen commentaar op elkaars werk in het bijzijn van de patiënt, bijvoorbeeld als een mondhygiënist tandsteen heeft laten zitten of een tandarts een gaatje niet heeft gezien. Dan val je een collega af. Als de patiënt bijvoorbeeld zegt: 'Ja, maar de mondhygiënist of de tandarts heeft gezegd dat…', kies dan de kant van je collega. Je bent samen verantwoordelijk voor de behandelingen die je uitvoert en weet vaak ook niet waarom en hoe je collega de patiënt precies behandeld heeft. Het is niet rechtvaardig elkaars professionaliteit in twijfel te trekken ten opzichte van patiënten, en zeker niet op basis van onvolledige informatie.

■ **Rechtvaardigheid en eerlijkheid**

Een mondhygiënist zal eerlijk aangeven als hij hulp nodig heeft en iets niet weet. Tandartsen geven een mondhygiënist het vertrouwen en verwachten dat de mondhygiënist hen benadert op het moment dat deze twijfelt. Dat is een rechtvaardige eis. Dat geldt ook omgekeerd; als een tandarts een patiënt krijgt met diepe pockets, dan moet hij 'er niet zelf even met de sonicflex langs te gaan en vervolgens de patiënt naar huis te sturen'. De tandarts moet de patiënt eerlijk zeggen dat het beter is om door de mondhygiënist behandeld te worden. Geef aan elkaar je grenzen aan en zie elkaars expertise. Dat is vereist om samen verantwoordelijkheid te kunnen nemen. Geef het eerlijk aan als een restauratie te moeilijk voor je was en je deze niet goed hebt uitgevoerd. Op een gegeven moment moet je een patiënt doorverwijzen. Tandartsen roepen mondhygiënisten op dat dan ook te doen. Ook de patiënt heeft daar recht op.

Mondhygiënisten vinden dat zij er recht op hebben dat de tandarts laat weten met welke reden hij de patiënt naar een mondhygiënist verwijst. Dan kunnen zij op die reden inspringen. Dus niet alleen een briefje geven met daarop: 'graag behandelen'.

10.4   Moed

Moed (*fortitudo*) wordt ook kracht genoemd. Moed houdt ten eerste in dat je de kracht hebt iets te durven en ten tweede dat je de kracht hebt om wat je doet vol te houden ('de moed erin houden'). Het belang van volhouden wordt aan het einde van de paragraaf besproken. We beginnen met moed als durven. Tandartsen, zo blijkt uit de afgenomen interviews, hebben geen gebrek aan durf in de samenwerking met mondhygiënisten. In deze paragraaf zal daarom uitsluitend worden ingegaan op de moed (in de zin van durven) van mondhygiënisten.

■ **Durven**

De taakherschikking brengt niet alleen een grotere zelfstandigheid voor de mondhygiënist met zich mee, maar ook een daarmee samengaande grotere verantwoordelijkheid. Verantwoordelijk zijn, kan een last zijn en die last moet je aankunnen. Het is belangrijk om na te gaan of je als mondhygiënist die last durft te dragen, dat wil zeggen of je daar de kracht voor hebt. De schuld kan bijvoorbeeld bij jou worden gelegd als een vulling een keer per ongeluk niet goed is. Het is dan ook niet meer dan logisch dat je daarop wordt aangesproken. Je zal dan sterk in je schoenen moeten staan om je verantwoordelijkheid te accepteren. Ook moet je sterk (moedig) zijn als je het probleem bij een patiënt niet kunt oplossen terwijl er tegelijkertijd geen tandarts is die dat snel voor je wil of kan doen. Er zullen tandartsen zijn die de fouten van de mondhygiënist niet (direct) willen oplossen.

De traditionele verhouding van de mondhygiënist met de tandarts is die van een ondersteunende werkrelatie. Naast de doorwerking van deze werkrelatie die kenmerkend is voor 'een traditie', kan het opleidingsverschil tussen tandartsen en mondhygiënisten eraan bijdragen dat een louter ondersteunende rol van de mondhygiënist aanwezig blijft in de werkverhouding met de tandarts. Het vergt moed om deze verhouding te doorbreken en als expert met de tandarts samen te werken aan een goede mondzorg. Als mondhygiënist moet je wat je kunt en wilt ook durven aangeven aan de tandarts. Het sollicitatiegesprek is het uitgelezen moment om dit te doen. Zorg ervoor juist dan de kracht (moed) te tonen om je mogelijk aanstaande werkgever duidelijk te maken wat je wel en niet wilt doen. Als je bijvoorbeeld wilt restaureren, moet je dat durven zeggen – geef je wensen zonder beperkingen aan.

Goed samenwerken betekent voor een mondhygiënist ook dat je feedback durft te geven en durft te vragen. Als je het als mondhygiënist ergens niet mee eens bent, moet je ook op durven komen voor jezelf. Geef je mening, alleen dan kan er iets veranderen. Je kunt als mondhygiënist echter ook iets té dapper worden als je denkt dat 'je het allemaal wel kan'. Voorkom deze overmoed door te beseffen en aan te geven wat je wel en niet kan. Mensen die durven en doen, zo stelt een tandarts, bereiken meer dan mensen bij wie dat achterwege blijft. Tandartsen geven aan dat zij het beste kunnen samenwerken met een mondhygiënist die een tandarts durft aan te spreken als deze bijvoorbeeld een verkeerde instructie geeft, of iets verkeerds noteert in het patiëntenjournaal. Wat de mondhygiënist niet moet doen, is zijn mond houden als hij of zij ergens anders over denkt dan de tandarts of ergens zijn of haar twijfels over heeft. Wanneer je niet gehoord wordt als mondhygiënist door de tandarts, dan is het je taak als mondhygiënist de confrontatie aan te gaan door te vragen waarom dit zo is.

- **Volhouden (geduld)**

Mondhygiënisten hebben een expertise waarbij herhalen belangrijker is dan onmiddellijk resultaat boeken. Het herhalen van instructies en het steeds weer opnieuw proberen een gedragsverandering bij de patiënt tot stand te brengen, is nodig omdat deze verandering vaak niet meteen lukt. Een mondhygiënist houdt vol, heeft de kracht het niet op te geven en dat vergt ook geduld. De mondhygiënist houdt de moed erin en geeft het realiseren van een structurele mondzorg niet snel op. Tandartsen zeggen dat zij hun patiënten voor een betere zelfzorg ook doorsturen naar de mondhygiënist omdat deze meer geduld heeft. Mondhygiënisten sluiten daarbij aan en stellen dat het steeds opnieuw de patiënt bij de hand nemen hun kracht is.

10.5 Passie

Met passie worden eigenlijk passies bedoeld. Passies zijn gemoedstoestanden, emoties. Passies kunnen positief zijn (blijdschap, enthousiasme), maar ook negatief (jaloezie, weerzin). Passies zijn emoties die je drijven. Positieve passies zijn nodig om met drive te kunnen werken en je met plezier in te zetten voor patiënten. Mondhygiënisten en tandartsen zijn bevlogen professionals.[3] Bij de eigenschap passie gaat het er echter niet alleen om dat je voldoende passie hebt, maar ook dat je niet doorslaat in je passie, bijvoorbeeld door een te groot perfectionisme. Je zult je drive onder controle moeten krijgen: niet te veel maar ook niet te weinig emotie. Daartoe in staat zijn, is de kern van de eigenschap passie. In deze paragraaf wordt een indruk gegeven van wat gecontroleerde passie (*temperantia*) voor de beroepshouding ten opzichte van collega's betekent.

Tandartsen hebben passie voor hun beroep. Dit komt naar voren in hun wens kwaliteit te leveren en die ook te bewaken. Zij willen, als er een vulling gemaakt moet worden, graag zelf het element beoordelen omdat zij, op grond van jarenlange ervaring, weten hoe moeilijk het is vast te stellen of er cariësactiviteit is. Vanuit deze passie voor hun vak vinden zij het moeilijk deze taak over te laten aan mondhygiënisten, zeker als deze slechts een paar jaar ervaring met diagnosticeren en prepareren/restaureren hebben. Tandartsen wijzen er echter ook op dat het voor hen fijn is samen te werken met mondhygiënisten en verantwoordelijkheid te delen: het brengt prikkeling met zich mee, brengt uitdaging.

Mondhygiënisten hebben de passie het gehele takenpakket te willen uitvoeren, dus ook diagnosticeren en het prepareren/restaureren van primaire cariës. Zij adviseren hun collega's op te komen voor het uitvoeren van restauraties. Zij hebben in hun werk ook behoefte aan afwisseling van taken. Als mondhygiënist ben je in een algemene praktijk dag in dag uit acht uur per dag aan het scalen en aan het proberen patiënten te motiveren. Diagnosticeren en prepareren/restaureren maakt het werk afwisselender. Mondhygiënisten adviseren hun collega's ervoor te waken dat je het restaureren niet verleert. Door een breder takenpakket op te geven, vind je wellicht niet de uitdaging in je beroep die je in het begin verwacht had.

Mondhygiënisten en tandartsen waarderen een passie voor het vak die zich toont in de wens te blijven leren en daardoor steeds beter te worden. Zij waarderen een mondhygiënist die leergierig is, maar daarbij de eigen kennis niet doorlopend op de voorgrond plaatst – dat is te veel passie tonen. Als je begint te werken, toon dan niet te veel passie door de lat te hoog te leggen en heel moeilijke patiënten te willen behandelen. Als de patiënt te moeilijk voor je is, schaam je dan niet, maar stuur deze (bijvoorbeeld) door naar een parodontoloog. Je moet uit passie voor je vak niet meteen alles zelf willen doen. Bouw het rustig op. Dat betekent ook dat je niet te snel moet werken. Pas je planning aan aan wat je kunt.

Wees je er als mondhygiënist ook bewust van dat tegen grenzen aanlopen niet altijd negatief is. Door je eigen grenzen te leren kennen weet je ten eerste in de toekomst beter wat je wel en wat je niet kunt. Ten tweede biedt tegen een grens aanlopen je de gelegenheid te leren van een andere professional, als je deze om advies vraagt. Je passie voor je vak wordt niet geremd door grenzen te ontdekken. Grenzen ervaren biedt je de mogelijkheid je eigen expertise te verbeteren en je beroep door deze groeiende expertise met passie te blijven uitoefenen.

Belangrijk in de gezondheidszorg is dat collega's elkaar aanspreken als iets niet goed verloopt of als je het ergens niet mee eens bent. Je moet ook in de mondzorg openstaan voor meningen van collega's en na een meningsverschil zonder enige negatieve gevoelens (passies, emoties) weer met elkaar kunnen omgaan. Besef dat collegialiteit niet betekent dat je elkaars vrienden wordt en dagelijks 'voor de koffie samenkomt'. Op je werk moet je werken en goede zorg verlenen en geen tijd doorbrengen met je vrienden. Het werk binnen de mondzorg is een serieuze zaak en moet dat ook blijven. Door een hechte vriendschap tussen collega's kunnen de grenzen zelfs vervagen en dat is nadelig voor de kwaliteit die wordt geleverd aan de patiënt.

---

3 Zie voor deze bevlogenheid ook ► H. 16, waar o. a. ingegaan wordt op een artikel over de bevlogenheid van Nederlandse mondhygiënisten.

Beroepshouding naar patiënten

Verstandigheid: werken aan een professionele uitstraling

Samenvatting

In dit hoofdstuk staat de eigenschap verstandigheid (*prudentia*) centraal en wordt duidelijk dat het verstandig is als de behandelaar werkt aan 'een professionele uitstraling'. Besproken wordt wat een professionele uitstraling ten opzichte van patiënten betekent, volgens mondhygiënisten, tandartsen én patiënten. ► par. 11.1 maakt duidelijk wat met uitstraling wordt bedoeld. In ► par. 11.2 wordt ingegaan op het belang van een positieve uitstraling. ► par. 11.3 bespreekt een zelfverzekerde uitstraling en ► par. 11.4 een verzorgde uitstraling. ► par. 11.5 behandelt de uitstraling van de behandelaar op de patiënt door stemgebruik en stemklank.

11.1   De eigenschap verstandigheid en een professionele uitstraling

Verstandigheid is te zien als praktische verstandigheid. Dit betekent ten eerste dat een professional in een bepaalde situatie het juiste doel weet te kiezen en ten tweede de juiste middelen om het doel te bereiken. In dit hoofdstuk wordt ingegaan op het tweede aspect van verstandigheid: de juiste middelen weten te kiezen. Een van de middelen om het doel 'primaire preventie' te laten slagen, is een professionele uitstraling. Met uitstraling bedoelen we de indruk die de mondhygiënist maakt op de patiënt, los van wat er inhoudelijk wordt gezegd en vaktechnisch wordt gedaan. Een zelfverzekerde houding, het stemgebruik en het – al dan niet – spreken in dialect maken bijvoorbeeld deel uit van de uitstraling van de mondhygiënist. De inhoud van de instructie van de mondhygiënist aan de patiënt behoort niet tot de uitstraling.

11.2   Een positieve uitstraling

Door een positieve uitstraling geeft de mondhygiënist de patiënt het gevoel dat hij in goede handen is. Om positief over te komen is het belangrijk dat de mondhygiënist laat zien dat hij aandacht heeft voor de patiënt. Oogcontact maken met de patiënt is daarbij essentieel. Door oogcontact ervaren patiënten dat zij – ook letterlijk – 'gezien worden'. Mondhygiënisten met veel aandacht voor het beeldscherm of hun notities, maken geen oogcontact en verplaatsen hun aandacht weg van de patiënt. Patiënten zeggen hierover:

- Ik vond het fijn dat je oogcontact met me hield. Wat ik vervelend vind is als mondhygiënisten mij vragen stellen en ondertussen met de computer bezig zijn. [PATIËNT]
- Een student/behandelaar moet gericht zijn op en geïnteresseerd zijn in zijn patiënt. Hier hoort ook oogcontact bij. Wanneer een behandelaar dat niet doet, voel ik mij soms niet gehoord, omdat het net lijkt of de behandelaar ergens anders op gericht is. [PATIËNT]
- Als ik met iemand communiceer vind ik het altijd prettig om aangekeken te worden. In de praktijk gebeurt het wel eens dat er iets aan mij wordt verteld, maar dat er ondertussen gegevens worden genoteerd. Ik krijg dan het idee dat de behandelaar niet het hele verhaal meekrijgt. [PATIËNT]
- Een goed gesprek kun je voeren door goed oogcontact met de patiënt te maken. Hierdoor is het ook duidelijker wat met de boodschap wordt bedoeld. Behandelaars zijn echter vaak bezig op de computer en beginnen ondertussen een gesprek met mij. [PATIËNT]
- Ik vind het niet fijn als studenten na de behandeling meteen achter de computer gaan. Ze zijn met hun rug naar de patiënt toegekeerd, waardoor er een ongemakkelijke sfeer ontstaat. Het is beter om dit te doen als de patiënt weg is. [PATIËNT]
- Ik vind het prettig als de mondhygiënist mij aankijkt. De mondhygiënist moet niet iets vertellen en ergens anders naar kijken. Als dit vaak gebeurt, dan heb ik ook geen zin om naar een behandeling te komen. [PATIËNT]
- Ik vind het belangrijk dat mondhygiënisten tegen mij praten en mij aankijken en niet tegen de computer praten en dan van mij antwoord verwachten. [PATIËNT]
- Kijk je patiënt aan als je met ze praat of als zij iets tegen jou zeggen. Soms keek je weg of om je heen of noteerde je van alles terwijl ik aan het praten was. Je kunt het misschien ook later noteren. [PATIËNT]
- Ik vond het fijn om elkaar aan te kijken tijdens ons gesprek, ook omdat ik zo kon zien of je mij begreep. En het praat zo veel fijner met elkaar. [PATIËNT]

Als mondhygiënisten en tandartsen de patiënt aankijken, zetten zij de stoel vaak rechtop en letten ook op hun eigen positie en houding:
- Ik laat mensen merken dat ik aandachtig luister, door een gesprek met de patiënt te voeren als hij of zij nog rechtop zit. Dan kun je de patiënt ook daadwerkelijk aankijken. Als patiënten in de stoel liggen en ze beginnen wat te vertellen, dan zorg ik ervoor dat ik even wat afstand neem en luister dan naar het verhaal. [V.MH. Zelfst.vest. >10j.]
- Ik laat zien dat ik naar de patiënt luister door op gelijke ooghoogte te zitten en de patiënt aan te kijken tijdens een gesprek. Ook neem ik een open houding aan. Niet met de armen over elkaar heen. [V.MH. Alg.pr. 10j.]
- Zorg voor een open houding, ga rechtop zitten, maar niet te streng en te machtig. Ga op ooghoogte van de patiënt zitten. [V.TA. Alg.pr. 25j.]

Een positieve uitstraling komt – naast aandacht geven door oogcontact – ook tot stand door enthousiasme en vriendelijkheid. Patiënten lijken op deze twee facetten van de uitstraling een groot accent te leggen:
- Ik heb gemerkt dat je heel enthousiast aan het vertellen bent. Ik kan echt merken dat je het heel erg leuk werk vindt. Dit straal je echt uit. Dat vind ik een fijne ervaring omdat dit de behandeling aangenamer maakt. [PATIËNT]
- Ik merkte dat je echt liefde voor het beroep mondhygiënist hebt en het met passie uitvoert. Dit stelde mij op mijn gemak. [PATIËNT]
- Ik vond dat de behandelaar mij vriendelijk verwelkomde. Hij was vrolijk en opgewekt, waardoor ik een fijn gevoel kreeg om de behandeling in te gaan. [PATIËNT]
- Tijdens het gesprek vond ik je erg vriendelijk. Ik kreeg het gevoel dat je het fijn vond dat ik er was en dat je zin had om aan de slag te gaan. [PATIËNT]
- Ik vond het al prettig hoe ik werd ontvangen. Hij kwam al met een glimlach naar de wachtkamer, gaf me ook meteen een hand en vroeg hoe het met me ging. Dit waardeer ik. [PATIËNT]

Soms gaat het qua vriendelijkheid en enthousiasme echter minder goed:
- Tijdens het begroeten en de behandeling zou je wat meer mogen lachen. Je communiceerde wel goed, alleen had het wel met wat meer vriendelijkheid gemogen en een stuk opgewekter. Zodra patiënten zien dat ze met een vriendelijke en sociale mondhygiënist te maken hebben, voelen ze zich meer op hun gemak. Dit maakt jouw behandeling nog aangenamer. [PATIËNT]
- Ik vond dat je bij het begin van de behandeling erg vriendelijk was. Gedurende de behandeling nam dat af en werd je een beetje gestrest. Je lichaamshouding werd anders, waardoor je wat gesloten overkwam. Dat vond ik wel jammer, want hierdoor werd ik zelf ook minder enthousiast en gemotiveerd. Wanneer je zelf niet zo enthousiast meer bent, steek je hier je patiënten mee aan. [PATIËNT]

Te vriendelijk zijn moet echter voorkomen worden:
- Ik vind het niet fijn als studenten te lief tegen mij doen. Ik heb liever dat ze zichzelf zijn. Soms heb je studenten die poeslief tegen je doen, maar ik voel me daarbij niet op mijn gemak. Het gevolg hiervan is dat ik zenuwachtiger word. [PATIËNT]
- Sommige mondhygiënisten kunnen gemaakt aardig doen. Dan bedoel ik niet jou hoor, maar dat is wel iets waar ik echt een hekel aan heb. Ik snap goed dat jullie aardig en lief over moeten komen op patiënten, maar bij sommigen is dat niet écht. Dan wordt het voor mij ook moeilijk om te luisteren. Ik ben dan afgeleid door alle poespas er omheen. [PATIËNT]

11.3   Een zelfverzekerde uitstraling

Patiënten waarderen een zelfverzekerde houding bij de mondhygiënist. Daardoor krijgen zij vertrouwen in de goede afloop van de behandeling. Een behandeling door een onzekere mondhygiënist roept een gevoel van onveiligheid op, waardoor spanning en zelfs angst kan ontstaan. Patiënten zeggen over 'zelfverzekerdheid':

= Ik vind het vervelend als de behandelaar onzeker is, of onrustig tijdens de behandeling. Dat gevoel neem ik over waardoor ik niet gerustgesteld in de stoel lig. [PATIËNT]

= In het verleden ben ik behandeld door een student mondzorgkunde die heel zenuwachtig was tijdens de behandeling. Ze ging telkens mijn mond drogen als het nat werd door de sonicflex. Ze vroeg continu of ik wel goed zat en of ik iets wilde drinken. Ze onderbrak de behandeling continu. Hierdoor was er een ongemakkelijke sfeer ontstaan. Ik voelde me niet op gemak. Ze was continu bezig met mij, waardoor ze vergat om een goede behandeling te voeren. [PATIËNT]

Mondhygiënisten zeggen over het belang van een zelfverzekerde houding:

= Als mondhygiënist moet je stevig in je schoenen staan. Je moet uitstralen dat je weet wat je aan het doen bent, dat je kennis hebt en dat je als professional het beroep goed kunt uitoefenen. Je probeert de patiënt het gevoel te geven dat hij of zij bij jou in de stoel veilig is en op jou kan bouwen. [M.MH.]

= Door zelfverzekerd te zijn win je het vertrouwen van je patiënt. Dat vertrouwen is nodig om de patiënt te kunnen behandelen. Als mondhygiëniste moet je zelfverzekerd zijn, zodat de patiënt niet ongerust wordt en niet angstig in je stoel ligt. [V.MH. Alg.pr. 5j.]

Een tandarts zegt over het belang van zelfverzekerdheid:

= Als je niet zelfverzekerd bent merken patiënten dat en worden ze onrustig. Denk je maar in, zou jij behandeld willen worden door iemand die niet zelfverzekerd is over zijn of haar handelen? [V.MH. Alg.pr. 5j.]

Hoe kom je zelfverzekerd over? Mondhygiënisten geven de volgende adviezen:

= Het belangrijkste is de eerste indruk die de patiënt van je krijgt. Ik kijk de patiënt altijd recht in de ogen aan wanneer ik tegen hem of haar praat. Als ik praat, probeer ik erop te letten om het woord 'ehm' te vermijden. Het is ook weleens voorgekomen dat ik haastig moest werken in verband met tijdgebrek. Het grote risico hiervan is dat je gaat bibberen en onrustig wordt. Dat maakt een rommelige en onzekere indruk op de patiënt. In zo'n situatie probeer ik dan rustig te blijven en de dingen waar ik niet aan toe kom uit te stellen tot de volgende behandeling. [V.MH. 15j.]

= Je handen, je ogen en je houding zijn de allerbelangrijkste dingen voor een zelfverzekerde indruk. Dus als je zelfverzekerd wilt overkomen, moet je je handen gebruiken. Verstop ze niet in je zak of achter je rug, maar houd ze meer in het zicht. Als je je handen laat zien weten de patiënten dat je niks te verbergen hebt en dat ze je kunnen vertrouwen. Kijk de patiënten aan op dezelfde hoogte. Dat staat voor zekerheid. Wat je echt niet moet doen is naar beneden kijken, want dit staat weer voor zwakte. Een van de belangrijkste dingen, misschien wel het meest belangrijke, is: sta rechtop! Let op een stevige houding. Je lengte speelt hierbij geen rol, als je de schouders maar rechtop en iets naar achteren houdt. Je kunt dit ook oefenen. Je moet ook glimlachen. Zelfverzekerde mensen lachen veel. Je moet, om zelfverzekerd over te komen, je natuurlijk goed voorbereiden op de instructies die je wilt geven aan de patiënt. Om zelfverzekerd te zijn, moet je echt zeker zijn van je kennis. [V.MH. Alg.pr. 5j.]

Wat doe je als je niet zeker bent over je kennis in een bepaalde situatie? Tandartsen zeggen:
- Ik ben altijd zelfverzekerd over mijn handelen, maar niet altijd over de situatie. Ik overleg, als het laatste het geval is, met collega's over wat ik het beste kan doen bij die patiënt. Als ik dat weet, ga ik vervolgens de behandeling zelfverzekerd in. Als je geen zelfverzekerdheid uitstraalt, dan merken de patiënten dat. Zij vinden een niet-zelfverzekerde tandarts uiteraard niet prettig, worden onrustig en het schaadt de vertrouwensband. Ik ben zelfverzekerd in mijn handelen omdat ik weet dat ik het na jarenlange ervaring en door mijn opleiding kan. Je studeert niet voor niets af en je werkt niet voor niets al een tijd in de praktijk. [V.TA. Alg.pr. 10 j.]
- Ik ben altijd zelfverzekerd over mijn handelen. Ik ben zelfverzekerd over mijn handelen omdat ik weet dat ik mijn beroep goed uitoefen. Ik blijf op de hoogte van nieuwe ontwikkelingen en ik weet dat mijn behandelingen goed aanslaan. Indien dit niet het geval is, komt dat niet door mij, maar bijvoorbeeld doordat de patiënt rookt of doordat mijn adviezen en instructies niet worden nageleefd. [V.MH. Alg.pr. 5j.]

Patiënten geven de volgende adviezen om zelfverzekerd over te komen:
- De enige tip die ik je kan geven is dat je niet te onzeker en bescheiden moet zijn als je een compliment krijgt. Accepteer het compliment en praat er niet snel overheen! [PATIËNT]
- Het viel mij op dat je bijzonder vaak sorry zegt. Na een tijdje wordt dat vervelend, want voor mij was er geen probleem, maar je bleef je toch voor alles verontschuldigen. Je hoefde je in mijn ogen nergens voor te verontschuldigen, want de behandeling was prima. Natuurlijk begrijp ik dat een behandeling ongemakkelijk kan voelen en soms wel pijn kan doen, maar daar stel ik me ook op in. [PATIËNT]
- Het is raar als je je constant excuseert. Je doet gewoon je werk en als patiënt weet je wel dat het af en toe pijn kan doen. Je gaat er als patiënt dan niet van uit dat de mondhygiënist daarvoor zijn excuses aanbiedt. [PATIËNT]
- Ik vind dat jij een zelfverzekerd persoon bent. Tijdens het praten keek je mij in de ogen aan. Bovendien zat je netjes recht op je stoel, waardoor je zelfverzekerd overkomt. [PATIËNT]
- Ik zou je willen adviseren een volgende keer wat harder te praten. Zelf heb ik ook een zachte stem en ik heb gemerkt dat je met een zachte stem al gauw wat onzeker overkomt, terwijl je dat niet bent. [PATIËNT]
- Mijn advies zou zijn om, wanneer je de patiënt ophaalt, de naam van de patiënt goed en duidelijk uit te spreken en hierbij een stevige handdruk te geven. Zo zal je zelfverzekerd overkomen. [PATIËNT]

11.4   Een verzorgde uitstraling

Uitstraling wordt ook bepaald door kleding, uiterlijke verzorging en de geur van de mondhygiënist. Een mondhygiënist zegt:
- Zorg ervoor dat je er verzorgd uitziet. Voor jou en mij is dat misschien vanzelfsprekend, maar nog vaak zie ik onverzorgde behandelaars. Dat merkt een patiënt al wanneer je hem of haar uit de wachtkamer haalt. Een voorbeeld bij vrouwen zijn onverzorgde nagels met afgebladderde nagellak. Dat kan echt niet, vind ik. Dan heb je geen professionele uitstraling. [V.MH. Paro.pr. 20j.]

Een tandarts zegt over het belang van een goede verzorging:
- Wat ik heel belangrijk vind is dat de behandelaar er goed verzorgd uitziet. Dan straal je uit dat dit in de praktijk belangrijk wordt gevonden. Iedereen die hier rondloopt – ook de stagiaires – zijn het visitekaartje van de praktijk. Je haar draag je in principe vast. Wij hebben een vrouwelijke stagiair gehad die haar haren los had hangen tot halverwege de rug. Verzorgde nagels en ook niet te lang, dat soort dingen vind ik heel belangrijk. Belangrijk is ook dat je een beetje fris ruikt. [V.TA. Alg.pr. 3 j.]

Een patiënt laat zien dat het laatste belangrijk kan zijn:
- Ik ben wel eens behandeld door iemand die een nare lucht bij zich had. Ik weet niet meer of dit een zweetgeur was of iets anders, maar ik merkte bij de vervolgafspraken dat dit niet veranderde. Als patiënt is het dan niet erg prettig in de stoel te liggen. Ik wilde haar natuurlijk ook niet kwetsen door te zeggen dat ze onaangenaam rook! [PATIËNT]

11.5 De stem van de mondhygiënist

Patiënten letten op de stemklank en het stemgebruik van de mondhygiënist, zoals in de vorige paragraaf al naar voren is gekomen. Door de liggende positie van de patiënt en het feit dat patiënten de behandeling vaak ondergaan met gesloten ogen, is de stem van de mondhygiënist voor patiënten een belangrijk contactpunt en soms ook een houvast. De stem van de mondhygiënist komt voor de patiënt centraal te staan als externe oriëntatiebron voor wat er allemaal in de mond gebeurt en voelbaar is. Een prettige stem om naar te luisteren klinkt warm en laag. Een lage stem straalt rust, autoriteit en vertrouwen uit. Zo'n stem vermindert de spanning van de patiënt bij de behandeling, houdt de aandacht vast. Patiënten vinden het tevens prettig als de mondhygiënist niet te snel ('onrustig') spreekt en geen kinderachtige toon gebruikt. Patiënten zeggen over stemklank en stemgebruik van studenten die hen behandelen:
- Je praat rustig en op een goede toonhoogte. Je hebt een goed tempo dat niet te snel is. Men voelt zich daar ontspannen bij en door de manier waarop je praat komt wat je zegt ook heel vriendelijk over. [PATIËNT]
- Je hebt een rustige stem en praat niet te snel. Hierdoor kom je vriendelijk over. Je hebt hierdoor een rustige uitstraling, waardoor ik mij op mijn gemak voel. [PATIËNT]
- Je hebt een fijne stem en je komt op mij in ieder geval niet gemaakt over. Blijf vooral zo doorgaan. Volgens mij ben je gewoon jezelf. Dat geeft mij een soort van rust. [PATIËNT]
- Je praat op een rustige toon en op een normaal tempo. Ik kan je goed bijhouden tijdens het gesprek. Je klank is duidelijk. [PATIËNT]
- Je praat op een rustige en vriendelijke manier, wat ik prettig vond. [PATIËNT]
- Je komt rustig over, geen hectiek, en hebt een fijne stem om naar te luisteren. Dit heb ik als heel prettig ervaren. [PATIËNT]

Rustig spreken is wat anders dan monotoon spreken. Monotoon spreken houdt de aandacht niet vast, is saai voor de patiënt:
- Ik vond je niet eentonig spreken. Als je praat betrek je je hele lichaamshouding bij wat je zegt, waardoor mijn aandacht er ook goed bij bleef en ik niet achteraf dacht: wat saai! [PATIËNT]
- Je moet niet monotoon gaan praten. Soms heb ik het idee dat je dit doet. [PATIËNT]

Te snel spreken, vinden patiënten ook lastig, omdat de uitleg van de mondhygiënist dan moeilijker is te volgen:

- Soms wil je nog wel eens wat te snel praten. Wanneer je wat rustiger zou praten, zal jouw uitleg makkelijker te volgen zijn. Als je te snel praat, kom je ook wat hectischer over. [PATIËNT]
- Een mondhygiënist moet niet lomp zijn. Zowel met de instrumenten als in de manier van praten. Ik vind het belangrijk dat een mondhygiënist rustig en beheerst werkt en ook rustig en duidelijk praat. [PATIËNT]
- Let erop dat je niet te snel praat. Af en toe ga je er erg snel doorheen en krijg ik zelf weinig de tijd om na te denken over wat er nou eigenlijk gezegd is en om hierop te reageren. Dit kan misverstanden veroorzaken. Dus let hier een beetje op. [PATIËNT]
- Ik heb vaker gehad dat studenten die mij behandelen in een hoog tempo aan het praten zijn, waardoor ik de meeste informatie toch niet bij kan houden. [PATIËNT]

Ook met het volume van de stem kan het minder goed gaan:

- Door haar zachte stem, die twijfelend op mij overkwam, leek het of zij niet zelfverzekerd was. Dit zorgde ervoor dat ik niet volledig overtuigd was van haar vaardigheden. [PATIËNT]
- Het viel me wel op dat tijdens de behandeling je stem soms terugvalt en je zachter sprak, waardoor ik moeite had om je te verstaan. Hier zou je op kunnen letten. [PATIËNT]

Dialect en 'straattaal' dien je te voorkomen:

- Soms praat je in straattaal. Je zegt telkens het woord 'effe'. Je kunt proberen om dit woord niet meer te gebruiken. [PATIËNT]

Maak geen geluiden die je verbazing uitdrukken bij iets wat je constateert in de mond:

- Als je bijvoorbeeld iets ziet wat gek of niet goed is, dan moet je je emoties niet laten blijken door een geluidje te maken. Al is het maar een klein geluidje, ook dát hoort een patiënt al gauw en daar kan deze heel erg van schrikken. [PATIËNT]

De mondhygiënist is moeilijk verstaanbaar als deze door het mondkapje spreekt:

- Wat mij opviel was dat je soms tijdens het praten een kapje op je mond had. Het nadeel hiervan is dat je dan onverstaanbaar bent en ook wat minder vriendelijk overkomt. Je moet proberen om zo min mogelijk met de kap op je mond te praten. [PATIËNT]
- Je had het mondkapje al onder je kin zitten, misschien kan je die beter voorafgaand aan het behandelen afdoen. Dan kom je wat meer open over en ben je beter verstaanbaar. [PATIËNT]

Wat patiënten qua stemklank echter het meeste lijkt te irriteren is met een gemaakte of 'kinderachtige' toon aangesproken te worden:

- Wat je niet moet doen is je stem veranderen en mij als een kind aanspreken. Daardoor benader je mij alsof ik een dom persoon ben en niks snap. [PATIËNT]
- Ik vind het fijn dat je mij op een normale manier aanspreekt. Niet met overdreven lieve toon, want dat maakt het nep. [PATIËNT]
- Het is soms net alsof wij niks weten en ons alles moet worden verteld, met een toon zoals je in groep 1 tegen kinderen praat. [PATIËNT]
- Ga de patiënt niet betuttelen, maar spreek met de patiënt op een normale toon. [PATIËNT]
- Vaak merk ik dat studenten erg vertroetelend tegen mij praten terwijl ik toch al aardig op leeftijd ben en niet als een klein kind behandeld hoef te worden. [PATIËNT]

Over de stemklank zegt een mondhygiënist:

— Gebruik geen heel hoog stemmetje als je iets vertelt, want dat komt eerder betuttelend over. [V.MH. Paro.pr. 20j.]

Een logopedist is gevraagd hoe mondhygiënist en tandarts kunnen werken aan stemklank en stemgebruik. Zij geeft de volgende adviezen:[1]

1. Praat met een lage, volle stem om de patiënt vertrouwen te schenken. Belangrijk voor het verkrijgen van een lage spreekstem is, dat je zelf ontspannen bent. Je bevordert dit door te geeuwen of door een diepe zucht. Uiteraard zucht of geeuw je niet als je contact hebt met de patiënt.
2. Praat in een rustig spreektempo om de patiënt op zijn gemak te stellen.
3. Zorg voor voldoende afwisseling in je intonatie. Dit kan door een minimale tempowisseling (je spreekt iets sneller of langzamer), door verandering in zinsmelodie (je spreekt juist iets hoger of lager) of door verandering in dynamiek (je spreekt iets luider of juist zachter). Let er in elk geval op dat je niet monotoon gaat praten.
4. Ook in een gesprek moet interpunctie (zoals een punt of vraagteken) te horen zijn. Als je mededeling of vraag 'af' is, maak je even een korte pauze.
5. Vermijd lange, aaneengeschakelde zinnen.
6. Benadruk het belangrijkste woord/ zinsdeel van je uiting (werk met klemtonen).
7. Praat dialectvrij, zodat de luisteraar niet afgeleid wordt door dialectische klanken.
8. Zorg ervoor dat je alle klinkers en medeklinkers duidelijk, maar niet overdreven uitspreekt. Het helpt de verstaanbaarheid wanneer je bijvoorbeeld bij een 'o' de lippen meer rond houdt en bij een 'a' de kaak laat zakken.
9. Voorkom het 'inslikken' of mompelen van woorddelen.
10. Zorg zo veel mogelijk voor een goede lichamelijke werkhouding. Een naar voren geschoven hoofd (antepositie) of naar boven geheven hoofd (extensie) zorgen voor spanning in de keel en bemoeilijken het ontspannen praten.
11. Vermijd het praten (mits mogelijk) wanneer je met instrumenten werkt die veel lawaai maken.

---

1   Met dank aan Tinka Thede, logopedist Stemteam Radboud UMC, docent Opleiding Logopedie, Hogeschool van Arnhem en Nijmegen.

Verstandigheid: patiënten niet betuttelen

Samenvatting

In dit hoofdstuk wordt duidelijk wat verstandigheid (*prudentia*) voor de beroepshouding ten opzichte van patiënten betekent door in te gaan op een benadering die er, ongemerkt, bij een behandelaar kan insluipen: het betuttelen van de patiënt. Het is verstandig dit te voorkomen en dat zal beter lukken door kennis te nemen van de vormen van betuttelen die patiënten ervaren. ▶ Paragraaf 12.1 maakt duidelijk wat onder betuttelen wordt verstaan. ▶ Paragraaf 12.2 laat zien dat een betuttelende, belerende benadering ontstaat als de behandelaar geen rekening houdt met wat de patiënt al weet. ▶ Paragraaf 12.3 bespreekt het betuttelende effect van 'te veel herhalen'. ▶ Paragraaf 12.4 bespreekt een betuttelende benadering die kan ontstaan doordat de behandelaar, door de eigen expertise in te brengen, de baas speelt over de patiënt. ▶ Paragraaf 12.5 gaat in op het betuttelen van de rokende patiënt. ▶ Paragraaf 12.6 sluit af met adviezen van mondhygiënisten en tandartsen, die kunnen helpen betutteling te voorkomen.

12.1   Verstandigheid en betuttelend, belerend handelen

De betekenis van de uitdrukking 'iemand betuttelen' is volgens het Van Dale-woordenboek: 'iemand als onmondig behandelen'. 'Onmondig', zo merkte een mondhygiënist op, is een boeiend woord voor mondhygiënisten, die juist de mond centraal willen stellen… We geven twee casussen over betutteling, verteld door derdejaarsstudenten mondzorgkunde.

Casus 1

Een paar weken geleden behandelde ik op mijn stageadres een patiënt die kwam voor een halfjaarlijkse recallbehandeling. Ik begon met het uitvoeren van een plakkleurtest om te kijken hoe het ging met poetsen en de interdentale reiniging. Ik constateerde een aantal zaken die minder goed waren. Volgens de *tell show do*-methode gaf ik de patiënt daarom advies en instructie over de plaatsing van de elektrische tandenborstel. Ik vroeg of hij nu begreep hoe hij beter kon poetsen en vroeg hem ook om dat voor te doen. De patiënt zei: 'Ik snap wat je bedoelt, maar ik ga het echt niet voordoen, ik ben geen kleuter!' Ik zag deze reactie helemaal niet aankomen en stond een beetje met mijn mond vol tanden.

Casus 2

Ik wilde een patiënt laten zien hoe hij met een elektrische tandenborstel plekken waar nu nog plaque achter was gebleven, beter zou kunnen poetsen. Toen de patiënt dit doorhad zei hij: 'Hier heb ik geen zin in hoor!' Daarop zei ik: 'Het is voor u misschien handig als we nog eens samen doornemen hoe u die plekken beter kunt bereiken met de borstel. Misschien kan ik u daar nog wat nieuwe tips bij geven.' De patiënt reageerde: 'Ik ben al eerder bij een mondhygiënist geweest en vaak is mijn gebit dan wel goed schoon. Ik hoef nu niet weer uitleg te krijgen. De laatste tijd heb ik veel stress gehad en had ik soms niet even veel zin en tijd om goed te poetsen. Ik wil het eigenlijk allemaal gewoon even schoongemaakt hebben, maar ik hoef niet al weer tips te krijgen. Ik weet al goed hoe ik het moet doen.'

Verstandigheid betekent dat een professional in een bepaalde situatie het juiste doel weet te kiezen (wijsheid) en de juiste middelen (slimheid) om het doel te bereiken. In dit hoofdstuk wordt duidelijk gemaakt dat het kiezen van de juiste middelen bijna altijd vereist dat betuttelend handelen wordt voorkomen. Het is, anders gezegd, slim om patiënten niet te betuttelen.

Betuttelen ontstaat als de mondhygiënist het bevattingsvermogen van de patiënt of zijn vermogen om zelf keuzes te maken, (veel) te laag inschat of eenvoudigweg negeert. Een betuttelende benadering is vaak een belerende benadering: de mondhygiënist geeft de patiënt een lesje dat voorbijgaat aan de zorgvraag van de patiënt. Een mondhygiënist stelt:

— In de meeste gevallen is betuttelen niet de beste manier om een behandeling of instructie juist te kunnen uitvoeren. Patiënten willen serieus genomen worden en op een volwassen manier benaderd worden. Betuttelen past hier niet bij en wordt daarom ook bijna nooit toegepast binnen een behandeling. [V.MH. Paro.pr. 5.j.]

Betutteld worden ervaren patiënten op verschillende manieren. De eerste manier is dat de behandelaar op een kinderachtige toon tegen de patiënt spreekt. Kinderachtig vinden zij ook het gebruik van verkleinwoorden. Ten tweede vinden patiënten het betuttelend als de mondhygiënist veel vertelt en herhaalt, terwijl de patiënt het al lang weet of begrepen heeft. Bovendien ervaren patiënten een mondhygiënist als betuttelend als deze hen geen inspraak geeft over wat zij willen horen over én doen voor een goede (structurele) mondzorg. Voor een bespreking van de eerste manier van betuttelen – (het voorkomen van) een betuttelende toon – wordt verwezen naar het vorige hoofdstuk. Op de laatste twee vormen van betutteling wordt in dit hoofdstuk ingegaan. Eerst wordt echter de aandacht gevestigd op een positief effect dat betuttelen kan hebben op drie categorieën patiënten, namelijk op jonge kinderen, op (sommige) geestelijk beperkte patiënten en op patiënten die betuttelen als een prettige vorm van aandacht ervaren. Mondhygiënisten en tandartsen zeggen over deze laatste categorie:

- Er zijn patiënten die veel aandacht nodig hebben. Bij deze groep patiënten kan het soms positief uitpakken om ze te betuttelen, als ze daardoor deze extra aandacht krijgen. [V.MH. Paro.pr. 5j.]
- Sommige patiënten hebben er behoefte aan om een beetje betutteld te worden. Deze patiënten vinden het zelfs leuk om elke keer weer een klein lesje te krijgen. Dan vind ik betuttelen dus geen probleem. [M.TA.PARO. Paro.pr. >10j.]
- Er zijn mensen die willen graag door iedereen betutteld worden. Als je dit in de gaten hebt, kan het vaak een positief effect hebben om jezelf een beetje betuttelend op te stellen tegenover de patiënt, maar vergeet niet om daarbij duidelijk te blijven. [V.TA.PARO. Paro.pr. >10j.]

De meeste patiënten ervaren betutteld worden echter als negatief. Zij hebben als zij op deze wijze benaderd worden vaak geen zin meer te luisteren naar de uitleg en instructies van de mondhygiënist. En dat betekent dat de hoofdtaak van de mondhygiënist – preventie – minder goed lukt of zelfs mislukt. Beginnende, maar soms ook meer ervaren mondhygiënisten, merken het echter niet altijd op dat zij betuttelen, dat wil zeggen het bevattingsvermogen van de patiënt of zijn vermogen om zelf keuzes te maken niet serieus nemen. Een tandarts geeft een voorbeeld:

- Ik ken een mondhygiënist die elke patiënt, van welke leeftijd dan ook, beschouwt als een klein kind. Dat ervaar ik ook in haar rapportages, in de manier waarop zij haar commentaar verwoordt. En ik hoor het ook van mijn patiënten. [V.TA. Alg.pr.]

Een advies dat kan helpen om al de vormen van betuttelen die in dit hoofdstuk worden genoemd te voorkómen, geeft een mondhygiënist:

- Betuttelen kun je voorkomen door jezelf te verplaatsen in de patiënt. Wat zou ik er zelf van vinden als ik zo benaderd zou worden? [V.MH. Zelfst.vest.>10j.]

12.2 Geen rekening houden met wat de patiënt al weet

Een manier van betuttelen die door (beginnende) behandelaars snel over het hoofd kan worden gezien, is het geven van informatie (instructie, uitleg) aan de patiënt die bij deze patiënt al bekend is. Als niet wordt aangesloten bij de kennis over de mondgezondheid van de patiënt, krijgt de patiënt overbodige informatie. Dat kan door patiënten als betuttelend worden ervaren: ik wil niet benaderd worden als een kind dat bijna niets weet! Patiënten zeggen hierover:

- Patiënten zoals ik, die al een flink aantal jaren naar de mondhygiënist komen, weten inmiddels wel wat de bedoeling is. Wanneer dit steeds opnieuw uitgelegd wordt, ga ik me juist ergeren en ga ik het juist niet doen. Probeer dus op een andere manier patiënten te stimuleren. Je moet niet alles elke keer opnieuw aan mij uitleggen. [PATIËNT]

- Een tijd terug ging een mondhygiënist mij bij elke afspraak hetzelfde verhaaltje doen, terwijl ik het de eerste keer al begrepen had. Daar werd ik toen wel een beetje gek van. Mij zou je dus ook kunnen stimuleren door niet te vaak te vertellen wat ik al weet. [PATIËNT]
- Als tip wil ik je wel meegeven dat je bij iemand die al langer bij mondzorgkunde komt, niet zoveel hoeft uit te leggen. Als je dat wel doet wordt dit vaak als overdreven gezien. Ik zou daar wel op letten. [PATIËNT]
- Het is niet prettig dat ik bij iedere bijeenkomst dezelfde instructie krijg en dat dan helemaal van het begin af aan. Ik heb het vaak gehoord en ik weet het ook. [PATIËNT]
- De hoeveelheid informatie stemde de behandelaar goed af, omdat ze alles kort uitlegde en er dus niet een te lang verhaal van maakte. Dit is namelijk niet nodig, omdat ik al veel weet. [PATIËNT]

Hoe weet je of je onnodig herhaalt wat de patiënt al lang weet? De ervaren behandelaar let op de mimiek en andere non-verbale reacties van de patiënt en weet daardoor wanneer herhalen niet meer zinvol is. Dat kan ook betekenen dat een patiënt niet geïnteresseerd is in de informatie die je geeft. Voor een minder ervaren behandelaar is het advies eenvoudig, namelijk: vraag aan een patiënt of hij de informatie die je wilt geven ook wil horen. Patiënten zeggen hierover:

- Ga mij niet informeren en instructies geven zonder aan mij gevraagd te hebben of ik niet al lang op de hoogte ben en het dus niet wil horen. Veel informatie wordt me vaak dubbel gezegd, wat mij op een gegeven moment gaat irriteren, ook omdat het veel tijd in beslag neemt. Ik geef dan eerlijk aan dat ik al op de hoogte ben en niet veel tijd heb. [PATIËNT]
- Je moet gewoon vooraf aan je patiënten vragen of ze al deze medische informatie prettig vinden. Ik hecht niet zo veel waarde aan achtergrondinformatie. Ik kom gewoon voor een behandeling en dan wil ik weer naar huis. Nu duurde het gelukkig niet zo lang, dus dan heb ik er ook geen problemen mee. [PATIËNT]

Mondhygiënisten en tandartsen adviseren om niet van een patiënt te verwachten dat deze de mondzorg net zo belangrijk vindt als jijzelf. Realiseer je als mondhygiënist dat de mondgezondheid ook een bijzaak voor een patiënt kan zijn en respecteer die opvatting dan. Een mondhygiënist stelt:

- Het is belangrijk je te realiseren dat veel mensen lang niet zo veel bezig zijn met de mond zoals jij en ik dat zijn. Wij vinden de mond en mondverzorging heel belangrijk en zijn er daarom veel mee bezig, ook bij onszelf. Maar dat geldt niet voor alle patiënten die hier komen. Voor hen is hun mond soms slechts een bijzaak. Probeer dan echter wel te achterhalen hoe het komt dat het er wat slechter uit ziet dan de vorige keer. Hierdoor voelt de patiënt dat je geïnteresseerd in hem bent en niet je standaardriedeltje afspeelt, of als een schooljuffrouw met de vinger gaat wijzen. [V.MH. Paro.pr. 20j.]

12.3 Te veel herhalen

Patiënten ervaren het alsof hun bevattingsvermogen (zeer) laag wordt ingeschat, dat zij als onmondig worden beschouwd, als de mondhygiënist herhaalt wat ze al eerder tijdens de behandeling heeft gezegd. Patiënten die snel van begrip zijn willen niet benaderd worden als een kind dat alleen iets begrijpt als het meerdere keren wordt gezegd. Patiënten stellen:

- Als de mondhygiënist steeds alles blijft herhalen en blijft vragen of ik het begrepen heb, komt dit over alsof ik een kind ben dat nog niet alles begrijpt. [PATIËNT]

- Door de behandelaar werd steeds gehamerd op het feit dat ik niet goed tussen mijn tanden en kiezen schoonmaakte. Maar het enige wat ik dacht was: ja, dát weet ik nu wel. [PATIËNT]
- Soms lijkt het alsof jullie denken dat we niet eens weten hoe we een tandenborstel vast moeten houden. Dat is wel wat irritant. Leg patiënten gewoon simpel uit hoe iets werkt, dan komen we er vanzelf wel. [PATIËNT]
- Af en toe vond ik dat je dingen te veel herhaalde. Dit deed je denk ik om mij te laten merken hoever de behandeling gevorderd was en om me te laten weten wat me nog stond te gebeuren en ook om het gesprek een beetje op gang te laten houden. Dat is niet noodzakelijk. [PATIËNT]
- Betuttelend vind ik dingen tien keer zeggen. Daar houd ik niet zo van. [PATIËNT]
- Niet de patiënt als klein, incompetent of handelingsonbekwaam behandelen. Je moet er niet van uitgaan dat de patiënt niets kan of niets snapt. [PATIËNT]
- Tijdens een behandeling werd steeds hetzelfde herhaald over het belang van het gebruik van tandenstokers. Dat vond ik een beetje irritant worden omdat ik het eigenlijk al na één keer begreep. [PATIËNT]

Ook steeds opnieuw vragen of de patiënt het heeft begrepen en of het nog goed gaat, kan door patiënten als storend (betuttelend) worden ervaren:
- Sommige behandelaren hebben de neiging om heel vaak tussendoor te vragen hoe het gaat. Hier kan ik mij soms aan ergeren, want als het niet goed gaat dan zal ik het wel aangeven. [PATIËNT]
- Ik vind het niet fijn als je mij continu zal vragen of het wel goed met me gaat en of ik geen pijn heb. Ik denk dat ik dat zelf wel aan kan geven. [PATIËNT]
- Ga niet te vaak vragen of het gaat, alsof je steeds bang bent dat ik pijn heb. Maak een duidelijke afspraak door te zeggen: 'Als het echt niet meer gaat, geeft u dat maar aan door uw hand op te steken.' [PATIËNT]

Ook dat de patiënt zijn hand op kan steken als het niet gaat, hoeft meestal niet herhaald te worden:
- Je gaf meerdere malen aan dat ik mijn hand op kon steken als er iets met mij zou zijn tijdens de behandeling. Voor mij had je dit niet hoeven te herhalen, het was mij na de eerste keer ook duidelijk. [PATIËNT]
- Soms had ik het gevoel dat je te goed je best deed om mij op mijn gemak te laten voelen. Je vroeg heel vaak achter elkaar of het wel ging met mij en dat ik mijn hand moest opsteken als ik pijn had. Het kan zijn dat sommige patiënten dit niet fijn vinden omdat je daarmee onzeker op hen over kunt komen. [PATIËNT]

Een patiënt adviseert vrouwelijke behandelaars om bij mannelijke behandelaars te gaan kijken om ideeën op te doen hoe 'betuttelen door herhalen' kan worden voorkomen:
- Ik vind dat vrouwelijke behandelaars veel meer betuttelen dan mannelijke. Vrouwelijke behandelaars gaan altijd alles herhalen. Mannen zeggen meer waar het op staat en herhalen niet steeds alles. Ik wil dan ook liever door mannen behandeld worden. Ik zou als tip willen geven dat de vrouwen eens bij de mannen meekijken. Ik denk dat dit heel verhelderend kan werken. En andersom natuurlijk ook. [PATIËNT]

12.4   Vanuit de eigen expertise de baas spelen

Patiënten willen gehoord worden. Inspraak geven voorkomt een betuttelende benadering. Bied patiënten zorg op het door hen gewenste niveau. Een tandarts zegt hierover:

— Wat is een goede tandarts? Mijn mening is dat je naar eer en geweten je werk goed doet. Dat betekent: goed luisteren naar wat de patiënt wil en vervolgens duidelijk maken wat mogelijk en wat onmogelijk is. Patiënten horen zorg op het door hen gewenste niveau te krijgen. Dus niet: de tandarts bepaalt. [V.TA. Alg.pr. 25j.]

Om een patiënt het gevoel te geven dat hij ook iets te zeggen heeft, kunnen ook mondhygiënisten beter niet de indruk te wekken als expert alles beter te weten en vanuit die kennis te kunnen zeggen wat de patiënt moet doen:

— Ik vind het niet prettig als iemand de betweter uithangt en voor mij bepaalt wat beter is voor mij. Een mondhygiënist moet niet de baas over mij gaan spelen. Ik ben nog altijd degene die bepaalt wat er in mijn mond gebeurt. [PATIËNT]

— Ik vind het belangrijk dat de mondhygiënist/student naar mij luistert en niet alleen maar doet wat zij denkt dat het beste is. [PATIËNT]

— Op het moment dat mijn inbreng niet erkend wordt, wordt de behandeling een stuk minder aangenaam. Naar elkaar luisteren werkt uiteraard van beide kanten: ik luister naar jouw adviezen en jij als behandelaar zou ook moeten luisteren naar wat ik te vertellen heb. [PATIËNT]

— Uiteindelijk beslis ik zelf wat ik wil gaan doen. Het is wel fijn dat je me probeert te helpen door informatie te geven en mij keuzes voorlegt. [PATIËNT]

Je kunt voorkomen als een betweter over te komen door de patiënt te vragen wat hij wil gaan doen. Vraag dus aan de patiënt wat hij zelf voor ideeën heeft. Zo speel je niet de baas vanuit je kennis, maar maak je duidelijk dat de patiënt uiteindelijk kan beslissen wat voor hem acceptabel is:

— Wat ik erg fijn vind is als een mondhygiënist aan mij vraagt hoe ik graag de gedragsverandering voor me zie en hoe ik daar zelf aan zou willen werken. Op deze manier wordt er naar mijn mening geluisterd en kan de mondhygiënist inspelen op mijn wensen. [PATIËNT]

— Vraag de patiënt of het door jou geadviseerde ook mogelijk is en vraag ook of hij of zij een beter idee heeft. [PATIËNT]

— Je moet een volwassene behandelen als een volwassene en niet als een klein kind gaan wijzen: 'dit moet je doen en dat moet je doen'. Je kunt gewoon een kleine opmerking maken zoals: 'Deze keer is het bij u niet helemaal geslaagd met het schoonmaken dus zal ik het voor u doen. De volgende keer gaat het vanzelf wel weer beter. Wat denkt u ervan?' [PATIËNT]

— Laat de patiënt zelf meedenken door vragen te stellen, zodat niet alles wordt voorgekauwd. [PATIËNT]

— Wat ik erg vervelend vind aan betuttelen is dat mensen doen alsof je zelf geen keuzes kan maken. Ik vind dat er altijd eerst aan mij gevraagd moet worden wat ik graag wil. Kom ik hier zelf niet goed uit, dan vind ik het de taak van de mondhygiënist om mij daarmee te helpen. [PATIËNT]

Veel vragen stellen aan de patiënt, zonder dat is uitgelegd waarom deze vragen voor de mondgezondheid van belang zijn, kan door een patiënt als betuttelend – als een schoolse ondervraging van een kind – worden ervaren. Leg daarom aan deze patiënten uit *waarom* je iets wilt weten:

 - Maak aan mij eerst duidelijk *waarom* je iets wilt weten. Het voelde als een ondervraging aan. Als ik de reden wist waarom je iets wilt weten, dan zou ik gewoon direct antwoord geven. Liefst ook minder doorvragen. Als je eerst uitlegt waarom je informatie nodig hebt, dan hoef je minder vragen te stellen omdat ik dan meteen antwoord op wat je wil weten. [PATIËNT]

Let ook op de positie van je hand en vingers:

 - Betuttelend vind ik het ook als de behandelaar naar mij wijst met de wijsvinger. Op die manier waarschuwend naar mij wijzen, ervaar ik als een lesje. Ik vind als je mij iets uitlegt het veel prettiger als je je hand laag houdt en niet met je vinger zwaait. [PATIËNT]

Het gebruik van het werkwoord 'moeten', wordt door patiënten vaak als betuttelend ervaren:

 - Ik vind het vaak vervelend overkomen als de mondhygiëniste zegt 'dit *moet* u doen', zonder te vragen of ik het daarmee eens ben. Je kunt mij wel vragen: 'Ik vind het in uw situatie goed om dit te gaan doen, bent u het daarmee eens?' [PATIËNT]
 - 'Tuurlijk moet de mondhygiëniste vertellen wat de problemen zijn in de mond en hoe dat verholpen kan worden, maar niet dat iemand iets *moet* doen.' [PATIËNT]
 - Zeg niet 'u moet' en ook niet 'stop daarmee', maar eerder 'ik raad u aan', of 'ik denk dat het verstandig is als…' [PATIËNT]
 - Vertel niet steeds wat ik moet doen want dat weet ik wel, maar zeg waarom bepaalde dingen nodig zijn om een gezonde mondverzorging te bereiken. Hierdoor word ik denk ik meer gestimuleerd, dan iedere keer horen wat ik *moet* doen. [PATIËNT]
 - Ga niet meteen een drama maken van wat voor problemen er allemaal spelen in de mond en wat ik er als patiënt aan *moet* doen zonder te vragen wat ik er zelf van vind. [PATIËNT]
 - Begin niet meteen met instructies te geven over wat ik *moet* kopen en hoe ik het *moet* gebruiken. Sta eens stil bij wat ik nou wil als patiënt. [PATIËNT]
 - Ik wil niet dat ik dingen *moet* gaan doen, bijvoorbeeld dat ik *moet* gaan stokeren of *moet* gaan poetsen met een elektrische tandenborstel. Ik ga niet naar de mondhygiënist om een preek te krijgen over wat ik moet gaan doen. Ik wil graag informatie en de voor- en nadelen ervan horen, maar daarna wil ik graag zelf de keuze kunnen maken of ik mijn gedrag wel of niet ga veranderen. Want ik doe niets waar ik niet achter sta. [PATIËNT]
 - Ik vind het fijner als de mondhygiënist de instructie geeft zonder te vertellen dat ik het *moet* doen. Het is aan mij of ik iets wel of niet doe. [PATIËNT]

Mondhygiënisten en tandartsen sluiten hierbij aan. Zij benadrukken geen preek te houden over 'wat moet', maar aandacht te besteden aan wat de patiënt zelf wil:

 - Patiënten vinden het niet leuk om hier te komen en dan een preek te krijgen. Ze willen graag begrepen worden en geholpen. Alleen dan kun je ze motiveren. [M.TA. Alg.pr. 25j.]
 - Breng de informatie feitelijk en neutraal. Doe dit op de manier van: eerst was dit de situatie en nu is dit de situatie, wat is daar het gevolg van? Als je ziet dat iemand ervan schrikt, dan moet je wel vragen waarom hij of zij schrikt. [V.MH. Paro.pr. 5j.]
 - Een mooie zin om te zeggen is: 'Mag ik u iets uitleggen?' Dan leg je het heel open neer. Wanneer de patiënt daar dan 'ja' op zegt, heb je ook meteen contact. Zo'n simpel open

zinnetje maakt het voor de patiënt heel veel makkelijker je verhaal te accepteren, dan wanneer je gelijk met dat verhaal begint. [M.TA. Alg.pr. 25j.]

12.5   De rokende patiënt betuttelen

Een specifieke categorie patiënten die geregeld betutteld wordt, is de rokende patiënt. Mondhygiënisten realiseren zich soms onvoldoende dat roken een weliswaar ongezonde, maar ook bewuste keus kan zijn van een patiënt. Ook beseffen ze niet dat rokende patiënten zich maar al te goed de schadelijke gevolgen van roken realiseren. Rokende patiënten ervaren de volgende betutteling:

- Ja, ik rook, en dan krijg ik regelmatig te horen hoe slecht het voor je is en wat de gevolgen zijn, ook nadat ik toch duidelijk zelf heb aangeven: ik rook. Ik *weet* de gevolgen maar ik ben *niet* van plan om te stoppen. Het irriteert mij als ze dan toch dat hele verhaal over de schadelijkheid van roken voor mijn gebitsgezondheid weer gaan vertellen. Dat ervaar ik dan als doordrammen. Het is vervelend als een mondhygiënist niet luistert naar de wensen en behoeften van een patiënt. [PATIËNT]
- Wat ik prettig vond, is dat ik niet wéér een preek kreeg van de student om het feit dat ik rook. Ze gaf wel kort en duidelijk de gevolgen ervan aan. [PATIËNT]
- Ik krijg tijdens de behandeling vaak te horen dat ik veel aanslag op mijn tanden heb. Ik weet dat roken ervoor zorgt dat ik die aanslag krijg. Ik wil deze aanslag zelf graag verwijderen, maar omdat ik rook is de kans kleiner dat dit lukt. Ik merk dat de behandelaar mij probeert over te halen om te stoppen met roken, maar dat ben ik nog niet van plan. Ik wil van een mondhygiënist daarom graag iets anders horen over wat ik kan doen om die aanslag te voorkomen, dan dat ik moet stoppen met roken. [PATIËNT]
- Je had het over mijn rookgedrag, maar zoals ik je vertelde: ik kan niet stoppen met roken. Het was goed dat je daar dan ook niet verder op in ging. Ik heb wel eens meegemaakt dat een behandelaar mij wilde laten stoppen met roken. Dit zal dus nooit gaan lukken. Ik heb haar dit ook gezegd, maar ze bleef maar doorgaan alsof ik het niet had verteld. Doe dat dus niet. Neem dit mee als mijn advies. [PATIËNT]

Een mondhygiënist geeft het volgende advies om de rokende patiënt te benaderen zonder deze te irriteren:

- Wijs kort op de schadelijke effecten van roken voor de mondgezondheid. Achterhaal waarom de patiënt rookt door te vragen: waarom rookt u? Wilt u stoppen met roken? Denkt u dat dit zal lukken? Als de patiënt niet wil stoppen, of denkt dat dit niet zal lukken, houd er dan over op en kom er de volgende behandeling ook niet meer op terug. [V.MH. Alg.pr. 10j.]

12.6   Mondhygiënisten en tandartsen over betuttelen

Mondhygiënisten en tandartsen sluiten aan bij de wensen van patiënten in de vorige paragrafen en geven hun beginnende collega's de volgende adviezen. Als eerste wijzen zij er, net zoals patiënten, op dat te veel herhalen, te veel 'doorhameren op hetzelfde', voorkomen dient te worden. Laat daarentegen de patiënt zelf denken en antwoord geven:

- Wat je wel vaak ziet is dat mondhygiënisten behandelopties voorkauwen. Zorg ervoor dat de patiënt zelf aan het denken wordt gezet, anders komt het niet over en gaat de patiënt zijn gedrag ook niet veranderen. [M.MH. Alg.pr.]

= Als een patiënt de boodschap al heeft begrepen, is het niet verstandig om deze nog te herhalen. De patiënt zou zich hierdoor 'dom' kunnen voelen. Wanneer het duidelijk is dat de patiënt de boodschap niet heeft begrepen, is het juist wel weer van belang dat je deze nog een keer herhaalt. [V.MH. Paro.pr. 15j.]

= Mensen die al verschillende keren dezelfde instructies hebben gehad, weten op een gegeven moment wel hoe ze iets moeten doen. Realiseer je dat het probleem het *doen* is en niet het *weten* wat je moet doen. Ik vind het vooral van belang dat je niet blijft hameren op hetzelfde, maar benoemt: 'Dit weet u allemaal wel, dus daar zal ik niet over doorgaan.' [V.MH. Zelfst.vest. <10j.]

= Het is allemaal relatief wat wij hier doen. Er vallen geen doden. Je doet het voor de mensen en die moeten er blij van worden. Betuttelen ontstaat doordat je het resultaat vaak te veel als een tandheelkundig doel voor een persoon vastlegt. Daarmee vergeet je dat je de persoon als geheel moet zien en behandelen. Sommige mensen komen hier en hebben hele verhalen over hun vorige mondhygiënisten en zeggen dan: 'Ja, die was véél te streng. Die had het altijd alleen maar over die rager!' Dat mag hier dan dus ook niet: het blijven doorhameren op één ding. [M.TA.PARO. Paro.pr. >10j.]

Je laat de patiënt zelf nadenken door vragen te stellen:

= Bij patiënten van middelbare leeftijd is het extra belangrijk om *motivational interviewing* toe te passen. Deze groep wil echt niet horen wat ze wel en niet moeten doen. [V.TA. Alg.pr. 3j.]

= Betuttelen voorkom je door feiten te benoemen en daarover te vragen: 'Wat ziet u en wat vindt u daarvan?' De situatie in de mond kun je dus met een vraag terugkoppelen naar de patiënt. [V.MH. Paro.pr. 15j.]

= Betrek de patiënt bij alles van de behandeling, leg alles stap voor stap uit en laat ze zelf nadenken door open vragen te stellen. [M.TA. Alg.pr. 5j.]

= Als je iets wil zeggen tegen de patiënt wat tegenvalt zeg je: 'Oh, eigenlijk gaat het niet zo goed op dit moment. Hoe kijk je daar zelf tegenaan?' Je moet niet gaan zeggen dit en dit en dit is er aan de hand en u moet nu dit en dit en dit gaan doen. Eerst moet je dus de mindset van de patiënt goed krijgen, zodat hij jouw adviezen accepteert. [V.MH. Paro.pr. 5j.]

De beslissing bij de patiënt leggen is ook essentieel als een patiënt herhaaldelijk de gegeven instructies niet opvolgt:

= Als een patiënt herhaaldelijk je instructies niet opvolgt, benoem dan wat je waarneemt. Bijvoorbeeld: 'Vorige keer heb ik u dit en dit geadviseerd, u geeft aan dat u dat niet gedaan heeft. Mag ik vragen waarom niet?' Zo kom je dichter bij de oorzaak, vervolgens kun je daarop inspelen. [V.TA. Alg.pr. 10j.]

= Wanneer ik na verschillende pogingen en instructies nog geen verbetering merk, kan ik twee dingen doen. De eerste optie is de patiënt vragen wat hij met zijn gebit in de toekomst wil – behouden of in de richting van afbouw en een kunstgebit. Ik geef dan aan dat het voor mij geen verschil maakt, maar dat ik dan wel weet of ik nog tijd in instructies en het optimaliseren van de mondhygiëne moet steken. Vaak zie ik na een goed gesprek hierover de keer daarna al verbetering. De tweede optie is ervoor te kiezen om even tijdelijk geen instructies te geven, omdat de motivatie van de patiënt ontbreekt. Als ik merk dat de patiënt weer interesse begint te krijgen, dan geef ik weer instructies en begeleiding. [V.MH. 5j.]

Laat de patiënt bepalen waar hij aan wil gaan werken. Zo laat je patiënten in hun waarde als mondige personen:

- Wij professionals zijn verantwoordelijk voor het geven van de beste informatie en behandelingen. Het maken van een keuze, die verantwoordelijkheid, die ligt bij de patiënt. Blijf daarom heel nuchter tegen je patiënten: benoem wat je ziet, leg de behandelopties voor en geef je deskundige visie door ze te laten weten wat volgens jou de beste keuze is. Vervolgens geef je de patiënt de ruimte om te kiezen. Als de patiënt kiest voor het niet-optimale, dan moet dit respecteren. Zo voelt de patiënt zich gerespecteerd en neem jij geen verantwoordelijkheid over van de patiënt. [V.TA. Alg.pr. 5j.]
- Hier in de praktijk werkt een mondhygiëniste die goed omgaat met haar patiënten door hen in hun waarde te laten. Zij zal niet altijd protocollair handelen, maar echt kijken naar wie ze voor zich heeft. Zij zal ook nooit met een vingertje gaan wijzen naar wat een patiënt allemaal verkeerd doet. Werkt de patiënt niet mee, dan maakt ze de patiënt duidelijk dat het gewenste resultaat niet bereikt kan worden en zo hebben allebei de partijen er vrede mee. Het heeft geen zin om mensen iets te gaan leren of vertellen waar ze eigenlijk geen zin in hebben. Je kunt dus stellen dat zij handelt op basis van de motivatie van de patiënt en dat vind ik een pluspunt! [M.TA. Alg.pr.]
- Probeer niet meteen een patiënt al jouw ideeën uit te laten voeren. Het is beter om de patiënt eerst te laten inzien dat zijn eigen manieren niet altijd de beste zijn. Wanneer je te snel 'trekt' aan een patiënt, is het mogelijk dat je deze patiënt juist verder van je afduwt. Dat is iets wat je altijd moet proberen te voorkomen. [M.TA. Alg.pr. 25j.]
- Je moet nooit oneindig volhouden met het geven van een instructie als die patiënt niet gemotiveerd is. Je moet eerst weten wat je nog kunt bereiken. Als een patiënt tevreden is met alleen een recall, dan is dat zo en heb je dat te accepteren. [M.TA.PARO. Paro.pr. >10j.]

Mondhygiënisten en tandartsen wijzen op het betuttelend effect dat het geven van veel complimenten kan hebben. Ook een herhaling van complimenten is niet goed:

- Geef niet te veel complimenten. Bij het geven van een poetsinstructie moet je niet steeds herhalen: 'goed zo!, heel goed!, dat doet u netjes!' enzovoort. Wanneer je de patiënt te veel complimenten gaat geven, zal hij/zij ook denken: ik ben geen kind dat je met zoveel complimentjes moet motiveren. [M.MH. Alg.pr.]
- Je hoeft de patiënt geen tien complimentjes per dag te geven, één is al genoeg. De patiënt gaat denken: ik ben geen kind maar een volwassen persoon. [M.MH. Alg.pr.]

Ten slotte nog een advies van een mondhygiënist die er op wijst dat 'lichamelijk beperkt' niet altijd 'hulpbehoevend' betekent:

- Ga er, als iemand een lichamelijke beperking heeft, niet direct van uit dat je die persoon moet helpen. Dat kan betuttelend overkomen. [V.MH. Paro.pr. 5j.]

Verstandigheid: de patiënt centraal door empathie

Samenvatting

In dit hoofdstuk wordt ingegaan op het belang van empathie om de preventietaak van de behandelaar te laten slagen. Opnieuw staat – net zoals in ► H. 12 en ► H. 13 – daarbij het belang van de eigenschap verstandigheid (*prudentia*) voor de beroepshouding centraal: het is verstandig met empathie met een patiënt om te gaan. ► Paragraaf 13.1 bepreekt het begrip empathie en het verband tussen empathie en verstandigheid. ► Paragraaf 13.2 maakt duidelijk dat empathie betekent dat de behandelaar rekening houdt met de behoefte van veel patiënten aan een duidelijke en beknopte uitleg. In ► par. 13.3 wordt een aantal zaken genoemd die patiënten prettig en onprettig vinden tijdens de behandeling. Empathie tonen is daar als behandelaar rekening mee houden. ► Paragraaf 13.4 bespreekt het belang dat patiënten kunnen hechten aan 'een praatje maken' en aandacht geven aan hun persoonlijke leven. Inschatten of een patiënt daar inderdaad behoefte aan heeft, vereist empathie. ► Paragraaf 13.5 verbindt empathie met de behoefte van patiënten aan complimenten.

13.1   Verstandigheid en empathie

Empathie is het zich kunnen verplaatsen in de gevoelens of de gedachtegang van een ander. Empathie kan binnen de mondzorg breed worden omschreven als je inleven in wat de patiënt bedoelt te zeggen, aangenaam en onaangenaam vindt, verwacht, begrijpt of niet begrijpt, zelf wil bepalen of juist niet wil bepalen enzovoort. Empathie is niet alleen 'inleven', 'aanvoelen', 'opmerken', maar ook handelen naar wat je constateert, dat wil zeggen: daadwerkelijk rekening houden met wat in de patiënt omgaat.

Empathie tonen is verstandig. Verstandig zijn betekent dat een professional in een bepaalde situatie het juiste doel weet te kiezen (wijsheid) en de juiste middelen (slimheid) om het doel te bereiken. In dit hoofdstuk wordt duidelijk gemaakt dat empathie de behandelaar helpt om zijn doel te bereiken: een goede mondzorg leveren aan de patiënt. Het is, anders gezegd, slim om patiënten met empathie te benaderen. Een tandarts zegt over het belang van empathie:

- In een patiëntenbestand zit natuurlijk erg veel variatie wat betreft karakter, intelligentie, leven of stijl van de patiënten. Er kunnen tientallen redenen zijn waardoor iemand wat slordiger is met zijn mondhygiëne: drukke baan, kinderen, ziekte enzovoort. Daarom kan de aanpak van een mondhygiënist niet bij elke patiënt hetzelfde zijn door te zeggen: 'Je poetst je tanden niet goed!' Ik denk dat een mondhygiënist zich moet verdiepen in hoe een persoon is en wat het beste werkt voor die patiënt. Het stoort me dan wel dat sommige mondhygiënisten met vele jaren ervaring nog steeds geen gerichte poetsinstructie kunnen geven die aangepast is aan de individuele patiënt. Deze mondhygiënisten daar écht op aanspreken heb ik niet gedaan, maar ik verwijs wel minder snel mijn patiënten naar hen toe. Ik verwijs mijn patiënten naar andere mondhygiënisten die wel een patiëntgerichte behandeling geven. [V.TA. Alg.pr. 25j.]

Je moet als behandelaar patiëntgericht zijn, dat wil zeggen de vaardigheid hebben ontwikkeld om de gedachten, gevoelens en persoonskenmerken van een patiënt te herkennen en er adequaat op weten te reageren. Voor elke patiënt is het belangrijk dat de behandelaar zich kan inleven in zijn situatie. Door empathie te tonen stelt de mondhygiënist de patiënt centraal. De patiënt centraal stellen is niet hetzelfde als de mondhygiëne centraal stellen. Een parodontoloog zegt:

- Je kunt de patiënt verkeerd benaderen door veel te veel druk zetten op de mondhygiëne, bijvoorbeeld door je helemaal te storten op het geven van instructie. Je bent dan alleen maar naar de tanden aan het kijken en vergeet de patiënt erachter. Dat is wel echt een valkuil van veel pas afgestudeerde mondhygiënisten. [M.TA.PARO. Paro.pr. >10j.]

Empathie is 'de patiënt achter de tanden zien'. Om een patiënt niet te betuttelen (zie ▶ H. 11) is ook empathie vereist, want de behandelaar probeert aan te voelen dat het voor een patiënt storend is als zijn bevattingsvermogen en autonomie ('zelf willen bepalen wat je gaat doen voor je gebit') te laag worden ingeschat. Een patiënt geeft een voorbeeld van empathie:

- Ik kwam heel gestrest binnen voor de behandeling. Dat zag je aan mijn houding, waardoor je geïnteresseerd vroeg of ik gespannen was. Dat vond ik heel prettig. Vervolgens vroeg je ook waar je rekening mee kon houden. Dat was heel netjes van je! [PATIËNT]

Voor mondhygiënisten is empathie onmisbaar om de patiënt te kunnen motiveren tot een betere mondzorg. Waarom? Patiënten zullen minder goed of zelfs 'juist niet' luisteren naar de uitleg en instructies van iemand die hen niet begrijpt en aanvoelt. 'Als jij niet naar mij luistert, dan luister ik ook niet naar jou!', is een eerder geciteerde constatering van een patiënt. Empathie kan gezien worden als een vorm van verstandigheid, als we de nadruk leggen op dat het 'een inzicht in' is en 'een begrijpen van' de situatie en gevoelens van de patiënt en daarop adequaat (verstandig) reageren. Een mondhygiënist zegt:

– Je moet je inleven in de houding waarin iemand ligt: plat op de rug. De behandelaar raakt bovendien je intieme zone, je persoonlijke ruimte aan. En je bent al kwetsbaar omdat je achterover ligt en niks kunt. In de natuur is die ligging de meest beroerde positie en zo moeten de patiënten in de stoel liggen. Ook al is iemand 'niet bang voor de tandarts', die houding maakt dat je heel kwetsbaar wordt. Daar moet je met respect mee omgaan. [V.MH. Alg.pr. 20j.]

Empathie en het eerder genoemde begrip 'respect' zijn nauw met elkaar verbonden. Een parodontoloog zegt over het belang van empathie:

– Er zijn hier mondhygiënisten werkzaam die heel goed zijn in de omgang met patiënten doordat zij een goede inschatting kunnen maken van het type patiënt dat in de stoel ligt. Er moet, om iemand te kunnen motiveren, een vertrouwensband ontstaan. Die ontstaat meestal alleen als de patiënt zich begrepen voelt. Een goede mondhygiënist vraagt zich bij elke patiënt opnieuw af: wat voor een patiënt heb ik voor mij en hoe zou deze het liefste benaderd willen worden? Als je jezelf deze vraag stelt en het antwoord toepast, is dit vaak een goede zet. Je moet ook altijd jezelf blijven, maar je gedrag wel kunnen aanpassen aan de patiënt die je voor je hebt. Bij mondhygiënisten die dat kunnen, merk je dat hun patiënten zeer tevreden over hen zijn en ook heel erg betrokken bij hen zijn. [V.TA.PARO. Paro.pr. >10j.]

Een tandarts geeft een voorbeeld dat het belang van empathie verder verheldert:

– Ik ken een mondhygiënist die goed is in de omgang met patiënten. Datgene wat haar zo goed maakt, is dat zij goed kan inschatten welke benadering bij een patiënt hoort. Zij begint altijd eerst met een praatje met de patiënt en vraag dan globaal hoe het is met de mondhygiëne. Zij stemt wat moet worden overgebracht af op de manier waarop een patiënt zich gedraagt, praat en zich non-verbaal uit. Zij behandelde bijvoorbeeld een oude statige mevrouw met gehoorproblemen, die bovendien niet goed meer kon lezen. Deze mevrouw gaf zij uitleg over haar mondsituatie door allereerst rustig en duidelijk te praten. Om haar verhaal te verduidelijken, maakte ze bovendien gebruik van afbeeldingen. Omdat deze mevrouw niet als zielig beschouwd wilde worden vanwege haar gehoor- en zichtbeperking, heeft zij extra opgelet haar niet betuttelend te benaderen. Deze patiënt heeft haar na de behandeling gecomplimenteerd over de manier waarop zij was benaderd. [M.TA. Alg.pr. 25j.]

13.2 Kort en helder uitleggen

Helder uitleggen vereist dat je je uitleg aanpast aan de patiënt. Dat vereist empathie. Patiënten vinden het onprettig als de mondhygiënist hen met 'een lang verhaal' informatie geeft. Zij begrijpen de mondhygiënist die te lang spreekt vaak ook niet meer. Empathie is dat per patiënt inschatten en er rekening mee houden. Een patiënt zegt:

– Als je veel zou gaan vertellen, dan raak ik als patiënt een beetje de essentie van je verhaal kwijt, waardoor ik niet echt gemotiveerd zal worden om iets te gaan veranderen of doen. [PATIËNT]

Veel patiënten vinden het prettig als de mondhygiënist beknopt, *to the point* spreekt:

- Ik vond dat je het erg goed deed, maar misschien kun je iets minder lang doorpraten, want dan vergeet ik nogal eens dingen. Liever heb ik de uitleg kort en bondig. [PATIËNT]
- Kort uitleggen wat jij als behandelaar kan doen en wat ik als patiënt kan doen. Als ik aangeef dat ik geïnformeerd wil worden over dingen die ik nog niet weet, ben ik erin geïnteresseerd en kun je kort en duidelijk vertellen. Niet te veel in één keer, anders vergeet ik veel dingen. [PATIËNT]

Geef bovendien direct antwoord op een vraag van een patiënt. Praat dus niet om je antwoord heen:

- Wat ik minder prettig vond was het feit dat je niet meteen op mijn vraag inging, maar eerst over iets anders sprak voordat je echt antwoord gaf. Je vertelde te veel over niet belangrijke dingen. Hierdoor kreeg ik ook te veel informatie die ik niet zo goed kon onthouden. [PATIËNT]

Je stelt de patiënt centraal door te vragen of hij je uitleg heeft begrepen:

- Ik kan me indenken dat voor sommige mensen de gegeven informatie erg veel is en dat ze het verhaal kwijt kunnen raken terwijl je nog niet klaar bent. Dan kunnen ze de draad niet meer oppakken. Je zou misschien tussen de instructies door nog de vraag kunnen stellen of hij of zij nog begrijpt wat je vertelt. [PATIËNT]

Probeer aan te voelen wat de patiënt nog kan begrijpen. Mondhygiënisten geven aan dat 'meer vertellen dan de patiënt kan verwerken', voorkomen kan worden door informatie over een paar behandelingen te verdelen:

- Je moet niet te veel in één keer willen vertellen. Dat kun je voorkomen door de informatie die je wilt geven, te verdelen over de afspraken die voor de patiënt zijn gepland. De patiënt kan niet alles in één keer onthouden. [V.MH. 15j.]

Verdeel de informatie die je geeft bij patiënten over de behandeltijd. Geef hen kleine doses informatie. Deze patiënten zeggen hierover:

- Jij komt duidelijk over doordat je alles in stapjes uitlegt. Daardoor word ik ook meer bij de behandeling betrokken en ga ik het zelf ook interessanter vinden. [PATIËNT]
- Houd het kort! Probeer niet een half uur lang uitleg te geven. Je kunt ook af en toe tijdens de behandeling stoppen en dan uitleg geven en kort advies geven. [PATIËNT]
- Ik vind het niet fijn als alle problemen of aandachtspunten mij aan het einde van de behandeling verteld worden. Liever krijg ik die informatie bij elke stap tijdens de behandeling. Ik krijg dan niet in één keer zoveel informatie. [PATIËNT]

In stapjes informatie krijgen tijdens de behandeling vinden patiënten vaak prettig:

- Tijdens de behandeling was het heel erg prettig dat je steeds vertelde wat je allemaal aan het doen was en ging doen en hoe het er in mijn mond uitzag. Ik vind het leuk om deze achterliggende informatie te weten en dat je steeds aan het praten bent ontspant mij. [PATIËNT]
- De behandelaar was fris, duidelijk. Ik kreeg tijdens de behandeling steeds goede aanwijzingen over wat ze zag en ging doen en hoe ik daarbij kon helpen. [PATIËNT]

Een mondhygiënist waarschuwt echter:

— Geef de patiënt ook alleen de informatie die de patiënt écht nodig heeft. [V.MH. Paro.pr. 5j.]

Vooral tijdens de eerste behandeling bestaat het gevaar dat te veel informatie wordt gegeven:

— Voorkom dat je tijdens de eerste behandeling heel veel informatie geeft. Probeer aan te voelen of iemand wat je zegt inderdaad nog oppikt. Vraag ook gewoon aan de patiënt of wat je zegt duidelijk is. [V.MH. Paro.pr. 5j.]

Maak je uitleg voor patiënten ook niet te ingewikkeld door te veel opties te noemen:

— Probeer het allemaal zo makkelijk mogelijk te houden en kom dus bijvoorbeeld niet aan met bijvoorbeeld een tandenstoker én een rager én misschien nog hier en daar flossen. Dan wordt het voor de patiënt te veel. [V.MH. Paro.pr. 10j.]

Sluit af met een korte samenvatting van wat je hebt gedaan en vertel wat je de volgende keer gaat doen:

— Vat na de behandeling kort samen wat je hebt gedaan en wat je bij de vervolgafspraak gaat doen. Als je op deze manier je doelen bespreekt met de patiënt, dan kan de patiënt de behandelingen beter begrijpen. [PATIËNT]

Plaatjes en folders gebruiken, kan bij veel patiënten effectief zijn:

— Ik vind het heel erg goed om argumenten en hulpmiddelen zoals informatieboekjes bij je verhaal te gebruiken, zodat het voor mij echt duidelijker wordt en ik meer gestimuleerd word om aan mijn gedrag te gaan werken. Je kan allemaal wel zeggen dat iets niet goed is of slecht is, maar door argumenten te geven wordt het wat tastbaarder en komt het dichterbij. [PATIËNT]

— De folders over de parodontitis en stokers waren heel nuttig. Zo kan ik thuis nog een keer rustig nalezen wat je al hebt verteld. [PATIËNT]

— Die folders ter verduidelijking vond ik heel fijn! Ik kon me er niet meteen iets bij voorstellen, door die folders lukt dat nu wel. [PATIËNT]

Je uitleg en instructie kan een patiënt ook als 'overdreven' of 'onprettig' ervaren. Hoe kom je daarachter? Een mondhygiënist zegt:

— Let goed op non-verbale signalen en antwoorden van de patiënt als je deze iets vraagt of uitlegt. Als je weerstand opmerkt, ga je nader in op wat de patiënt zegt door bijvoorbeeld te vragen: 'Begrijp ik goed dat u dit misschien een beetje overdreven vindt?' Dan vertaal je de woorden van de patiënten en achterhaal je of je ernaast zit of niet. Op deze vraag kan de patiënt bijvoorbeeld antwoorden: 'Nee, overdreven vind ik het niet, maar het is allemaal zo'n gedoe, ik heb nu geen tijd.' Dan ga je daar verder op in. [V.MH. Alg.pr. 20j.]

13.3   Met empathie de patiënt centraal stellen

Waar hebben patiënten nog meer behoefte aan, los van een begrijpelijke en niet te lange uitleg? Deze paragraaf presenteert een aantal zaken die patiënten waarderen en waarop de behandelaar kan letten. Empathie is aanvoelen of de specifieke patiënt die je behandelt, deze zaken inderdaad prettig vindt. Sommige patiënten kunnen juist het tegengestelde van wat hierna gezegd wordt aangenaam vinden!

Veel empathie is er niet vereist om je te realiseren dat patiënten het onprettig vinden als hen iets gevraagd wordt terwijl zij letterlijk niet *kunnen* antwoorden. Moeilijker is het om daar ook daadwerkelijk rekening mee te houden. Patiënten zeggen:

– Sommige behandelaars vragen je dingen terwijl je met de mond open ligt. Dat is natuurlijk niet handig. Je wilt dan graag antwoorden, maar dat gaat dan dus niet. [PATIËNT]
– Soms praten ze ook tegen je als ze bezig zijn in de mond. Dat vind ik irritant want je kan nauwelijks reageren. [PATIËNT]
– Misschien is het handig om tijdens het behandelen geen vragen te stellen, want het is niet zo handig om antwoord te geven als je aan het behandelen bent met instrumenten in mijn mond. [PATIËNT]
– Te veel vragen stellen terwijl je met allerlei gereedschapsdingen in mijn mond zit en ik niet normaal kan antwoorden is niet prettig. [PATIËNT]
– Ik was soms niet in staat om wat terug te zeggen omdat je het instrumentarium nog in mijn mond had zitten. Later ging het al een stuk beter en kon ik ook gewoon wat terugzeggen. Erg fijn vond ik dat. [PATIËNT]

Veel patiënten vinden pauzes prettig:

– Er was tussendoor ook even tijd voor een pauze, zodat ik even geheel kon ontspannen en mijn mond kon sluiten. [PATIËNT]
– Een pauze tijdens de behandeling vind ik ook altijd wel fijn, omdat je dan even de kaken kan ontspannen. [PATIËNT]
– Ik vond dat je zonder overbezorgd te zijn, voldoende vaak vroeg of ik even een slokje water wilde. [PATIËNT]
– Ik vond het ook fijn dat je vertelde om mijn hand op te steken als ik pauze nodig had of pijn had. Je vroeg ook vaak of het goed ging en of ik water wilde drinken. Dat vond ik erg aardig. [PATIËNT]
– Het is vervelend als ze je niet de tijd geven om te slikken tijdens een behandeling. [PATIËNT]
– Ik begrijp dat het wel eens vergeten wordt om de patiënt rechtop te zetten. Aangezien je lang moet liggen is het fijn af en toe rechtop te kunnen zitten. [PATIËNT]

Gebruik geen vaktaal:

– Tijdens de behandeling zat de student met tandheelkundige termen te praten tegen haar assistent. Ik had geen flauw idee waar het over ging en voelde me toen lichtelijk ongemakkelijk omdat ik niet wist of het nu goed of slecht met me ging. [PATIËNT]
– Het is voor mij moeilijker om die lastige termen te begrijpen. Dus ik vond het minder prettig als er vaktaal gebruikt werd. [PATIËNT]
– Zoals ik al aan jou had aangegeven vond ik het opvallend dat je me echt bij de behandeling betrok. Soms gebruikte je nog wel moeilijke woorden waar ik nog nooit van had gehoord zoals scaler en curette – die woorden zijn voor mij niet zo van belang. [PATIËNT]
– Ik vond dat je soms nog wel moeilijke woorden gebruikte, waarna je deze aan mij uitlegde. Misschien kun je deze moeilijke woorden voortaan gewoon niet gebruiken? Dat scheelt jou uitlegtijd en mij nadenkwerk over jouw uitleg van die woorden. [PATIËNT]

Rekening houden met lichamelijke klachten 'los van de mond', kan de behandeling voor een patiënt veel aangenamer maken. Een parodontoloog geeft een voorbeeld:

– Ook denken we in onze praktijk aan de kleine dingen die een patiënt extra comfort bieden, waardoor hij meer vertrouwen krijgt. Wij hebben bijvoorbeeld patiënten met nekklachten.

Dit staat genoteerd in het journaal. Als deze patiënten komen ligt het nekkussentje al voor hen klaar. Zo merkt de patiënt dat we rekening met hem houden. Het klinkt heel cliché, maar het zijn wel de kleine dingen die het hem doen. [M.TA.PARO. Paro.pr. >10j.]

Beschouw patiënten die aangeven dat ze hun best hebben gedaan voor hun mondzorg, terwijl dat duidelijk onjuist is, niet meteen als leugenaars. Probeer hen te zien als mensen die – zoals de meeste mensen – een (door jou) gewenst antwoord proberen te geven. Een mondhygiënist stelt:
- In het begin vond ik het vervelend als patiënten tegen mij 'logen' over de aandacht die zij hadden besteed aan hun mondzorg, maar tegenwoordig kan ik daar goed mee omgaan. Ik laat deze patiënten zien dat het bijna onmogelijk is dat ze bijvoorbeeld netjes tweemaal daags gepoetst hebben. Ik zeg dan: 'Aan het tandvlees te zien blijft er toch nog regelmatig plaque zitten. Het is rood en gezwollen en het bloed snel. Wanneer het tweemaal daags goed word gereinigd, hoort het er niet zo uit te zien. Ik zie dat u het nu goed gedaan hebt, dus de manier van poetsen, dáár ligt het niet aan. Kunt u de motivatie nog opbrengen om tweemaal daags te poetsen en één keer per dag de rager te gebruiken?' Vaak komen deze patiënten er dan alsnog eerlijk voor uit dat ze te weinig hebben gedaan. Probeer in te zien dat 'liegen' eerder de neiging van mensen is om snel een sociaal gewenst antwoord te geven en probeer daar als mondhygiënist begrip voor te hebben. [V.MH. Paro.pr. 5j.]

Stel geen te hoge eisen aan de patiënt. Probeer er begrip voor te hebben dat patiënten niet altijd doen wat ze zeggen dat ze gaan doen. Respecteer ook het gedrag waar de patiënt qua mondzorg voor kiest:
- Als behandelaar moet je geen te hoge eisen stellen aan een patiënt. In plaats daarvan moet je samen met de patiënt kijken naar de beschikbare mogelijkheden. Probeer de patiënt, ondanks zijn of haar gedrag, te respecteren, want zonder wederzijds respect kun je als behandelaar geen succes met de patiënten bereiken. [V.MH. Alg.pr. >30j.]

13.4 Een praatje maken en belangstelling tonen

Patiënten waarderen het als de behandelaar niet meteen op de mondgezondheid ingaat, maar eerst met een (oppervlakkig) praatje begint. Voel aan voor welke patiënten dit spanning wegneemt en daarom prettig is:
- Het geeft altijd een meer ontspannen sfeer als er van tevoren even een praatje wordt gemaakt. [PATIËNT]
- Maak het wat persoonlijker! Heb het niet alleen maar over het gebit maar ook bijvoorbeeld over het weer of andere dingen. Zo leid je patiënten die misschien zenuwachtig zijn, af. [PATIËNT]
- Je stelde beleefde vragen zoals: 'Ik zag dat u ver moest reizen, kon u het goed vinden? Was het vandaag druk op de weg?' En je begon een leuk gesprekje vooraf waardoor het niet zo gespannen aanvoelde omdat ik normaal gesproken toch wel zenuwen krijg als ik in de stoel lig. [PATIËNT]
- Ik vond het ook fijn dat ze me afleidde door een gesprek met me te voeren. Hierdoor hield ik me niet meer zo bezig met dat wat ik vooraf aan de behandeling nog 'eng' vond. [PATIËNT]
- Het zou beter zijn om eerst bijvoorbeeld een leuke opmerking te maken om het ijs te breken. Ik denk dat het daarna voor mij makkelijker zou verlopen. [PATIËNT]

Veel patiënten waarderen niet alleen een 'oppervlakkig praatje', maar ook dat de behandelaar wat minder 'oppervlakkig' aandacht besteedt aan hun persoon en leven:

- Wat je zou kunnen doen is niet alleen interesse tonen in mijn mondgezondheid maar ook nog wat meer in mijn leven. Ik vind het leuk als een mondhygiënist mij ook andere vragen stelt dan: 'Heeft u ergens pijn in uw mond of gaat het rageren nog steeds goed?' Ik vind het leuk als er bijvoorbeeld ook gevraagd wordt naar mijn hobby's en dergelijke. [PATIËNT]
- Ik vind het belangrijk dat de behandelaars weten wat voor persoon zij voor zich hebben. Het is niet alleen behandelen, maar ook gesprekken met elkaar voeren en elkaar leren kennen. [PATIËNT]
- De behandeling was écht gezellig omdat de behandelaar niet super strikt op mij overkwam. Ik heb daarom ook iets over mijn hobby's kunnen vertellen. Ik vind het sowieso niet leuk naar een tandarts te gaan. Als deze dan niet eens normaal met mij praat en de behandeling te steriel is, dan voel ik mij echt niet op mijn gemak. [PATIËNT]
- Het is fijn als je niet alleen een zakelijke band hebt met de patiënt. Ik vind het wel fijn als er interesse wordt getoond in mijn achtergrond. [PATIËNT]
- Het is prettig voor de patiënt als je niet alleen over de mondgezondheid praat, maar ook interesse toont in ons dagelijks leven. Niet de hele tijd natuurlijk, maar wel dat je ook weet hoe de thuissituatie is. Zodat je ook een persoonlijke band krijgt met ons als patiënt. [PATIËNT]
- Ik vond het een erg prettige behandeling. Je was erg geïnteresseerd in mij als persoon en dat vond ik fijn. Ik voelde me niet zo'n patiëntnummer. [PATIËNT]
- De behandelaar wist nog dat ik op vakantie was geweest en vroeg hiernaar. Ze begon niet meteen met de behandeling, maar er was eerst een kort kennismakingsgesprek. Dit vond ik erg prettig, want zo ontstaat er meer een (vertrouwens)band tussen patiënt en behandelaar en zal ik het minder moeilijk vinden om dingen bespreekbaar te maken. [PATIËNT]

Het vereist empathie om te weten of een patiënt aandacht voor zijn persoonlijk leven prettig vindt of juist niet. Sommige patiënten vinden deze aandacht onaangenaam. Een parodontoloog merkt op:

- Je kunt aan een patiënt merken waar de grens van het gesprek ligt en hoever je kunt gaan. Bij een aantal mensen kun je een leuk en gezellig praatje houden en van alles vragen, maar er zijn ook mensen die liever niet over hun leven praten. Hier moet je rekening mee houden. [M.TA.PARO. Paro.pr. >10j.]

Een tandarts zegt:

- Ik ben al meer dan 30 jaar tandarts. Sommige patiënten zijn al decennialang mijn patiënten. Ik heb een vaste band met ze gecreëerd. Deze mensen komen naar mij toe omdat ik ze goed behandel. Ik weet uit ervaring dat sommigen niet graag praten en dat ze zo snel mogelijk de praktijk weer willen verlaten. Anderen willen juist met je praten. Je moet aansluiten bij wat ze prettig vinden om later weer naar jou terug te komen. [M.TA. Alg.pr. 25j.]

Patiënten stellen:

- Ik vind dat een mondhygiënist zich niet met het leven van de patiënt moet bemoeien. In het verleden werd ik behandeld door een mondhygiëniste die ver in ging op mijn privéleven. Ze ging te ver in op mijn relatie met een familielid dat overleden is. Ik wilde er liever

niet over praten, maar zij bleef doorgaan. Ik vind dat een specialist het niet over de privézaken van zijn of haar patiënt moet hebben. Sommige onderwerpen kunnen te gevoelig
zijn, waardoor je een patiënt kunt kwetsen. Het is beter om te praten over alledaags zaken
zoals het weer, nieuws en dergelijke. [PATIËNT]
- Ik vind het erg vervelend wanneer een mondhygiënist te dicht bij me in de buurt komt.
  Dit kan zowel gebeuren wanneer ze in gesprek met me is en te veel naar privézaken
  vraagt, maar dit kan ook het geval zijn tijdens de behandeling wanneer ze lichamelijk te
  dicht bij komt. Ik vind dit lastig om aan te geven en voel me er erg ongemakkelijk bij.
  [PATIËNT]

Hoe voel je aan of een patiënt al dan niet over zijn leven wil vertellen? Let op een minder
vrolijke gelaatsuitdrukking, het wegkijken van de patiënt als je wat vraagt en op korte, ontwij-
kende antwoorden die met een weinig enthousiaste toon worden gegeven. Dit kunnen signalen
zijn die aangeven dat de patiënt niet verder in wil gaan op het onderwerp dat je aansnijdt.
Patiënten stellen:
- Als je probeert vragen te stellen over persoonlijke dingen, hoor je aan het antwoord van
  de patiënt of het gesprek door kan gaan of niet. Je ziet dat door de manier waarop hij
  antwoord geeft, maar ook aan zijn lichaamshouding. [PATIËNT]

13.5 Complimenten geven

Door een compliment te geven merkt de patiënt dat wat hij goed doet ook écht opgemerkt en
gewaardeerd wordt door de behandelaar. Mensen bloeien op als dat gebeurt. Het stimuleert
hen om 'meer van hetzelfde' te doen. De mens heeft aan de andere kant ook de neiging om
(negatieve) kritiek lang te onthouden. Een patiënt zegt:
- Wat ik moeilijk vond, is dat de behandelaar tijdens de plaque-kleurtest mij alleen op de
  dingen wees die niet goed gereinigd waren. De dingen die ik wel goed gedaan had, be-
  noemde ze niet. Dit was ze bij mij, denk ik, vergeten. [PATIËNT]

Kritiek kan een demotiverend effect hebben: 'Ik geef het op, het is toch nooit goed!' Een mondhygiënist zegt:
- Patiënten kunnen gebrek hebben aan kennis, vaardigheden of feedback. Misschien willen
  ze het wel heel graag goed doen, maar kunnen ze het niet omdat ze niet weten hoe het
  moet. En als ze dan nog horen van de mondhygiëniste dat ze het niet goed doen, werkt
  dit demotiverend. Mensen hebben waardering nodig, dus een goede persoonlijke waardering werkt heel positief. [V.MH. Alg.pr.]

Hoe geef je complimenten als er juist veel 'niet goed' is? Een mondhygiënist adviseert:
- Als je een plaquecontrole uitvoert en je zien dat er veel plaque zit, dan zoek je eerst een
  element waar geen plak op zit. Benoem eerst wat goed gaat, want mensen willen heel
  graag erkenning, bijvoorbeeld doordat je zegt dat ze niet de enige zijn met het probleem.
  Positief benaderen is altijd heel belangrijk, want iedereen wil horen wat goed gaat. Dus
  probeer altijd eerst het goede eruit te halen. Zo zorg je ervoor dat er een vertrouwensband
  wordt opgebouwd met de patiënt. [MH.V. Paro.pr. 10j.]
- Als de patiënt het goed heeft gedaan, ook al is het maar bij één tand vooruitgegaan, dan
  prijzen we die patiënt toch. [V.MH. 10j.]

Een patiënt stelt:

- Ik vind het vervelend als gezegd wordt dat ik niet goed poets, omdat ik vind dat ik wel heel goed poets en mijn best doe. Wanneer er iets is wat ik moet verbeteren, mag dat natuurlijk gezegd worden, maar ik waardeer het meer als het positieve wordt benadrukt en niet het negatieve. Stel dat ik niet overal goed poets, dan heb ik liever dat ze zeggen: 'Mevrouw, ik zie dat u goed gepoetst heeft, alleen zou het bij de kiezen nog wat beter kunnen.' [PATIËNT]

Sluit de behandeling positief af, bijvoorbeeld met een compliment:

- Probeer altijd de behandeling op een positieve manier af te sluiten. Vaak onthouden patiënten het eerste of juist het laatste deel van de behandeling. Wat daar tussenin gebeurt wordt vaak als eerste vergeten. Wanneer je dus positief afsluit wordt de behandeling herinnerd als een positieve ervaring en is de kans groter dat de patiënt jouw adviezen en tips uitvoert, en de volgende keer dus terugkomt om door jou behandeld te worden. [V.MH. Zelfst.vest.<10j.]

Complimenten geven wil niet zeggen dat je alleen maar complimenten geeft. Je moet ook eerlijk zijn over de mondgezondheid als die niet goed is. Wees positief, maar oprecht (zie ▶ H. 13). Complimenteren kan bovendien een ongewenst effect hebben:

- Ik ben heel voorzichtig met complimenten geven. Als ik een keer een compliment geef, dan moet het gebit echt brandschoon zijn, dan moet het écht goed zijn. Want als je makkelijk complimenten geeft, dan hebben de patiënten vaak de neiging om sneller te stoppen met het gewenste gedrag of dit te verminderen. [MH.V. Paro.pr. 10j.]

Empathie is hier inschatten wanneer je strenger moet zijn, zonder te betuttelen, en beseffen wanneer je complimenten kunt geven en wanneer je daar voorzichtig mee dient te zijn.

Rechtvaardigheid

Samenvatting

Mondhygiënisten en tandartsen zien rechtvaardigheid (*justitia*) als een belangrijke eigenschap van een professional. In ▶ par. 14.1 wordt de eigenschap rechtvaardigheid verhelderd met een paar voorbeelden en wordt ingegaan op de overeenkomsten en verschillen tussen rechtvaardigheid en empathie. ▶ Paragraaf 14.2 verbindt rechtvaardigheid met het 'zonder onderscheid' behandelen van patiënten. Daarna wordt rechtvaardigheid verbonden met eerlijkheid als een aspect ervan. Patiënten hebben er recht op dat een professional eerlijk is over de vereiste inzet van de patiënt (▶ par. 14.3), eerlijk is over de mondgezondheid van de patiënt (▶ par. 14.4) en fouten die hij maakt eerlijk meldt aan de patiënt (▶ par. 14.5). ▶ Paragraaf 14.6 behandelt de manier waarop je iets eerlijk aan een patiënt kunt zeggen.

14.1   De eigenschap rechtvaardigheid

Rechtvaardigheid houdt in dat iemand krijgt waar hij recht op heeft. Dat betekent dat je de ander behandelt zoals je zelf behandeld wilt worden. Het betekent tevens dat je eerlijk bent. Rechtvaardig zijn, wil zeggen dat wat je doet redelijk is vanuit het perspectief van de ander. Rechtvaardigheid veronderstelt daarom dat de mondhygiënist of tandarts bereid is met de ogen van de patiënt (of collega) te kijken naar wat hij doet. Een tandarts stelt:

— Ik weet dat patiënten motiveren heel lastig is. Een goede tip is de volgende: probeer na te denken over wat bij jou zou werken en probeer dat dan ook toe te passen op je patiënt. Ga dus geen dingen zeggen of doen die jij zelf ook als onprettig zou ervaren. [V.TA. Alg.pr. 3j.]

Er bestaat overeenkomst tussen empathie en rechtvaardigheid. Empathie is je inleven in wat de ander prettig en onprettig vindt en daar rekening mee houden. Dat is echter ook kenmerkend voor rechtvaardigheid zoals eerder is beschreven. Wat is dan het verschil tussen de empathie die in het vorige hoofdstuk is besproken en de rechtvaardigheid die in dit hoofdstuk centraal staat? Rechtvaardigheid is meer dan empathie een plicht die iedereen kan uitvoeren, ook bijvoorbeeld professionals die 'van nature' minder empathisch zijn. Rechtvaardigheid stelt de behandelaar – veel meer dan empathie dat doet – voor een norm en daarmee voor de plicht deze norm op te volgen. Als deze plicht wordt verzaakt, is de behandelaar niet zozeer 'minder invoelend', maar handelt hij willens en wetens op een kwalijke manier die de patiënt schade toe kan toebrengen – en dat is onrechtvaardig. Geen empathie hebben daarentegen, kan weliswaar (zeer) vervelend zijn voor een patiënt, maar betekent niet noodzakelijk dat deze onrecht wordt aangedaan doordat de behandelaar de rechten van de patiënt naast zich neerlegt. Een patiënt heeft er bijvoorbeeld recht op dat de behandelaar eerlijk is en een mondzorg verleent die dezelfde kwaliteit heeft als die aan andere patiënten wordt gegeven. Een tandarts vult de plicht die rechtvaardigheid stelt als volgt in:

— Als ik merk dat een patiënt onrecht wordt aan gedaan, zal ik altijd proberen hem of haar te verdedigen met de beste mogelijkheden die ik heb. [M.TA. Alg.pr. 10j.]

14.2   Iedereen met dezelfde inzet behandelen

Wat betekent rechtvaardigheid voor een mondhygiënist en tandarts? Een mondhygiënist zegt:

— Rechtvaardig is dat je ieder hetzelfde behandelt. Dus dat je niet voor de ene harder loopt dan voor de ander. Hierbij bedoel ik niet alleen de kwaliteit van je behandeling, maar ook de omgang met de patiënt. Je moet niet met een patiënt, die een bekende van jou is, vriendelijker omgaan en meer voor hem of haar doen. [V.MH. Alg.pr. 20j.]

Een tandarts stelt:

— Rechtvaardig zijn betekent dat je voor alle patiënten hetzelfde niveau van tandheelkunde nastreeft en geen onderscheid maakt tussen patiënten. Onrechtvaardig is het bijvoorbeeld als je voor een patiënt die je heel graag mag en die je adviezen altijd opvolgt, meer je best gaat doen dan voor patiënten die negatief zijn en die je adviezen niet opvolgen. Je moet dezelfde hoeveelheid aandacht en werk besteden aan elke patiënt, zonder onderscheid te maken. De motivatie van de patiënt is wel belangrijk, maar dat moet het werk dat jij zelf verricht niet beïnvloeden. Het is andersom: jij als behandelaar moet de motivatie van de patiënt beïnvloeden door met alle patiënten met dezelfde inzet in gesprek te gaan. [V.TA. Alg.pr. 25j.]

Het is rechtvaardig om iedere patiënt individueel de beste zorg te verlenen en dat vereist een onbevooroordeelde benadering. Mondhygiënisten wijzen op het gevaar van vooroordelen:

— Je krijgt soms een vooroordeel over een patiënt bij het lezen van het journaal. Daardoor behandel of benader je sommige patiënten op een andere manier. Dit is soms onrechtvaardig. Als je bijvoorbeeld leest dat er al honderd keer instructie is gegeven over ragers. Dan ga je deze patiënt geen instructie meer geven, terwijl het jou misschien wel lukt om deze patiënt te motiveren. Bedenk dus: iedere patiënt heeft het recht op een nieuwe rager-instructie. Als je dit journaal niet had gelezen was je meer gemotiveerd geweest om deze instructie te geven. [V.MH. Alg.pr. 10j.]

— Als iemand onverzorgd in de praktijk komt, geef je hem een net zo goede behandeling als een persoon die heel veel om zijn uiterlijk geeft. De patiënt betaalt voor kwaliteit en hij heeft er recht op dat ik die lever. [V.MH. Alg.pr. 10j.]

— Je moet een patiënt behandelen zoals je zelf ook behandeld wilt worden. Het is belangrijk dat patiënten allemaal gelijk worden behandeld. Het is onrechtvaardig als in een praktijk patiënten met een hogere sociale status meer uitleg of betere tandheelkundige voorzieningen krijgen, dan patiënten met een lagere sociale status. Dan ben je niet rechtvaardig voor alle patiënten. [V.MH. Alg.pr. 20j.]

Probeer een nieuwe patiënt, zo ver als dat mogelijk is, 'blanco' te benaderen:

— Ik probeer elk patiënt die doorverwezen is te zien als een blanco patiënt, ook als de patiënt doorverwezen is met bijvoorbeeld een behandelplan. De tandarts kan het probleem anders zien en anders willen aanpakken dan ik, maar als het in mijn vakgebied valt, heb ik daar meer kennis over. Ik stel zelf ook een behandelplan op. Als mijn behandelplan afwijkt van het voorstel van de tandarts, dan probeer ik samen met hem tot een gelijkenis te komen. Zo kom ik op voor het recht op goede zorg voor de patiënt. [V.MH. Alg. Paro.pr. 3j.]

Een mondhygiënist die bij een tandarts werkt, zet zich in voldoende tijd te nemen voor iedere patiënt:

— Hier in deze praktijk mogen wij als mondhygiënisten zelf bepalen hoeveel tijd voor een bepaalde patiënt gepland moet worden. Bij andere praktijken komt het voor dat een mondhygiëniste bijvoorbeeld standaard maar dertig minuten krijgt voor een behandeling, terwijl het in die korte tijd niet gedaan kan worden. Dan vind ik dat de mondhygiëniste voor de patiënt op moet komen en meer tijd moet regelen om zo de kwaliteit te waarborgen. Met meer tijd kan de behandeling namelijk wel goed uitgevoerd worden. [V.MH. Alg.pr. 15j.]

— Wij in de praktijk vinden dat iedereen goed behandeld moet worden. Hier bepalen de mondhygiënisten zelf de tijd die ze inplannen voor een patiënt. Zij komen zo op voor de rechten van de patiënt op een goede behandeling. [V.TA. Alg.pr. 15j.]

Bepaalde patiënten meer aandacht geven dan anderen, is echter rechtvaardig als dit 'billijk' is. Rechtvaardigheid die rigide is, is juist weer onrechtvaardig. Uitzonderingen maken kan redelijk zijn:

— Ik behandel alle patiënten rechtvaardig, maar voor sommige mensen die nog maar weinig sociale contacten hebben, zoals sommige oudere patiënten, neem ik meer tijd. [V.TA. Alg.pr. 25j.]

14.3   Eerlijk zijn over de vereiste inzet van de patiënt

Veel patiënten beseffen onvoldoende hoe belangrijk hun eigen inzet is voor hun mondgezondheid:

— De patiënt heeft recht om te weten wat er zich allemaal afspeelt in zijn mond, maar ook wat zijn eigen motivatie en gedrag kunnen doen voor zijn gebit. Sommige patiënten zijn er zich écht niet van bewust wat er allemaal kan gebeuren als zij onvoldoende aandacht besteden aan hun gebit. [V.TA. Alg.pr. 25j.]

Een tandarts voegt toe:

— De patiënt moet ook zelf meewerken om ervoor te zorgen dat hij krijgt waar hij recht op heeft. [V.TA. Alg.pr. 25j.]

Rechtvaardigheid wil ook zeggen dat de behandelaar eerlijk aangeeft dat een goed resultaat niet bereikt kan worden zonder inzet van de patiënt. De patiënt heeft er recht op te weten dat het effect van zijn eigen inspanning vaak veel doorslaggevender is voor een goede mondgezondheid, dan de behandeling van de mondhygiënist of tandarts:

— Maak de patiënt duidelijk dat met de behandeling alleen een goed resultaat zal worden bereikt als je er samen aan werkt. De patiënt moet weten wat hij of zij moet doen. Ik geef meestal aan dat de patiënt het meeste werk zelf zal moeten doen. Negentig procent doet de patiënt thuis zelf, tien procent kunnen wij als mondzorgspecialisten leveren. Bij sommige ongemotiveerde patiënten helpt dit, omdat ze zich hier meestal niet van bewust zijn. [TA]

— Een patiënt die zelf veel te weinig doet aan zijn mondgezondheid, maak ik dat kenbaar door hem of haar uit te leggen dat wat ik doe dweilen met de kraan open is. Ik zal verdere behandelingen weigeren, of de patiënt een document laten ondertekenen waarin hij of zij verklaart dat de behandelkeuze tegen het advies van de tandarts in is en dat alle verantwoordelijkheid voor een slecht resultaat bij de patiënt zelf ligt. [M.TA. Alg.pr. 5j.]

— Je hebt ook een groep mensen die het heel druk hebben en aangeven dat ze geen tijd hebben. Ik zeg dan altijd: tijd heb je niet, tijd moet je maken. Ik laat hen inzien dat zij een goede mondgezondheid zelf in de hand hebben. [V.TA. Alg.pr. 3j.]

— Het is de eigen keus van de patiënt zijn gedrag al dan niet te veranderen. Als het steeds voorkomt dat de patiënt niet wil luisteren, dan raakt mijn geduld op een gegeven moment op. Ik spreek ze daarop aan door te vertellen dat het geen nut heeft om telkens bij mij terug te komen. Gelukkig komt dat niet vaak voor omdat mijn patiënten best gemotiveerd zijn. [V.MH.]

Aangeven dat de behandeling niet alleen weinig zin heeft, maar bovendien veel geld kost, kan ook helpen:

— Als een patiënt bijna helemaal niks zelf doet, dan leg ik hem uit dat mijn behandeling eigenlijk helemaal geen zin meer heeft. Als ik het vandaag schoon ga maken en het zit er morgen weer, heeft dat geen nut. Dan zeg ik tegen de patiënt dat ik mij afvraag of het wel slim is bij mij te komen: 'Het kost alleen maar geld en het levert u niks op!' Ik stel dan voor: 'We maken géén nieuwe afspraak. U kunt er beter zelf eerst eens goed over nadenken.' Ik weiger patiënten die niets doen dus niet, maar ik laat de keuze bij de patiënt. En sommigen bellen dan toch terug en geven aan dat ze het toch erg graag schoon willen hebben en dat zij zelf er ook wat aan willen gaan doen. [V.MH. Zelfst.vest. >10j.]

— Als een patiënt er echt niets aan doet, zeg ik tegen hem dat hij veel tijd, geld en energie kwijt is aan iets wat niets oplevert. [M.TA.PARO. Paro.pr. >10j.]

Het kan nodig zijn om ouders streng aan te spreken om zo op te komen voor de mondgezondheid van een kind:

— Ik ben vooral vaak streng tegen ouders van kinderen. Ik stuur ze de gang op als ze de behandeling storen. En ik ga met ouders die niet willen luisteren en de situatie niet begrijpen een gesprek aan. Het kind moet niet de dupe worden van de ouders. Dat vind ik verwaarlozing. [M.TA. Alg.pr. 5j.]

Eerlijk zijn is vanuit je expertise alle mogelijkheden aan de patiënt presenteren, zodat deze kan kiezen op basis van volledige informatie. Ga daarbij ook na waarom een patiënt een niet-optimale keuze maakt:

— Wees transparant. Transparant zijn door te zeggen: 'Kijk, er zijn meer wegen die naar Rome leiden. Waar kiest u voor?' Laat de patiënt zijn gedrag bepalen door je eigen professionele mening te benoemen. Jij hebt dan alles eerlijk aangegeven met de bijwerkingen van iedere keuze. Ik kan op mijn kop gaan staan omdat ik initiële therapie wil, maar als de patiënt dat niet wil, bepaalt hij dat en niet ik. Dan moet je zo iemand niet laten vallen, want misschien heeft hij wel een goede reden. Misschien zit er angst, een financieel probleem, ervaringen met andere behandelaars achter, of hij vertrouwt jou op dat moment nog niet. [V.MH. Alg.pr. 20j.]

14.4   Eerlijk zijn over de mondgezondheid van de patiënt

Een mondhygiënist of tandarts informeert de patiënt altijd eerlijk over zijn mondgezondheid. Tandartsen merken op:

— Waarom zou je niet eerlijk tegen een patiënt zijn? Je moet zeggen wat je doet en doen wat je zegt. [M.TA. Alg.pr. >30j.]

— Als patiënt heb je volkomen recht om te weten wat er met je aan de hand is en wat een mondhygiënist voor je kan betekenen. Wees altijd eerlijk en rechtvaardig tegenover de patiënt, want daarmee bespaar je zowel de patiënt en jezelf als behandelaar een hoop ellende. Iedereen wil het liefst door een eerlijke, rechtvaardige mondhygiënist behandeld worden. [M.TA. Alg.pr. 15j.]

— Als het gaat om iemand zijn mond, tanden, kiezen is het altijd beter om slecht nieuws vroegtijdig te brengen. Als er iets niet goed is, dan moeten de patiënten dat weten. [M.TA. Alg.pr. >30j.]

— Als je niet eerlijk bent of je verdraait het beeld van de situatie in de mond, dan kan dit later blijken doordat er zich een probleem voordoet waardoor de patiënt bijvoorbeeld zijn kies kwijtraakt. Dan kan hij terecht zeggen: 'Waarom heb je mij dat niet eerder verteld en duidelijker uitgelegd?' [V.MH. Paro.pr. 3j.]

Mondhygiënisten zeggen over het belang van eerlijkheid:

— Over de mondgezondheid van de patiënt moet je altijd heel eerlijk zijn. Daar heeft de patiënt recht op. Het gaat over zijn lijf en zijn tanden. Pas met de juiste informatie en eerlijkheid kan de patiënt samen met jou de juiste beslissingen nemen en uiteindelijk krijg je dan ook het beste resultaat. Ik geloof heel erg in eigen regie over je lichaam. Er zijn weinig mensen die deze eigen regie ook benutten, maar het is wel een recht om dat te kunnen doen. En dat kan alleen op basis van de juiste informatie. [V.MH. Alg.pr. 20j.]

— Pijn hoort bij het leven. Je moet geen zoete broodjes gaan bakken om een patiënt verdriet te besparen. Je kunt wat je ziet gaan verbloemen door te zeggen: 'Het valt wel mee hoor.' Stel dat je collega de patiënt vervolgens wel vertelt wat er eigenlijk aan de hand is, dan vertrouwt de patiënt jou niet meer. Opeens ben je dan geen goede behandelaar meer, terwijl je goede bedoelingen had. [V.MH. Alg.pr. 20j.]

Rechtvaardig behandeld worden door eerlijke informatie te krijgen, wens je immers zelf ook:
— Als je zelf naar een medisch specialist gaat, wil je ook alles over jezelf weten. Je moet mensen behandelen zoals jij ook behandeld wilt worden. Het gaat uiteindelijk om de gezondheid en een gezond gebit van de patiënt. Er is dan ook geen reden om daar niet eerlijk over te zijn. Soms kan jouw eerlijkheid de patiënt verdrietig maken. Toch is het jouw taak de patiënt bewust te maken van de problemen, ook al roept dat bij de patiënt verdriet op. Het is wel mooi meegenomen om vriendelijk en aardig te zijn, maar dat is niet jouw hoofddoel. Als er zich een probleem afspeelt in de mond, willen patiënten geen vriendelijkheid: ze willen serieus de juiste informatie over het probleem te horen krijgen. [V.TA. Alg.pr. 25j.]

Waarover zijn behandelaars eerlijk?:
— Zeg het eerlijk wat in de mond niet goed is. Zeg ook eerlijk wat haalbaar is: 'Voor de hoeveelheid moeite die u erin steekt, is dit het best haalbare.' [V.MH. Alg.pr. 5j.]
— De patiënt heeft recht op de waarheid, dat wil zeggen op alle informatie die hem aangaat. Je vertelt de patiënt wat je ziet, bijvoorbeeld of de pockets dieper zijn geworden, stabiel zijn, of dat verbetering is opgetreden. Je kijkt of de situatie in de mond eventueel verbeterd kan worden met een poetsinstructie en met interdentale hulpmiddelen. Er wordt dus niets verzwegen voor de patiënt. [V.MH. Alg.pr. 3j.]
— Alles wat je constateert, vertel je eerlijk aan de patiënt, of dit nu positief of negatief is. 'Alles' in de zin van 'alles wat bij je vak hoort'. Ik zal nooit iets achterhouden. Over dat wat niet binnen mijn vakgebied ligt, zal ik echter geen uitlatingen doen. [V.MH. Alg.pr. 15j.]

Wees ook eerlijk over een onaangename geur uit de mond:[1]
— Als het gaat om een onaangename geur uit de mond, vind ik dat wij daar uit professioneel oogpunt iets over kunnen zeggen. We kunnen de patiënt hier advies over geven. Een patiënt vindt het meestal prettiger om van een specialist uit de mondzorg te horen dat hij uit zijn mond ruikt, dan van iemand uit zijn omgeving. Over een onaangename lichaamsgeur zal ik echter niet snel iets zeggen. Ik vind niet dat dit onze taak is, maar eerder die van een familielid of een vriend van de patiënt. [V.MH. Alg.pr. 5j.]
— Als jij een parodontologiepatiënt in de stoel hebt met een slechte adem, dan is het jouw taak als professional om heel eerlijk te zeggen: 'Ik ruik de mondgeur en "dat en dat" is daarvan de oorzaak.' Je moet ook op dit gebied heel eerlijk zijn tegen de patiënt. Patiënten komen bij jou op de stoel en jij ziet of ruikt dingen die anderen niet tegen hen durven te zeggen. [V.MH. Alg.pr. 10j.]

Eerlijk zijn over de situatie in de mond, betekent ook dat je de patiënt op tijd doorverwijst. Een professional kent de grenzen van de eigen expertise en gaat daar niet overheen:
— Als mondhygiënist moet je niet bang zijn om door te verwijzen. Dit zorgt ervoor dat de patiënt de juiste zorg krijgt. [M.TA. Alg.pr. >30j.]

---

1 Zie over de beroepshouding ten opzichte van patiënten met een slechte adem (halitose) ook ▶ par. 16.5.3.

— De mondhygiënist moet bij te weinig resultaat vooral niet gaan pappen en nathouden zonder daar heel duidelijke afspraken met de patiënt over te hebben gemaakt. Nog te vaak zie ik matige resultaten terwijl de patiënt denkt dat alles goed gaat 'want ze gaat elke vier maanden naar de mondhygiënist'. Maar ondertussen blijven er pockets van meer dan 6 mm. aanwezig. [V.TA. Alg.pr. 10j.]

— Ik vind dat sommige zelfstandig gevestigde mondhygiënisten de patiënt te lang behandelen terwijl het helemaal niet goed gaat. Je moet eerlijk zijn tegen de patiënt als het niet goed gaat en zeggen dat er meer mogelijkheden zijn dan alleen 'pappen en nathouden'. Als het bijvoorbeeld na een jaar niet goed is, dan geef je dit aan. Je kunt niet wachten tot er opeens een pocket van 8 mm. zit. De patiënt dient dan al eerder naar de parodontoloog te worden verwezen. [V.MH. Paro.pr. 5j.]

Een tandarts geeft een praktijkvoorbeeld van het aanhouden van de eigen grenzen:

— Een kaakchirurg heeft implantaten gezet en stuurt de patiënt door naar mij. Zijn vraag is of ik daarop kronen wil maken. Als ik dan niet zeker weet wat ik moet doen, of hoe ik het moet uitvoeren, dan overleg ik met de kaakchirurg om te kijken of ik er dan wel uitkom. Ik zal nooit iets experimenterend gaan uitvoeren. [TA. Alg.pr.]

Een tweede praktijkvoorbeeld met een advies van een tandarts is:

— Durf ook te zeggen dat hetgeen er van je gevraagd wordt door jou niet te realiseren is. Patiënten komen wel eens naar mij toe met verzoeken waarvan ik denk: jongens, dat krijg ik nooit goed voor elkaar! Wat ik dan doe, is dat uitleggen en hen adviseren om naar een andere tandarts te gaan. Ik heb het liever op deze manier, dan dat ik het ga proberen en er achteraf achter kom dat het is mislukt. Er is namelijk dan een te groot risico dat het mislukt. En als dat gebeurt, dan heb je pas echt een probleem. Ook omdat je dan inbreuk hebt gemaakt op het vertrouwen van je patiënt in jou. [M.TA. Alg.pr. 25j.]

'Grenzen aanhouden' vereist niet alleen eerlijk zeggen wat je niet kan, maar ook eerlijk zijn over wat je niet weet:

— Wees vooral eerlijk tegenover de patiënt. Mocht je iets niet weten, zeg dit dan ook. Zo kun je als behandelaar de tijd nemen het antwoord op te zoeken en kun je hier bij de volgende behandeling op terugkomen. [V.TA. Alg.pr. 10j.]

14.5   Fouten eerlijk toegeven

Wees ook eerlijk over de fouten die je maakt:

— Je moet altijd eerlijk zijn over je eigen tekortkomingen. Je hebt bijvoorbeeld een resultaat afgesproken met de patiënt, maar dat niet kunnen bereiken door de situatie in de mond, of door jou zelf. Dat moet je dat ook zeggen: 'Ik heb gedaan wat ik kon en dit is het resultaat, maar niet het optimale resultaat dat wij wilden bereiken.' Door ook je eventuele eigen fouten te benoemen, kom je op voor de rechten van je patiënt. Door eerlijk te zijn, win je ook het vertrouwen van de patiënt. [V.TA. Alg.pr. 25j.]

— Endovijltje afgebroken en niet meer kunnen verwijderen: gewoon vertellen! [M.TA. Alg.pr. 25j.]

— Eerlijk zijn moet je eigenlijk altijd! Als het goed nieuws is, maar ook als het slecht nieuws is. Je moet eerlijk zijn tegen de patiënt. Vinden ze ook fijn. Vaak kun je door eerlijk te zijn bij mensen hun ogen openen. Misschien erkennen ze het probleem eerst niet, maar doordat jij het eerlijk hebt gezegd wel. Ook heeft eerlijkheid een verband met vertrouwen. Doordat je bijvoorbeeld tegen de patiënt zegt dat er iets is misgegaan, bouw je een vertrouwensband op met je patiënt. [M.TA. Alg.pr. >30j.]

— Iedereen maakt fouten en ongelukjes gebeuren. Ik ben een keer uitgeschoten met een boortje in de mondbodem. Ik heb dat gewoon eerlijk tegen de patiënt gezegd en laten zien wat er gebeurd was. En ik heb een dagje later nog even gebeld om te vragen of de patiënt er nog last van had gekregen. [V.MH. Alg.pr. 10j.]

— Ik vind het heel belangrijk om eerlijk te zijn als je een fout hebt gemaakt. Het kan erg moeilijk zijn om over zoiets te beginnen omdat de patiënt boos kan reageren. Dit vergt dus ook moed en durven. Bijvoorbeeld als een patiënt vraagt waarom er niet eerder iets aan een cariëslaesie is gedaan. De reden kan zijn dat jij de fout hebt gemaakt en deze niet hebt gezien, of dat je er niks aan wilde doen omdat je – onterecht – dacht dat het nog goed zou kunnen komen. [M.TA. Alg.pr. 25j.]

Tandartsen geven nog twee andere praktijkvoorbeelden van eerlijkheid:

— Als je fouten maakt, moet je dat ook altijd meteen vertellen. Je hebt bijvoorbeeld in iemands wang geboord. Patiënten vinden het veel prettiger als je gewoon eerlijk zegt wat er fout is gegaan, dan dat ze terugkomen met de vraag waarom ze last van hun wang hebben en je het dan pas vertelt. [M.TA. Alg.pr. 5j.]

— Wat je vanochtend gezien hebt tijdens de wortelkanaalbehandeling is dat een heel klein stukje van de vijl in het element was afgebroken. Dat heb ik toen ook eerlijk aan de patiënt verteld. Het is ook belangrijk om de gevolgen daarvan te vertellen. Zo komt de patiënt niet voor verassingen te staan. [M.TA. Alg.pr. 5j.]

14.6   Hoe zeg je iets eerlijk

Eerlijk zijn kan op vele manieren. De nauwe band tussen rechtvaardigheid en empathie komt daarbij naar voren. De manier waarop je eerlijk iets zegt, de manier waarop je de informatie geeft, is essentieel:

— Je moet eerlijk zijn, maar het is wel belangrijk hoe. Het ligt eraan wat voor persoon je in de stoel krijgt. Als patiënten bijvoorbeeld wat angstig zijn, dan verpak ik het verhaal wat mooier. Als je bijvoorbeeld zegt 'je hebt een erg slecht gebit', dan schrik je een patiënt af waardoor deze vervolgens niet meer terugkomt. Door je woorden zo te kiezen dat het minder heftig klinkt, probeer je het vertrouwen van de patiënt in jou en de mondzorg te bewaren. [V.MH. Alg.pr. 3j.]

— Er is een verschil tussen iets eerlijk vertellen en iets hard vertellen. Wanneer je voor de patiënt onprettige informatie op een menselijke manier brengt en daarbij ook de patiënt zijn verhaal laat doen, ben je een goede behandelaar. De patiënt zal dan de volgende keer eerder tegen je zeggen: 'Fijn dat je even naar mijn verhaal hebt geluisterd!' [V.MH. Alg.pr. 5j.]

— Zeg eerlijk: 'Goh, het is niet goed in de mond.' Maar ook: 'Ja, ik snap dat het vervelend is.' Durf dan ook even een stilte te laten vallen, zodat de patiënt het kan laten bezinken. Een patiënt zit er niet op te wachten dat je maar aan één stuk door vertelt: het moet even indalen en bezinken. Op een gegeven moment zie je de patiënt even slikken en dan zeg je: 'Maar dit en dit, zouden we als oplossing kunnen gaan doen!' Dan haal je de patiënt er weer uit, dan trek je die weer wat omhoog. [V.TA. Alg.pr. 3j.]

— Als, door eerlijk te zijn, de patiënt verdrietig wordt en op het punt staat om te gaan huilen, voel je dat meestal wel aankomen. Wees dan voorzichtig met de dingen die je zegt.

Besef dat als een patiënt gaat huilen, dit vaak aan meerdere dingen ligt, dan louter de tanden, bijvoorbeeld aan de thuissituatie. Wat ik doe als een patiënt gaat huilen, is de behandeling even stop zetten en proberen te achterhalen wat er aan de hand is. Soms zijn het opgekropte gevoelens die de patiënt nergens kwijt kan. Neem de tijd ervoor en luister wat hij of zij te zeggen heeft. Wanneer de patiënt gekalmeerd is, vraag ik of ik de behandeling voort kan zetten. [V.MH. Paro.pr. 3j.]

Eerlijk zijn is niet hetzelfde als 'alles wat je ziet meteen zeggen':
- Een patiënt heeft er recht op dat je eerlijk bent. Je kunt echter wel bepaalde dingen op een andere manier zeggen of op een later tijdstip. [M.TA. Alg.pr. >30j.]
- Als je op een foto een verkleuring ziet en je twijfelt erover, moet je dit niet meteen tegen de patiënt zeggen. Dan kun je de patiënt onnodig bang maken. Ga eerst met je collega bespreken wat je hebt gezien. Als je samen met je collega besluit dat er echt een verkleuring zit, dan pas geef je dit aan de patiënt door. [V.MH. Alg.pr. 20j.]
- Ik heb nog nooit gelogen tegen een patiënt. Soms heb ik wijs mijn mond gehouden tegen over een patiënt, maar dat is geen liegen. Als je vindt dat je op een bepaald moment niet eerlijk kan zijn tegen een patiënt, moet je niet iets verzinnen, maar even niks zeggen. [V.MH. Alg.pr. 10j.]
- Je moet niet plotseling, in één keer zeggen: 'Meneer u verliest uw kies!' Misschien heb je dan van binnen een goed gevoel omdat je eerlijk bent geweest, maar je hebt de patiënt daardoor wel bang gemaakt. Je moet wel eerlijk zijn, maar niet alles uit je mond floepen. De essentie van eerlijkheid is feiten goed kunnen verwoorden op een manier waarbij je de patiënt niet kwetst. Zo ben je eerlijk op een manier waar de patiënt iets aan heeft. [V.TA. Alg.pr. 25j.]

Let erop dat wat je zegt, relevant is voor de patiënt:
- Je moet niet overdrijven met 'eerlijk zijn'. Je moet geen dingen vertellen die voor de patiënt niet belangrijk zijn. Je geeft de patiënt informatie waarvan hij profijt heeft. Maar je geeft geen te uitvoerige informatie. Als ik bijvoorbeeld een caviteit ga boren die zich in het glazuur bevindt, bestaat er een hele kleine kans dat ik exponeer. Het moet heel raar lopen wil dat gebeuren, maar goed, het zou kunnen. Ik zeg dan niet tegen de patiënt dat er een minimale kans bestaat dat ik de pulpa raak. Dus niet te uitvoerig informeren. [M.TA. Alg.pr. 30j.]
- Nee, je moet niet alles zeggen tegen een patiënt! Je moet filteren wat relevant en dus ook haalbaar is voor de patiënt die in jouw stoel ligt. Als je bijvoorbeeld een patiënt hebt, die gezien zijn handicap, motorisch of verstandelijk, zijn uiterste best doet, maar jij weet dat het eigenlijk nog niet goed is, moet je dat wat de patiënt niet goed doet en nooit zal kunnen, niet gaan benadrukken. Dit werkt demotiverend. [V.MH. Alg.pr. 15j.]

Moed

Samenvatting

Dit hoofdstuk geeft voorbeelden die laten zien dat moed (*fortitudo*) essentieel is voor professionaliteit. ▶ Paragraaf 15.1 onderscheidt twee betekenissen van moed: durven en volhouden, en gaat nader in op de laatste betekenis. Vanaf ▶ par. 15.2 staat moed in de betekenis van 'durven' centraal en gaat in op de moed die vereist kan zijn om zelfverzekerd te zijn. ▶ Paragraaf 15.3 laat zien dat moed nodig is om een patiënt onaangename informatie te geven over de (mond)gezondheid. ▶ Paragraaf 15.4 bespreekt dat moed aangesproken kan worden om de inspraak van de patiënt bij het behandelplan te beperken. ▶ Paragraaf 15.5 bespreekt de moed die nodig is om functioneel boos te worden op een patiënt. ▶ Paragraaf 15.6 laat zien dat moed het mogelijk maakt grenzen te stellen aan ongewenst gedrag van patiënten, waaronder ongewenste intimiteiten.

15.1   De eigenschap moed: durven en volhouden

Moed wordt ook kracht of sterkte genoemd. Moed houdt ten eerste in dat je de kracht hebt iets te durven. Ten tweede kan moed betekenen dat je de kracht hebt een minder aangename taak te blijven uitvoeren ('de moed erin houden', 'de moed niet opgeven'). In twee subparagrafen wordt op deze twee betekenissen ingegaan.

15.1.1 Moed door te durven

Moed in de zin van durven wordt voor een behandelaar relevant als hij ergens met enige spanning tegenop ziet, of ergens bevreesd voor is. Moed is dan nodig om deze onzekerheid of angst te overwinnen. Een tandarts zegt:

- Moed is belangrijk, omdat je door moed te tonen je grenzen kunt aangeven en ook kunt verleggen. Door moed te tonen kun je angst opzij zetten. Bijvoorbeeld deze nieuwe praktijk waar we nu zitten – het kostte veel moed om zo'n stap echt te zetten. Er waren genoeg mensen die tegen mij zeiden: 'Doe het nou niet, je zit toch prima waar je nu zit.' Ik heb het toch gedaan omdat ik in mezelf geloofde en de moed ervoor had. Door deze stap heb ik mijn grenzen weer verlegd. Dus kort gezegd: angst kan je belemmeren, maar door moed kun je je angst opzij zetten en daardoor jezelf ontwikkelen. [M.TA. Alg.pr. >30j.]

Vanaf ▶ par. 15.2 gaat dit hoofdstuk uitgebreid in op moed opgevat als durven.

15.1.2 Moed opgevat als volhouden

Een mondhygiënist of tandarts wordt niet snel 'moedeloos' als hij het gedrag van een patiënt wil beïnvloeden, maar houdt vol: hij blijft proberen patiënten te motiveren tot een betere mondzorg. Volhouden is ook geduld hebben. Geduld betekent dat je een minder aangename taak niet snel opgeeft.[1] Het belang van 'volhouden' voor mondhygiënisten is in de hoofdstukken over verstandigheid ('verstandig het doel en de middelen die ertoe leiden weten te kiezen') een paar keer naar voren gekomen. Volhouden is een *middel* van een mondhygiënist of tandarts om het *doel* 'mondgezondheid' te bereiken. Het kan nodig zijn een positieve uitstraling (zie ▶ H. 11) vol te houden bij een minder sympathieke of bij een ongemotiveerde patiënt. Ook het blijven opbrengen van empathie is bij sommige 'lastige' patiënten een kwestie van volhouden (zie ▶ H. 13). Mondhygiënisten en tandartsen zeggen over het belang van volhouden:

- Opgeven moet je nooit doen, want dan faal je een beetje als mondhygiënist. [V.MH. Zelfst.vest. <10j.]
- Je moet zeker geduld hebben, want gedragsverandering is het moeilijkste wat er is. [M.TA.PARO. >10j.]
- Bij elk patiënt is het belangrijk om geduldig te zijn en als het nodig is deze patiënt tientallen keren te blijven motiveren, ook al zie je weinig resultaat. Je moet het toch ieder keer als een uitdaging zien. [V.MH. Alg.pr. 10j.]
- Wat ik vooral mis bij de beginnende mondhygiënisten is het vermogen patiënten te *blijven* motiveren. Patiënten blijven motiveren is lastig. Vaak doen zij bijvoorbeeld twee

---

1   Geduld heeft als tweede betekenis 'emoties onder controle houden', 'de kalmte weten te bewaren'. Deze betekenis komt in het volgende hoofdstuk aan de orde.

pogingen de patiënt beter te laten poetsen en vervolgens geven zij het op. Zij denken dan: het heeft toch geen zin bij deze patiënt. Maar je moet juist blijven motiveren, dat is de basis van het werk van een mondhygiënist! Consequent doorgaan met motiveren, dát is wat een mondhygiënist moet doen. [V.TA. 25j.]

15.2   Durven: zelfverzekerd zijn

Een mondhygiënist en tandarts dienen in staat te zijn patiënten aan te geven wat het probleem is en wat de beste oplossing ervoor is. Zij moeten patiënten ook kunnen overtuigen dat een gedragsverandering nodig is (primaire preventie). Daarvoor is overtuigingskracht nodig. Overtuigingskracht vereist zelfverzekerdheid. Hoe gewerkt kan worden aan een zelfverzekerde uitstraling is besproken in ▶ H. 11. Je kunt echter een zelfverzekerde *uitstraling* hebben, zonder zelfverzekerd *te zijn*. Bij moeilijkheden zal een zelfverzekerde uitstraling gauw verdwijnen, als daaronder geen echte zelfverzekerdheid ligt. Die echte zelfverzekerdheid is nu het thema. Zelfverzekerdheid is verbonden met kracht, met moed in de betekenis van durven. Je bent zelfverzekerd als je durft. Een mondhygiënist zegt:

- Mensen komen naar je toe en vertrouwen erop dat jij de behandelingen goed uitvoert. Je hebt moed nodig voor een goede aanpak. Wanneer je geen moed hebt, kun je onzeker overkomen en dat maakt de patiënt ook onzeker over jou als behandelaar. [V.MH. Alg.pr. 3j.]

Een tandarts stelt:

- Als je het nog best spannend vindt om bepaalde dingen tegen een patiënt te zeggen, probeer dan je eigen moed te gaan trainen. Probeer zelfverzekerder te zijn. Jij moet aangeven wat het probleem is. De patiënt kan alleen maar aangeven of hij het probleem opgelost wil hebben. Jij moet overtuigend een afdoende behandeling voorstellen en inzetten. Moed train je door bij jezelf te blijven, door van je eigen kracht uit te gaan, door (zelf)verzekerd te zijn. [V.TA. Alg.pr. 3j.]

We zien een cirkelredenering verschijnen als antwoord op de vraag hoe je moed en, via moed, zelfverzekerdheid kunt ontwikkelen. Het antwoord is namelijk steeds: je wordt moediger door moedig te zijn. Je wordt zelfverzekerder door zelfverzekerd op te treden. Anders gezegd: door in de praktijk moedig te zijn, word je – met vallen en opstaan – moediger. Moediger word je door in het (werk)leven moedig te handelen. Door bijvoorbeeld de moed te hebben de eerste keer van een hoge duikplank in het zwembad af te springen, word je moediger. Maar er zijn ook vele, minder fysieke 'sprongen' dan een duik van de duikplank, om moed te ontwikkelen, waarvan in dit hoofdstuk voorbeelden zijn opgenomen. We zien de cirkel ('je wordt moediger door moedig te zijn') daarbij steeds terugkomen. Ook in de volgende visies op zelfverzekerdheid en durven van mondhygiënisten en tandartsen:

- Je moet niet bang zijn in dit beroep. Je moet durven handelen, durven mensen de goede richting in te bewegen. Daar is overtuigingskracht voor nodig. Als je geen overtuigingskracht hebt, dan zullen mensen je geen goede tandarts vinden. [M.TA. Alg.pr. 25j.]
- Het is belangrijk als mondhygiënist om moed te hebben en moed te tonen. Dit draagt bij aan een zelfverzekerde houding ten opzichte van patiënten. Door een zelfverzekerde houding versterk je het vertrouwen van de patiënt in jou als behandelaar. Zelfverzekerd zijn houdt in dat je weet wat je doet, zo ook overkomt en dus niet twijfelachtig bent. [M.TA. Alg.pr. >30j.]

- Je moet sterk in je schoenen staan om patiënten te overtuigen. Daar is wel moed voor nodig, bijvoorbeeld bij patiënten die veel ouder zijn dan jij. [V.MH. Alg.pr. 15j.]
- Als mondhygiënist is het niet handig verlegen te zijn. Je moet sterk in je schoenen staan om je niet te laten overrompelen door een patiënt. [V.MH. Alg.pr. 3j.]
- Je legt in principe de verantwoordelijkheid bij de patiënt en daar is nu eenmaal moed voor nodig! [V.MH. Alg.pr. 5j.]
- Moed hebben betekent voor mij dat ik iedere uitdaging durf aan te gaan en dat ik mezelf telkens test op de vraag of ik het wel aan kan, ja of nee. Ik vind dat het goed is als je ook de moed hebt te weigeren een behandeling uit te voeren als je jezelf daar niet bekwaam voor acht. Zo laat je zien wat je goed beheerst en wat je minder goed kan. [M.TA. Alg.pr. 25j.]
- Moed is een groot woord. Je moet ook moedig zijn om hepatitis en HIV-patiënten te behandelen, Daarvoor heb je ook moed voor nodig. Dat is een angst die vanuit jezelf komt. Het is een persoonlijke angst en daar moet je ook overheen durven te stappen. [V.MH. Alg.pr. 10j.]

15.3   Durven: onaangename informatie 'eerlijk' geven

Moed kan nodig zijn als je weet dat je de patiënt minder prettige informatie moet geven die bij de patiënt een emotionele of zelfs aanvallende reactie kan oproepen. Tegen die reactie kan een minder ervaren beroepsbeoefenaar opzien, zeker als hij denkt dat hij er niet adequaat op kan reageren. De behandelaar kan bijvoorbeeld opzien tegen de emoties die de patiënt zal gaan tonen of bang worden door de beschuldigingen van een patiënt. Moed is vereist om, ondanks deze vrees, tóch te doen of te zeggen wat je als professional behoort te doen of zeggen. Moed is nodig om eerlijk te zijn:

- Eerlijkheid is iets dat iedereen wel wil maar niet altijd kan, omdat eerlijk zijn beïnvloed wordt door moed. Eerlijk zijn en moed staan met elkaar in verband. [M.TA. Alg.pr. 15j.]

In het vorige hoofdstuk is al gesteld dat een professional de patiënt eerlijk zegt dat zijn mondgezondheid slecht is en het ook aangeeft als de slechte mondgezondheid veroorzaakt wordt door het gedrag van de patiënt. We voegen hieraan nog een paar andere citaten toe die laten zien dat moed vereist is voor het geven van deze informatie:

- Eigenlijk heb je als mondhygiënist veel vaker moed nodig dan je denkt. Je kunt moed nodig hebben om eerlijk te zijn tegen een patiënt die zijn uiterste best doet om zijn mond zo goed mogelijk schoon te houden, terwijl je ziet dat de elementen waarschijnlijk getrokken moeten worden. [V.MH. Alg.pr. 5j.]
- Je hebt moed nodig om eerlijk te zijn over de mondgezondheid als deze slecht is. En ook minder leuk nieuws durven brengen. Dan mag je niet gaan pappen en nathouden. [M.TA. Alg.pr. 25j.]
- Je moet een patiënt die parodontitis heeft en heel veel plaque en tandsteen, maar die toch zegt dat hij heel goed en lang genoeg poetst, erop te wijzen dat de mondzorg toch onvoldoende is. [V.TA. Alg.pr. 5j.]

In het vorige hoofdstuk is gebleken dat een professional fouten eerlijk toegeeft. Ook dat vereist moed:

- Als er iets verkeerd is gegaan, moet je ook de moed hebben dat eerlijk te zeggen. [M.TA. Alg.pr. >30j.]

Welk ander, voor de patiënt onaangenaam nieuws kan moed vereisen om het te vertellen? We geven een aantal voorbeelden. Een professional zal een patiënt met een onaangename mondgeur daarop wijzen:
- Waar zelfs ervaren mondhygiënisten af en toe moeite mee hebben, is om tegen een patiënt te vertellen dat hij onaangenaam uit de mond ruikt. Dit vereist dus duidelijk moed van de mondhygiënist. Je moet deze geur dan niet negeren. [V.MH. Alg.pr. >30j.]

Durf ook de patiënt te waarschuwen als je vermoedt dat deze een seksueel overdraagbare aandoening (soa) heeft:
- Rond november behandel ik vaak jongemannen die op vakantie zijn geweest en dan terugkomen met blaren in hun mond. Dan moet je de moed hebben om te kunnen zeggen: ga naar de huisarts en doe een soa-test. [V.MH. Alg.pr. 10j.]

Durf ouders duidelijk te maken dat zij hun kind beter moeten helpen met de mondverzorging:
- Je moet ook moed hebben tegenover de ouders van de kinderen die je behandelt. De ouders zeggen vaak dat ze 'er zelf niks aan kunnen doen'. Maar het gebit van hun kind gaat steeds verder achteruit. Je dient hen dan toch duidelijk te maken dat het de ouders zijn die ervoor moeten zorgen dat hun kind niet op zijn achttiende een kunstgebit heeft. [V.MH. Alg.pr. 10j.]

Durf ouders aan te spreken als zij de behandeling hinderen:
- Je hebt moed nodig om ouders op ongewenst gedrag aan te spreken. Regelmatig bemoeien ouders zich te veel met de behandeling. Dat willen we juist niet hebben omdat het kind dan te veel afgeleid wordt. [V.TA. 10j.]
- Soms, als je kinderen behandelt die gaan huilen, moet je toch de moed hebben om door te zetten. De ouders zie je dan ook steeds onrustiger worden. Het vraagt dan soms ook moed om de ouders weg te sturen om daardoor te kunnen doorzetten. [V.MH. 3j.]

15.4 Durven: grenzen stellen aan inspraak patiënt

Moed is vereist om de inspraak die de patiënt heeft bij het opstellen van het behandelplan te beperken, als dat nodig op grond van de expertise van de behandelaar:
- Je hebt absoluut moed nodig als behandelaar, omdat je soms een andere weg moet durven inslaan. Als je dan de patiënt ervan wilt overtuigen dat iets anders beter is dan wat de patiënt zelf in gedachten heeft, kan dat risicovol zijn. Daarvoor heb je dus moed nodig. [M.TA. Alg.pr. 15j.]
- Patiënten worden mondiger en zijn vaak goed geïnformeerd, de communicatie met de behandelaar wordt steeds opener. Dan kunnen meningen gemakkelijker gaan botsen. Als je alle meningsverschillen altijd uit de weg gaat, zal er nog maar weinig dynamiek zijn in je contact met de patiënt. Ik geef de patiënt ruimte om zijn mening te geven, maar uiteindelijk laat ik aan de patiënt merken dat ik de professional ben. Als de patiënt daar geen respect voor heeft, kan ik mijn werk niet goed leveren. Laat je niet klein maken door de meningen van patiënten. Blijf stevig in je schoenen staan, want jij weet welke informatie klopt en welke niet. Zodra de patiënt zijn mening geeft en hij ziet dat je zelf twijfelt aan je behandeling, dan kan hij dit opvatten als onzekerheid vanuit jouw kant. Je moet dan duidelijk laten merken wie de regie heeft over de behandeling. [V.MH. Paro.pr. 15j.]

— Je hebt moed nodig als behandelaar, want je moet jezelf niet laten wegblazen door de patiënten. Zij mogen niet voor jou bepalen wat een goede behandeling is. Ik denk in eerste instantie mee met de wens van de patiënt, maar vertel vervolgens dat deze wens niet de oplossing is voor het probleem dat ik heb geconstateerd. Zo heb je de patiënt erkend in zijn wens én laat je zien dat het niet verstandig is deze te vervullen. [V.MH. Alg.pr. 20j.]

— Als een patiënt cariës heeft, dan moet jij de patiënt durven te vertellen dat er gevuld moet worden. En wanneer de patiënt hier niets van wilt weten dan moet jij de moed hebben om de patiënt weerwoord te geven. [M.TA. Alg.pr. 5j.]

15.5   Durf functioneel boos te worden

Als het effectief is voor de verbetering van de mondgezondheid van een patiënt, moet je 'onaardig' durven zijn. In deze paragraaf geven we hier, aan de hand van een casus, één voorbeeld van. Een stagiair mondzorgkunde beschrijft de volgende situatie:

Casus 1

Er kwam een puber bij mij in de stoel die ik een poetsinstructie moest geven. Mijn stagebegeleidster gaf mij de taak om tot deze puber door te dringen, omdat hij niet gemotiveerd was te poetsen. Het was een jongen van 16 jaar die, als hij zo door zou gaan, op zeer vroege leeftijd al zijn elementen zou verliezen.

Bij de plaque-kleurtest die ik afnam, bleek dat zijn mondhygiëne bijzonder slecht was. Ik probeerde dit op verschillende manieren aan hem duidelijk te maken. Ik vroeg of hij een vriendin had en wat zij ervan vindt dat hij zo'n vieze mond heeft. En ik vroeg hem of het niet vervelend was dat zijn tandvlees soms spontaan gaat bloeden en legde uit hoe hij dit kon voorkomen. Hij leek oprecht geïnteresseerd en geschrokken over wat ik tegen hem zei. Hij gaf aan nu écht wat te willen gaan doen!

Na het polijsten wilde de mondhygiënist toch nog even met deze jongen spreken. Waar ik heel aardig bleef, pakte zij het heel anders aan. Zij prikte meteen door zijn 'geïnteresseerde act' heen. Ze werd boos op een redelijke manier en vertelde hem dat hij niet terug hoefde te komen als hij niks aan zijn mondhygiëne zou veranderen. De jongen reageerde heel anders dan bij mij. Blijkbaar drong het nu pas echt door en kreeg hij een gevoel van schaamte over zich. Hij kroop ineen en durfde haar nauwelijks aan te kijken. Toen hij wegging bedankte hij haar en beloofde nu echt wat te gaan doen.

Ik sprak de mondhygiënist over het verschil tussen onze benaderingen. Zij liet mij zien dat soms moed vereist is om onaardig te zijn en daarmee de mondzorg te verbeteren:

— Het is begrijpelijk dat je niet boos durfde te worden op deze patiënt. Daar mis je de ervaring nog voor. Later durf je deze patiënten wel de waarheid te zeggen. Dat is nodig, want ze doen soms veel te weinig. Het kan dan helpen om een keer beheerst uit te vallen tegen sommige patiënten. [V.MH. Zelfst.vest. 10j.]

15.6   Durven: patiënt aanspreken op (zeer) storend gedrag

Patiënten kunnen zich storend gedragen. Het vergt moed om dan grenzen te stellen aan dit gedrag. Deze paragraaf begint met twee voorbeelden van storend gedrag. Vervolgens wordt ingegaan op (zeer) vervelend gedrag van patiënten: beledigingen en ongewenste intimiteit. Er is moed voor nodig om storend gedrag te corrigeren:

- Het is een persoonlijk leerpunt van mij om grenzen te stellen aan storend gedrag van patiënten. In de vorige praktijk waar ik werkte kwam een patiënt steeds vijf á tien minuten te laat. Hij was daar heel makkelijk in. Na een poosje heb ik hem toch aangesproken: 'Je bent al zo vaak te laat gekomen. Ik verwacht dat je op tijd komt want ik heb een strakke planning.' Toen ik dat tegen de patiënt moest zeggen, kostte me dat heel veel moed. [V.MH. Alg.pr. 3j.]
- Ik vind het niet acceptabel als de patiënt gaat bellen tijdens de behandeling. Dit gaat van de behandeltijd af en is voor mij ook erg storend. Daarom heb ik bij binnenkomst ook stickers op de deur met 'verboden telefoons te gebruiken'. Binnen deze praktijk zijn er voor de patiënt deze en andere regels waar hij of zij zich aan moet houden. Je hebt moed nodig om patiënten die deze regels naast zich neerleggen, daarop aan te spreken. [M.TA. Alg.pr. 25j.]

Storend kan het ook zijn als blijkt dat de patiënt vooraf aan de behandeling niet gepoetst heeft. Durf patiënten daarop te wijzen en laat ze alsnog hun tanden poetsen:

- Patiënten die niet gepoetst hebben durf ik sinds kort te zeggen dat ze dat toch nog even moeten doen. Ik zeg hen dat ik het niet fijn vind in hun mond te werken als zij vooraf niet poetsen. Maar het heeft wel twee jaar geduurd voordat ik dat durfde. [V.MH. Alg.pr. 3j.]

Wat doen behandelaars als patiënten zeer storend gedrag vertonen, bijvoorbeeld door hen te beledigen of uit te schelden?:

- Mij uitschelden accepteer ik niet. Ik zeg dan: 'Hier in de praktijk behandelen we iedereen met respect en we verwachten respect, ook van de patiënten naar ons toe. Nu gaat u over mijn grens heen en ik wil dat u excuses aanbiedt.' Als de patiënt dat niet doet, zeg ik: 'Zoekt u maar een andere mondhygiënist.' Ik laat dus niet over mijn grenzen heen lopen, ook omdat ik dan daarna de draad niet meer kan oppakken en geen goede behandeling kan geven. [V.MH. Alg.pr. 20j.]
- Patiënten hebben het recht om aan te geven als ze iets als vervelend ervaren, maar niet het recht om daarbij de behandelaar te beledigen. Als zij dit wel doen, moet je duidelijk aangeven dat je dit geen manier vindt om een klacht te verwoorden. Dat hoort bij moedig zijn. Je zegt tegen een patiënt die je beledigt, dat hij daarmee moet ophouden, omdat je hem anders niet meer wilt blijven behandelen. Je moet dan dus sterk in je schoenen staan en dat de patiënten ook laten zien. Als je bij een klacht, die beledigend wordt geformuleerd, empathie toont door te zeggen: 'Wat vervelend zeg!', en daarna stil bent, gaan patiënten verder met hun beledigende opmerkingen en zien ze jou zelfs niet meer als een behandelaar. Het respect dat je toont aan je patiënten, moet je ook van hen krijgen. [V.TA. Alg.pr. 25j.]
- Als een patiënt asociale en onredelijke taal tegen mij gebruikt, is mijn aanpak de behandeling te stoppen en de patiënt te vertellen dat ik op deze manier niet verder ga. Ik leg de verantwoordelijkheid voor de toekomst bij de patiënt neer. De patiënt moet dan zelf nadenken over wat hij wil. [M.TA. Alg.pr. 25j.]

Mondhygiënisten en tandartsen hebben een intiemer contact met mensen dan veel andere beroepsbeoefenaars. Er kan dan sprake zijn van intimiteit die prettig is ('gewenst'), maar soms ook intimiteit die minder prettig is ('ongewenst'). Hierna volgen twee casussen die ingaan op 'ongewenste intimiteit' met patiënten, beschreven door stagiaires mondzorgkunde.

Casus 2 Ongewenst dichtbij

Een paar weken terug heb ik een patiënt behandeld die erg onrustig was en veel wilde praten. Nu zou veel praten een teken kunnen zijn van angst. Ik probeerde rustig te blijven en uitleg te geven. Echter, de gesprekken gingen al snel niet meer over de mondzorg. Betreffende patiënt is gitarist van beroep. Toen hij over zijn optredens begon, heb ik enthousiast gereageerd. Dat doe ik bij elke patiënt, om een goede vertrouwensband te creëren. Als patiënten zich op hun gemak bij je voelen, zal het behandelen ook beter gaan en zullen ze je adviezen beter opvolgen. Hij nodigde me vervolgens uit om naar een optreden van hem te komen kijken. Ik schrok hiervan en verzon een smoesje en zei dat ik door veel deadlines geen tijd had. Hij leek dit te begrijpen. Vervolgens begon hij echter vragen te stellen over mijn hobby's en mijn bijbaan. Ik vertelde dat ik in het weekend in een winkel werk. Hij vroeg door: 'Waar dan?' Eigenlijk wilde ik hier geen antwoord op geven, maar gaf toch de naam van de winkel. Ik had meteen spijt. De volgende dag kreeg ik via Facebook een vriendschapsverzoek van hem. Dat heb ik niet geaccepteerd. Maar daarna kreeg ik een email met opnieuw de vraag of ik naar een optreden wilde komen kijken.

Casus 3 Ongewenst dichtbij

Afgelopen week heb ik op mijn stageadres kennisgemaakt met een nieuwe patiënt: de heer J., een goed uitziende man van achter in de dertig. Door de probleemsituatie in zijn mond nam ik uitgebreid tijd om deze met meneer te bespreken. Ik gaf hem uitleg, informatie en instructie. Meneer J. leek deze aandacht wel te waarderen. Voor hem was het zelfs aanleiding om meer toenadering te zoeken. Hier kan ik prima mee omgaan. Ik gaf niet te veel respons, negeerde die kleine signalen en probeerde zo zakelijk mogelijk met hem te communiceren. Op een gegeven moment aaide hij mij echter even licht over mijn gezicht. Ik schrok hiervan: wat doet hij nou!? Dit heb ik nog nooit meegemaakt!

Hoe stel je grenzen aan patiënten die te dichtbij komen? Een algemeen advies is:
- Probeer zo snel mogelijk, meteen vanaf het allereerste moment, je grenzen aan te geven. Ook al denk je: het is voor de patiënt vervelend als ik dit zeg. Maar ook als je niet onmiddellijk je grens hebt durven of kunnen aangegeven, ben je daar niet te laat mee – je kunt dat later ook nog doen! Je moet voor jezelf bepalen wat je accepteert en vanuit je eigen principes grenzen stellen aan patiënten. [V.MH. Alg.pr. 20j.]

Een mondhygiënist zegt:
- Als patiënten in de stoel dubbelzinnige of seksistische opmerkingen maken, gaat dat bij mij het ene oor in en het andere oor uit. Ik doe bijna alsof ik de opmerking niet gehoord heb, maar trek wel even duidelijk zichtbaar een wenkbrauw op. Vervolgens ga ik verder met behandelen. Meestal begrijpen ze dan wel dat ik het geen prettige opmerking vond. Wanneer ze dit niet oppakken en toch doorgaan met dit soort opmerkingen word ik niet boos, maar zeg ik rustig: 'Van die opmerkingen ben ik niet gediend. Ik verzoek u die niet meer te maken.' Wanneer een patiënt te persoonlijke vragen stelt die ik niet wil beantwoorden, reageer ik kort en onderbreek soms ook de patiënt door te zeggen: 'Ik wil het liever bij het behandelen houden, we hebben nog genoeg te doen!' of: 'Daar ga ik liever niet op in' of: 'We zijn hier niet voor de gezelligheid, er is nog werk aan de winkel!' [V.MH. Zelfst.vest >10j.]

Passie

Samenvatting

In dit hoofdstuk wordt een indruk gegeven van wat 'maat geven aan passie' (*temperantia*) voor de beroepshouding betekent. ▶ Paragraaf 16.1 gaat in op de betekenis van de eigenschap passie. ▶ Paragraaf 16.2 bespreekt het belang van passie voor het beroep. In ▶ par. 16.3 worden adviezen verzameld over de manier waarop een professional zijn passie voor het beroep weet te bewaren. ▶ Paragraaf 16.4 behandelt de nadelen van een te grote passie voor het beroep. ▶ Paragraaf 16.5 laat zien hoe professionals negatieve emoties die het gedrag van patiënten bij hen oproepen, weten te matigen.

16.1   De eigenschap passie

Met passie worden eigenlijk passies bedoeld. Passies zijn gemoedstoestanden. Een passie is een emotie. Passies kunnen positief zijn (blijdschap, enthousiasme), maar ook negatief (ergernis, jaloezie, weerzin). Positieve passies zijn nodig om met *drive* te kunnen werken en zich met plezier in te zetten voor patiënten. De kern van de eigenschap passie (*temperantia*) is dat je je passies de juiste maat weet te geven. Je werkt niet met te veel emotie (fanatiek), maar ook niet met te weinig emotie (ongeïnteresseerd). En negatieve emoties weet je te matigen.

Passie voor het beroep toont zich als een bevlogenheid voor het werk. Yvonne Buunk-Werkhoven, Vanessa Hollaar en Corrie Jongbloed-Zoet hebben deze bevlogenheid onderzocht bij mondhygiënisten die lid zijn van de *Nederlandse Vereniging van Mondhygiënisten* (NVM).[1] Uit het onderzoek blijkt:

» (…) dat NVM-leden zeer hoog op de bevlogenheidschaal scoren: dit betekent dat NVM-mondhygiënisten rapporteerden dat zij, ongeacht hun genoten opleidingsduur en/of leeftijd, 'bruisen van energie, zich sterk en fit voelen, lang onvermoeibaar met werken door kunnen gaan, beschikken over grote mentale veerkracht en dito doorzettingsvermogen (= vitaliteit).' **«**

» Daarnaast 'voelen NVM-mondhygiënisten zich sterk betrokken bij het werk; wordt het werk als nuttig en zinvol ervaren, is het inspirerend en uitdagend, en roept het gevoelens van trots en enthousiasme op (= toewijding). Bovendien gaan NVM-mondhygiënisten op een plezierige wijze helemaal op in het werk; ze versmelten als het ware ermee, waardoor de tijd stil lijkt te staan, en het moeilijk voor ze is om zich ervan los te maken (= absorptie).'[2] **«**

De eigenschap passie valt niet volledig samen met het hier beschreven begrip bevlogenheid. Bij passie gaat het namelijk niet om dat deel van bevlogenheid dat zich uit in 'doorzettingsvermogen, bruisen van energie, zich sterk en fit voelen en lang onvermoeibaar met werken door kunnen gaan'. Deze kwaliteiten vallen onder de eigenschap moed (kracht, *fortitudo*), die in het vorige hoofdstuk is besproken. Onder passie vallen wel de emoties enthousiasme, trots, op een plezierige manier opgaan in je werk, het werk als nuttig en zinvol ervaren. Een mondhygiënist zegt over passie:

=   Ik vind dat ik met passie werk. Ik vind mijn beroep altijd leuk. Er zijn wel dagen dat ik niet zo veel zin heb, maar als de eerste patiënt er is word ik weer vrolijk. Elke dag is anders. Ik vind mensen heel erg leuk. En dat maakt het vak ook heel erg leuk. [V.MH. Alg.pr. 15j.]

Een tandarts zegt:

=   Ik vind dat passie werken met je hart, met plezier werken is. Dat betekent ook dat je patiënten te allen tijde met plezier voorop stelt. [V.TA. Alg.pr. 15j.]

Passie voor het beroep varieert in sterkte. Passie kan een groot enthousiasme, of zelfs een roeping zijn om mensen te helpen:

=   Ik heb passie voor mijn beroep. Mondhygiënist worden was al een kinderdroom van mij en tot op heden heb ik alleen maar genoten van de voordelen en het voorrecht van dit

---

1   Buunk-Werkhoven, Y.A.B., Hollaar, V.R.Y. & Jongbloed-Zoet, C. (2014) 'Work engagement among Dutch dental hygienists. *Journal of public health dental, 74*(3), 227–233.

2   'NVM-mondhygiënisten zijn vakidioten', *Nederlands Tijdschrift voor Mondhygiëne*, maart 2014 nr. 2, p. 18–19.

beroep. Het kunnen helpen van patiënten en ze ondersteunen is een heuse roeping voor mij, omdat mensen ook daadwerkelijk iets hebben aan mijn adviezen. [V.MH. Alg.pr. 10j.]

De passie van tandartsen en mondhygiënisten voor het beroep kan variëren tussen werken met plezier ('ik heb leuk werk') en werken met zeer veel plezier ('ik heb fantastisch werk'). Passie is echter niet noodzakelijk een 'zeer groot enthousiasme'. Anders gezegd: passie is ook nog passie – en dus voldoende sterk – als deze wat minder krachtig is. Passie moet er zijn, maar hoeft niet zéér groot te zijn. De passie van professionals kent gradaties:
- Je moet als tandarts je werk wel leuk vinden. Anders duren de dagen lang, denk ik. In die zin is passie belangrijk. Maar het is niet zo dat je beroep per se je hobby moet zijn of dat je er verliefd op moet zijn. Er zijn ook tandartsen voor wie hun beroep niet hun grote passie is, maar die toch steeds heel goed werk leveren. Ik vind dat het voldoende is wanneer je met plezier naar je werk gaat en het leuk vindt. [V.TA. Alg.pr. 25j.]

In dit hoofdstuk zullen de gradaties in passie naar voren komen, als we ingaan op de kunst om de passie voor het beroep de juiste maat te geven. Ten eerste zal daarbij blijken dat het er bij de eigenschap passie niet alleen om gaat dat je voldoende passie hebt voor je werk, maar ook dat je niet doorslaat in deze passie (fanatiek wordt). Bijvoorbeeld door onrealistisch hoge verwachtingen te hebben over de resultaten die je wilt behalen, of zo sterk opgaan in je beroep dat je te veel uren werkt en jezelf daardoor langzaam uitput. Ten tweede zal naar voren komen dat een mondzorgprofessional de positieve en negatieve emoties die patiënten bij hem oproepen, de juiste maat weet te geven. Een professional heeft voldoende passie voor het beroep en voor zijn patiënten, maar weet deze passie te beheersen. Een professional heeft emoties, maar weet de intensiteit ervan te controleren.

16.2   Het belang van passie voor het beroep

Passie hebben voor het beroep is om minstens drie redenen belangrijk. Allereerst om het beroep te kunnen blijven uitoefenen:
- Door je passie blijf je alert in je beroep. Als je geen passie hebt kun je overspannen raken, een burn-out krijgen. Als ik geen passie meer heb voor mijn beroep, dan stop ik. [V.TA. Alg.pr. 25j.]
- Het is essentieel om passie te hebben in je beroep. Als een beroep je totaal niet aanspreekt, of als je er twijfels over hebt, dan moet je met dat beroep per direct stoppen en wat anders gaan doen. Hoe eerder je daarmee stopt, des te beter dat voor jezelf en voor je patiënten zal zijn. Dit komt doordat je anders iets doet wat je eigenlijk niet leuk vindt. Dat zal een ballast voor je zijn of worden en dat houd je als behandelaar niet lang vol. [M.TA. Alg.pr. 15j.]

Passie voor het beroep is bovendien belangrijk om patiënten te motiveren:
- Ik vind dat het wel belangrijk is om met passie te werken. Mensen merken het ook als je als een robot je ding doet. Op deze manier kan je geen goede band krijgen met de patiënt. [V.MH. Alg.pr.15j.]
- Passie voor je werk is voor alle beroepen belangrijk. Bij de bakker, bij de kapper, bij de mondhygiënist en bij de tandarts. Beroepsbeoefenaars met passie haal je er zo uit. Ze werken met zoveel plezier en toewijding dat je dat als cliënt direct ziet! Er zijn de laatste tijd slogans, reclameborden of motto's die zeggen: 'Wij geven u met passie een prachtige

glimlach!' Passie is een soort modewoord geworden. Maar die passie is geen échte passie. Passie moet echt blijken, uit het hart komen en die passie wordt door een patiënt gezien en gevoeld. Door zelf die echte gedrevenheid te hebben, kun je bij een patiënt een gedrevenheid opwekken om te werken aan zijn mondgezondheid. [M.TA. Alg.pr. >30j.]

— Door de passie die je uitstraalt, zorg je ervoor dat een patiënt gemotiveerd raakt. Als je, omgekeerd, geen passie toont, zal de patiënt uiteindelijk zelf ook geen inzet tonen en zal je behandeling veel minder succesvol zijn. [V.MH. Alg.pr. 15j.]

— Wanneer een behandelaar met te weinig passie werkt, merk je dat aan zijn patiënten. Deze raken gedemotiveerd en zullen sneller afzien van een volgende behandeling. Op een gegeven moment zullen ze geen adviezen meer opvolgen en zelfs nonchalant worden in het nakomen van afspraken. [M.TA. Alg.pr. 10j.]

Passie voor het beroep is ten slotte belangrijk om kwaliteit te kunnen blijven leveren en om jezelf te blijven verbeteren:

— Passie voor het beroep is heel belangrijk. Het zorgt ervoor dat je de lat hoog legt en niet te snel tevreden bent met je resultaat. Je moet jezelf een hoge norm opleggen en daaraan vasthouden. Je mag niet verslappen als je goede behandelresultaten wilt blijven behalen. [V.MH. Alg.pr. 20j.]

— Als je passie hebt, sta je open voor nieuwe dingen. Zonder passie zal je minder snel nieuwe of betere methodes toepassen. [V.MH. Paro.pr. 3j.]

— Als te weinig passie hebt ga je vervlakken en je schouders ophalen en vind je elk resultaat wel oké. Dan kan je ook geen goede band opbouwen met je patiënten. Wanneer een patiënt dan bijvoorbeeld niet met je akkoord gaat, zie je die patiënt meteen als een lastige patiënt. Dan doe je ook geen moeite om erachter te komen wat de reden van het gedrag is van de patiënt. Zo kom je niet verder, denk ik. [V.MH. Alg.pr. 20j.]

16.3   Hoe behoud je passie voor het beroep?

Passie behoud je door met passie te werken. Een tandarts zegt over deze 'cirkelredenering':

— Het is eigenlijk een kring. Je hebt passie nodig, zodat je met vol enthousiasme kan werken en daardoor goede resultaten behaalt. Door die resultaten word je blij en behoud je je enthousiasme voor je werk. En dan begin je weer bij het begin: met passie werken. [V.MH. Alg.pr. 20j.]

Om ervoor te zorgen dat je met passie werkt, geven professionals het advies je te blijven verdiepen in je vak (▶ par. 16.3.1), aandacht te hebben voor de patiënt als persoon (▶ par. 16.3.2) en te zorgen voor afwisseling (▶ par. 16.3.3).

16.3.1 Blijven leren

Om passie te blijven houden, helpt het om je te blijven verdiepen in je vak:

— Mondhygiënisten kunnen blijven hangen bij de expertise die ze hebben als ze beginnen met werken en zich niet verder ontwikkelen. Op een gegeven moment vinden ze het prima zo en hebben ze geen zin om zich te ontplooien. Vaak is dat een kwestie van gemakzucht. Soms hebben deze mondhygiënisten zelf niet door waarom ze hun beroep niet meer leuk vinden en niet langer graag naar hun werk gaan. Dat is erg jammer, omdat dit er op langere termijn toe kan leiden dat zij het beroep niet meer leuk vinden en zelfs een burn-out kunnen krijgen. [V.MH. Alg.pr.]

- Ik denk dat je met passie kunt blijven werken als je steeds weer nieuwe producten bekijkt en probeert. Wanneer er bijvoorbeeld een nieuwe elektrische tandenborstel uitkomt, dan kun je hier artikelen over opzoeken of je kan er natuurlijk zelf één aanschaffen. Op die manier ontdek je steeds betere producten en kan je je patiënten ook betere adviezen geven. Dat zorgt weer voor tevreden patiënten en dat maakt het werk leuker en zorgt ervoor dat je met passie blijft werken. [M.TA. Alg.pr. 5j.]
- Door bij- en nascholing leer ik nieuwe interessante dingen. Zo probeer ik steeds meer te leren en mijn passie te behouden. [M.TA. Alg.pr. 5j.]
- Blijf leren. Ga na waar je beter in wilt worden en zoek dan uit welke cursussen daarvoor zijn. Zo word je steeds op onderdelen beter en daarmee wordt je vak ook steeds leuker. Als je jezelf als doel stelt dat de vulling die je maakt steeds mooier wordt en geen genoegen neemt met een gewone platte pannenkoek, maar een mooie fissuur aanbrengt, dan blijft het vak ook leuk. [V.TA. Alg.pr. 3j.]
- Collega's verliezen hun passie volgens mij vaak door een gebrek aan bijscholing. Zij raken vastgeroest in hun eigen wereldje, zonder vernieuwingen. Op den duur gaat dit vervelen en raak je je motivatie kwijt. [M.TA. Alg.pr. 10j.]
- Je behoudt je passie door jezelf uit te blijven dagen en te proberen uit je comfortzone te stappen. Je moet daarom niet alleen dingen doen waar je goed in bent, maar ook de grens opzoeken en daardoor achterhalen waar je minder goed in bent. Deze minder sterke punten kun je door middel van cursussen bijspijkeren. Probeer je te verbeteren en iets nieuws te leren. Als je dit niet doet, is je passie alleen terug te vinden in standaardwerkzaamheden en zal je manier van aanpak over de jaren heen hetzelfde blijven. [M.TA. Alg.pr. 15j.]
- Ik ken een heleboel mondhygiënisten die met passie hun beroep beoefenen. Daar zijn collega's bij die al langer dan 40 jaar dit beroep beoefenen en nog steeds evenveel interesse hebben in het vakgebied als toen ze begonnen. Zij bezoeken congressen en volgen bijscholingen om hun kennis en kunde op het juiste niveau te houden. Met andere woorden: ze hebben nog steeds een heel actieve houding ten opzichte van hun beroep en proberen daarmee hun passie voor het beroep te behouden. [V.MH. Alg.pr. >30j.]

16.3.2 Geniet van de omgang met patiënten

Door ook oog te hebben voor de persoon die de patiënt is, kun je genieten van de omgang met hen, waardoor je je passie voor je beroep behoudt. Richt je je dus ook op de patiënt als persoon en niet alleen op zijn mondgezondheid:

- Het probleem in de mond is ook belangrijk, maar als het nu niet lukt om het aan te pakken dan de volgende keer maar. Hoe dan ook, de patiënt staat centraal! En dat is het allerbelangrijkste om voor ogen te houden. [M.TA. Alg.pr. 18j.]
- Ik ben de laatste jaren in mijn omgang met de patiënt erg vooruitgegaan, wat het werk alleen maar leuker maakt. [V.MH. Alg.pr. 5j.]
- Enthousiasme behoud je door iedere patiënt als een individu te zien en geen standaardgesprekken te voeren. In deze praktijk is iedere behandeling anders en kom je minder snel in een vast patroon terecht. [V.MH. Alg.pr. 3j.]
- Je moet ook kunnen genieten van kleine dingen die goed gaan. Bijvoorbeeld mensen die je bedanken en genieten van dingen die goed gelukt zijn. Een klein dankjewel kan je hele dag mooi maken. [V.TA. Alg.pr. 25j.]

— Door iedere patiënt als een individu te behandelen en een band op te bouwen met een patiënt, behoud ik passie voor mijn vak. Door bijvoorbeeld te vragen naar de interesses van de patiënt, spreek ik over andere dingen dan over de mond en kan ik de behandeling gezelliger maken. [V.MH. Alg.pr. 3j.]

— Je moet proberen voldoening te halen uit wat patiënten goed vinden. Je moet de lol in het vak behouden door de waardering die patiënten voor je werk hebben ook zelf te waarderen. Laatst is er bijvoorbeeld een patiënt in de praktijk geweest waarbij ik de voortanden heb opgeknapt. De patiënt heeft met een lach op zijn gezicht de praktijk verlaten. Natuurlijk zijn er ook patiënten bij die de praktijk uit lopen met de gedachte 'dit kost mij alleen maar een hoop geld'. Neem daar dan afstand van, want er blijven altijd patiënten die nooit tevreden zijn. [M.TA. Alg.pr. 25j.]

Genieten van het contact met patiënten vereist ook dat je tijd en energie voor ze hebt. Neem daarom de tijd voor patiënten en plan je agenda niet te vol:

— Je kunt het ook leuk houden door je agenda niet stampvol te proppen. Het is leuker als je genoeg tijd hebt voor je patiënten, zodat je daarna nog een persoonlijk gesprek met ze kunt voeren, even met ze kunt babbelen. Dan hoef je je niet te haasten en heb je ook de tijd om goed werk te leveren. [M.TA. Alg.pr. 10j.]

— Wees positief naar patiënten. Probeer het beste in de mens te zien. Heb geen vooroordelen over mensen. [V.MH. Alg.pr. 15j.]

— Het is belangrijk voldoende tijd in te plannen voor een patiënt. Als ik te weinig tijd heb voor mijn patiënten, kan ik minder met ze spreken om de behandeling levendiger maken. Ik vind mijn behandeling dan ook leuker, want ik hou niet van 'snel schoonmaken en dan de volgende patiënt'. Voor mij gaat dan eigenlijk de passie weg. [V.MH. Alg.pr. 3j.]

16.3.3 Zorg voor afwisseling

Passie behoud je door afwisseling aan te brengen in je werk:

— Hoe houd je je passie vast? In één woord: afwisseling. Ik vind afwisseling erg belangrijk. Als je niet constant hetzelfde werk verricht, verlies je je interesse in je beroep minder snel. [M.TA. Alg.pr. 15j.]

— Het is ook belangrijk om niet altijd elke week hetzelfde schema te hebben, af en toe een middag vrij of iets anders is ook ooit nodig. [M.TA. Alg.pr. 25j.]

— Ik vind variatie heel erg belangrijk, ik wil niet de hele dag hetzelfde doen, dus niet de hele dag recalls. Ik heb in deze praktijk daarom ook aangegeven dat ik graag wil prepareren en restaureren en het liefst om en om afgewisseld met recalls. De variatie in mijn beroep zorgt ervoor dat ik passie voor mijn beroep blijf houden. [M.MH. Alg.pr. 3j.]

— Het is belangrijk dat je je binnen de normen vrij kunt bewegen en zelf je planning kunt invullen. Zo maak je je werk eigen en kun je je passie erin verwerken. [V.MH. Alg.pr. 10j.]

— Het is goed afwisseling in het beroep op te zoeken, want die helpt je je passie te behouden. Je kunt bijvoorbeeld twee dagen werken in een verzorgingstehuis en twee dagen in een algemene praktijk. Maar je kunt ook in twee algemene praktijken gaan werken. [V.MH. Alg.pr. 5j.]

— Ik blijf passie voor mijn beroep houden door soms op een andere manier te gaan werken, waardoor ik zorg voor variatie in mijn werk. [V.TA. Alg.pr. >30j.]

- Zorg dat je voldoende uitdaging hebt. Als ik dit werk heel lang doe en er geen uitdaging meer in heb, dan ga ik bijvoorbeeld leren werken met angstpatiënten of gehandicapten. [V.MH. Alg.pr. 3j.]
- Probeer ervoor zorgen dat er een afwisseling is tussen lastige patiënten en leuke patiënten. Wat je leuk en lastig vindt, is persoonlijk. Er zijn tandartsen die kinderen helemaal niet leuk vinden om te behandelen. Die moeten er dan voor zorgen dat ze niet te veel kinderen achter elkaar behandelen, zodat ze geen negatieve emoties krijgen. [V.TA. Alg.pr. 25j.]

'Afwisseling' ontstaat ook door een goede werksfeer waarbinnen je – naast je behandelingen – prettige gesprekken hebt met collega's, ook over thema's buiten de mondzorg (zie hiervoor ook ▶ deel II):
- Je behoudt je passie ook door een goede werksfeer, door collega's waar je goed mee overweg kunt. Dat maakt het werk een stuk aangenamer. [V.MH. Alg.pr. 3j.]
- Goede communicatie met collega's, ook over niet-tandheelkundige zaken met elkaar spreken, is belangrijk om passie te behouden. [M.TA. Alg.pr. 25j.]
- Me minder te ergeren aan ongemotiveerde en liegende patiënten heb ik bereikt door met mensen samen te werken. In de praktijk praten wij er met elkaar over als we ergens mee zitten en dat lucht op. Als je alleen werkt in je eigen praktijk, hoop je je frustraties en ergernissen op, want je kunt ze nergens kwijt. [M.TA. Alg.pr. 25j.]

16.4 Verminder een te grote passie voor het beroep

De passie voor het werk kan ook te groot zijn. In deze paragraaf worden voorbeelden gegeven die laten zien wat de nadelen zijn van te veel passie voor het beroep. Zich bewust zijn van deze nadelen, kan behandelaars met een te grote passie helpen 'gas terug te nemen', waardoor een beter werkleven ontstaat.

Een te grote passie hebben beginnende beroepsbeoefenaars die te hard werken door 'elke patiënt te willen redden':
- Wat ik zelf in het begin fout deed, is te proberen iedere patiënt te redden. Ik offerde toen mijn pauzes op om een patiënt te kunnen behandelen als er op dat moment geen andere plaats was in de agenda. Ik kwam toen echt mezelf tegen. Ik zat er op een gegeven moment echt even doorheen. Door hierover te praten met mijn collega's kwam ik tot het besef dat ik echt meer rekening met mijzelf moest gaan houden. Door te denken 'ik ben ook maar een mens met twee handen', kreeg ik weer meer rust. [V.MH. Alg.pr. 3j.]

Een te grote passie ontstaat als je een ideale mondzorg nastreeft die, gezien de wensen of motivatie van een patiënt, niet realistisch is. Dit heeft twee nadelen: je wordt als behandelaar steeds teleurgesteld en bovendien overvraag je de patiënt, waardoor deze juist minder gemotiveerd wordt om te gaan werken aan zijn mondgezondheid of zelfs niet meer behandeld wil worden:
- Wanneer je te veel wilt van je patiënt en blijft aandringen, klapt hij dicht en werkt het averechts. De kans is dan groot dat je deze patiënt kwijtraakt. Om dit te voorkomen en ervoor te zorgen dat je passie voor het vak niet doorslaat, moet je een stapje terug doen. Luister goed naar de wensen van de patiënt! [V.MH. Paro.pr. 3j.]
- Sommige collega's reageren niet blij op patiënten die niet therapietrouw zijn. Zij hebben te veel passie en komen daardoor niet op de goede manier over op de patiënt. Ze komen betweterig over. [M.TA. Alg.pr. 10j.]

— Het nadeel van te veel passie is dat je te opdringerig kan worden naar patiënten en je niet meer goed inleeft in de situatie van de patiënt. Je bent dan alleen nog maar bezig met de resultaten en kan te veel met het vingertje gaan wijzen. Je hebt een te grote focus op resultaten en kunt met de patiënt nergens anders meer over praten dan over plak en tandsteen. Dat wordt voor jezelf vrij eentonig. Je gaat te veel opdrachten geven aan de patiënt, waardoor deze door de bomen echt het bos niet meer ziet. Niet voor iedere patiënt is hetzelfde einddoel geschikt. [V.MH. Alg.pr. 20j.]

— Als je te veel passie hebt let je alleen op de resultaten die je behaalt. Je baalt dan vaak als je deze niet haalt en ziet ook de glimlach in de gezichten van de patiënten niet meer die door jouw behandeling word veroorzaakt. Daar heb je geen aandacht voor want jij wilt hogere dingen behalen. Uiteindelijk raak je daardoor uitgeput en gaat het fout. [V.TA. Alg.pr. 25j.]

— Sommige patiënten vinden hun gebit gewoon totaal niet belangrijk en dat moet je soms ook kunnen accepteren. Door te veel passie kan je niet meer bepalen bij wie je wel en niet een uitgebreide instructie moet geven. Je ziet het ook niet meer wanneer een patiënt niet meer op een hoger niveau qua mondhygiëne kan komen omdat je té graag wilt dat alle patiënten de beste mondhygiëne hebben, terwijl dit niet mogelijk is. Door te veel passie krijg je een te idealistisch beeld dat voorbijgaat aan de werkelijkheid. [V.MH. Alg.pr. 10j.]

— Als je je beroep met te veel passie uitvoert, raak je vaak teleurgesteld. Bijvoorbeeld wanneer een patiënt jouw instructies niet opvolgt. Of als jij met heel veel passie in een team werkt, maar de rest dit eigenlijk niet met dezelfde grote passie doet. Hierdoor ga je je beroep niet meer leuk vinden en dan word je zelf ook lakser. Dat zijn dus de nadelen van werken met te veel passie voor je patiënten en voor jezelf. [V.MH. Alg.pr.]

— Je kunt uit passie iemand aanraden om drie keer per dag te poetsen en te ragen, maar je kunt dan te veeleisend zijn. Je moet per patiënt kijken wat je kunt bereiken. Ik heb bijvoorbeeld een patiënt die maar twee keer per maand haar tanden poetste. Ik heb het voor elkaar gekregen om haar één keer per week te laten poetsen. Om tegen zo'n patiënt te zeggen dat ze twee keer per dag moet poetsen is erg onrealistisch. Als je te veel passie hebt kun je dat over het hoofd zien, waardoor patiënten afhaken en jij zelf teleurgesteld raakt. Je moet kleinere stapjes kunnen zetten voor een beter resultaat. [V.MH. Alg.pr. 20j.]

— Je gaat een patiënt die zich almaar niet inzet nog een laatste keer waarschuwen voor negatieve gevolgen en laat het daarbij. Je moet het namelijk niet zover laten komen dat je de patiënt vervelend gaat vinden. [V.TA. Alg.pr. 25j.]

Een mondhygiënist geeft een voorbeeld van het matigen van passie:

— Ik behandelde een mevrouw van 76 jaar voor de eerste keer. Zij gaf aan dat ze de behandelingen bij een mondhygiënist heel vervelend vindt en daardoor jarenlang geen afspraak had gemaakt. De situatie in de mond was dusdanig dat intensief reinigen nodig was om een goed resultaat te krijgen. Als je te veel passie hebt en op die manier aan de gang gaat bij deze patiënt, haal je misschien dat resultaat wel, maar ben je ook je patiënt kwijt, want die komt niet meer terug. Ik heb daarom samen met de patiënt besloten om haar drie keer twintig minuten te behandelen. Daarbij heb ik alleen gedaan wat zij kon verdragen. Ze was helemaal blij. Dat past niet in een protocol, maar het eindresultaat is uiteindelijk toch goed. Deze mevrouw voelde zich gezien en wilde graag weer terugkomen. En ik behandel haar nog steeds met passie. [V.MH. Alg.pr. 20j.]

Door een te grote passie werk je te hard, ontspan je te weinig en geef je te weinig aandacht aan je vrienden, gezin, familieleden:

— Het nadeel van te veel passie hebben is dat je niets anders gaat doen dan werken. Dat wil zeggen dat je na je werk naar huis gaat, maar daar ook nog nadenkt over je werk. Je bent altijd met je werk bezig, bent bijna altijd in de praktijk te vinden en hebt weinig tijd voor jezelf of je gezin. Te veel passie is een vorm van doorslaan. Daarom wordt er frequent op gewezen dat je een goede balans moet vinden tussen je beroep en je thuissituatie en deze twee absoluut niet met elkaar moet vermengen. [M.TA. Alg.pr. 15j.]

— Iedereen kan doorslaan: te veel uren werken, je verwaarloost je gezin, je koopt te veel nieuwe spullen, waardoor je bovendien financieel in de problemen kunt komen. [V.TA. Alg.pr. 25j.]

— Ik zat laatst met mijn familie aan tafel te eten en ik begon over de nieuwe praktijk en wat er allemaal nog gekocht moest worden. Ik zat het allemaal op te noemen: dit en dat moeten we nog kopen. Op een gegeven moment zegt mijn zoon tegen mij aan tafel: 'Pap, kan je niet morgen in je nieuwe praktijk dat lijstje opnoemen? Laten we nu eten en daarna lekker allemaal op de bank een gezellig programma kijken.' Ja, dat heeft me aan het denken gezet. Ik besteedde te veel tijd aan de praktijk, ook buiten de werktijden om. Je kunt dus inderdaad te veel passie hebben als je te veel aandacht voor je werk hebt en andere belangrijke dingen vergeet. Je hebt namelijk ook een leven thuis. Je moet proberen een balans te vinden tussen werk en privé. Ik ben mijn zoon wel dankbaar dat hij dit tegen mij heeft gezegd! [M.TA. Alg.pr.]

16.5 Verminder negatieve emoties ten opzichte van patiënten

Geduld heeft twee betekenissen: ten eerste 'de kracht iets vol te houden'. Deze betekenis is in het vorige hoofdstuk als aspect van de eigenschap moed besproken. Ten tweede 'rustig blijven', dat wil zeggen dat je je primaire emoties kunt beheersen als deze door een patiënt worden geprikkeld. Een tandarts beschrijft compact wat een primaire emotie is:

— Een primaire emotie is denk ik een eerste reactie van mensen. Dus dat ze niet eerst gaan nadenken, maar acuut reageren. [V.MH. Alg.pr. 20j.]

Patiënten kunnen primaire emoties uiten, maar ook, door deze te uiten, primaire emoties oproepen. Een patiënt die woedend is, kan de behandelaar bijvoorbeeld ook woedend maken. De eigenschap passie kenmerkt zich ook door het beheersen van de emoties die patiënten kunnen oproepen. Deze beheersing kan ook geduld genoemd worden, in de zin van 'rustig blijven', Geduld voorkomt het uit de hand lopen van een meningsverschil met een patiënt. Het is belangrijk rustig te blijven bij een verwijt of meningsverschil met een patiënt:

— Het belangrijkste bij een patiënt die je irriteert, doordat hij bijvoorbeeld zegt dat je hem onnodig veel pijn doet, is dat je zelf rustig blijft. Leg de patiënt uit wat je gedaan hebt en waardoor het pijn doet. Je moet vooral niet in de verdediging schieten, dit werkt alleen maar averechts. Als jij rustig blijft, kalmeert de patiënt in de meeste gevallen automatisch. [V.MH. Alg.pr. 15j.]

Bovendien veroorzaakt een ongeduldige behandelaar spanning bij patiënten, die de vaak al aanwezige spanning voor de behandeling vergoot. Een parodontoloog zegt over het belang van geduld en rust bij de behandelaar:

- Ik ken een mondhygiënist die héél goed met patiënten omgaat. Ze is van zichzelf een heel rustig persoon. Ze is lief, zacht en begripvol. Ze straalt rust uit, geen stress, geen haast, ook niet als er misschien op dat moment geen rust is in haarzelf. Dat is een grote kwaliteit van haar. Voor veel mensen is het precies dat wat ze nodig hebben om de drempel te verlagen om naar een mondhygiënist te gaan. Patiënten die zij behandeld heeft, zeggen mij vaak dat ze het zo fijn vinden dat ze zo rustig en niet gehaast is en dat de behandeling altijd eerder meevalt dan tegenvalt. [V.TA.PARO. Paro.pr. <10j.]

Andere professionals zeggen over het belang van 'je emoties beheersen' (geduldig zijn):
- Wat ik je uit ervaring kan zeggen is dat het belangrijk is je niet te laten beïnvloeden door emoties die je bij een patiënt voelt. Bij elke patiënt is het belangrijk om geduldig te zijn. [V.MH. Alg.pr. 10j.]
- Ik merk dat een mondhygiënist goed is als hij of zij heel kalm met de patiënt omgaat en niet gekwetst of geïrriteerd raakt door de patiënt. [M.TA. Alg.pr 10j.]

De interessante vraag is nu: op welke manier controleer je negatieve emoties die worden opgeroepen door het gedrag van een patiënt?[3] In de volgende vier subparagrafen beantwoorden mondhygiënisten en tandartsen deze vraag. Zij adviseren in ▶ par. 16.5.1 ervoor te zorgen dat je voldoende energie hebt om te werken. In ▶ par. 16.5.2 wordt duidelijk hoe emoties kunnen worden gematigd door te begrijpen waarom de patiënt storend gedrag vertoont. ▶ Paragraaf 16.5.3 laat zien hoe professionals hun negatieve emoties ('afkeer') bij patiënten met een zeer slechte adem beheersen. In ▶ par. 16.5.4 wordt ingegaan op hoe professionals erin slagen zich niet te ergeren aan ongemotiveerde patiënten.

16.5.1 Zorg ervoor dat je uitgerust begint te werken

Je wordt minder snel emotioneel als je fit bent. Door uitgerust te zijn, blijf je dus ook langer rustig:
- Het is vooral belangrijk dat je niet je stress van bijvoorbeeld thuis of misschien wel de opleiding meeneemt naar de werkvloer. Mensen voelen dat. Als je je bijvoorbeeld niet zo lekker voelt, kun je dat misschien wel gewoon zeggen tegen een patiënt: 'Vandaag voel ik me niet zo fit, dus ik ben wat minder spraakzaam.' Patiënten begrijpen het dat wij ook wel eens een minder dagje hebben. [V.TA.PARO. Paro.pr. <10j.]
- Ik begin in de ochtend als een schoon blad en ben helemaal leeg en vrij van alle andere gedachten. [V.MH. Alg.pr. 20j.]

Als je echt niet fit bent, meld je dan ziek:
- Als je te moe bent om je voor 100 % in te zetten, moet je jezelf ziek melden en niet komen. Je behandelingen moeten dezelfde kwaliteit hebben bij alle patiënten. Je kan niet met 70 % inzet werken. Dat kan misschien bij andere beroepen wel, maar bij ons beroep ben je er wel of niet. [V.TA. Alg.pr. 25j.]

---

3   Zie hierover ook ▶ par. 2.3.4.

16.5.2 Probeer te begrijpen waarom de patiënt negatief reageert

Je kunt je eigen emoties bij (onterechte) verwijten en soms beledigingen van patiënten onder controle houden door te begrijpen dat hij door spanning emotioneel reageert:

- Realiseer je dat patiënten vaak te heftig reageren en zich achteraf pas bewust zijn dat hun gedrag overdreven was. Realiseer je ook dat die heftige reactie heel vaak aan de spanning te wijten is die ontstaat doordat ze behandeld moeten worden. Patiënten zijn dan zenuwachtig, sneller prikkelbaar en soms ook in een agressieve stemming. Ook kunnen zij prikkelbaar zijn door problemen op het werk, met familie enzovoort. Besef dus dat het niet altijd aan jou ligt dat een patiënt kwaad wordt, maar vaak aan andere dingen. [V.MH. Alg.pr. 5j.]
- Probeer de patiënt niet te veroordelen. Mensen kunnen heel emotioneel reageren en sterk hun emoties laten zien, maar dat wil niet zeggen dat ze daarmee hun persoonlijkheid tonen. Mensen hebben allemaal maskers op. Ze zijn bijvoorbeeld bij jou heel arrogant, maar thuis juist heel bescheiden. Als je dat principe begrijpt, kun je ook de mens zien achter zijn gedrag. Dan heb je ook minder last van een oordeel dat je ergernis oproept. Als jij emotioneel wordt geraakt door wat een patiënt zegt, zegt dat vooral iets over jou en minder over de patiënt. Er mogen geen patiënten zijn waar je je aan ergert. [V.MH. Alg.pr. 20j.]
- Mijn advies is om zelf nooit emotioneel te reageren op de emoties van patiënten. Je moet kijken naar wat achter de emotie zit. Dus als een patiënt boos is, moet je proberen te achterhalen waarom deze persoon boos is. Vaak is zijn houding een compensatie voor iets anders, bijvoorbeeld voor angst. Mensen die bang zijn komen soms heel arrogant en druk binnen. Vraag hen dan: 'Heeft u haast? Zit u krap in uw tijd?' Dan vertellen ze vaak meer en kom je achter de reden voor hun onprettige gedrag en voorkom je dat je je gaat ergeren of neemt je ergernis af. Probeer dus de persoon achter de houding te zien. [V.MH. Alg.pr. 20j.]
- Probeer je altijd te realiseren waarom een patiënt irritant gedrag vertoont en dat het meestal geen onwil is. Soms begrijpen patiënten iets niet of realiseren ze zich niet hoe belangrijk de mondzorg is voor de algemene gezondheid. [V.TA. Alg.pr. 10j.]
- Het belangrijkste bij een patiënt die zegt dat jij hem pijn doet, is dat je hem serieus neemt. De patiënt heeft altijd gelijk: als hij pijn heeft, heeft hij pijn. Je moet zijn pijn voor waar aannemen. En dat doe je door er heel serieus op in te gaan. Je neemt zijn angst serieus met vragen als: 'Kunt u precies aangeven waar het pijn doet? Doet dit ook pijn?' Vraag dus door. Ga zo dieper in op die pijn, zodat de patiënt het beter kan omschrijven. Door te achterhalen wat er aan de hand is, voelt de patiënt zich serieus genomen. [V.MH. Zelfst.vest. >10j.]

Zorg er ook voor dat je als je toch emotioneel bent geworden, je weer rustig wordt door met anderen erover te spreken:

- Als er zich een ergerlijke situatie of een conflict gedurende de dag met een patiënt heeft voorgedaan, is het belangrijk dat je emoties niet doorwerken bij de behandeling van de andere patiënten van die dag. Blijf geduldig door de bron van je boosheid te achterhalen. Misschien is er een misverstand dat je kan oplossen? Indien je het niet kan oplossen, is overleg met collega's belangrijk om rustig te worden. [V.MH. Alg.pr. 15j.]

16.5.3 Concentreer je op je taak bij patiënten met een slechte adem

Het beroep tandarts en mondhygiënist kan minder aangenaam zijn bij het behandelen van patiënten met een (zeer) slechte adem (halitose). Een tandarts zegt:

- Je behandelt soms mensen waarbij je constateert: mijn hemel, deze patiënt heeft een zeer slechte adem! Je moet je gevoel dan beheersen om de behandeling te kunnen geven. Als je deze patiënt met een heel chagrijnig gezicht behandelt, dan merkt hij dat jij geen zin in hebt hem te behandelen en dat heeft een negatief effect op de motivatie van de patiënt. [V.TA. Alg.pr. 3j.]

Beginnende behandelaars en studenten kunnen voor de slechte adem van de patiënt een dusdanig grote weerzin ontwikkelen, dat het hen onmogelijk wordt een goede behandeling te geven. Een student mondzorgkunde beschrijft haar ervaring met halitose in de volgende casus:

Casus 4

Een echt probleem voor mij is het behandelen van patiënten met een zeer slechte adem. Ik begin me dan erg misselijk te voelen en ik krijg braakneigingen. Het is voor mij dan zeer moeilijk om mij nog te concentreren. Ik weet niet wat ik daaraan kan doen. Tijdens mijn stage in de thuiszorg ben ik veel bewoners tegengekomen met halitose omdat ze een matige mondhygiëne hebben. Een bewoner die ik moest behandelen deed niet aan tandenpoetsen. Hij was dementerend en wist ook niet meer hoe hij zijn tanden moest poetsen. Hij had een zeer slechte adem waardoor ik erg misselijk werd. Tijdens de behandeling had ik een mondkapje op, maar dat hielp niet tegen de geur. Ik stopte af en toe met de behandeling en nam steeds kleine pauzes en ging daarna weer door, maar dat hielp ook niet. Mijn stagebegeleidster merkte dit en nam de behandeling van mij over. Het viel mij op dat zij totaal geen last van de slechte adem leek te hebben. Ze heeft de bewoner heel makkelijk en snel behandeld. [Stud.Mzk 3ᵉj.]

Hoe ga je om met een weerzin bij een patiënt met halitose? De stagebegeleider in de beschreven casus slaagt er zonder veel problemen in een patiënt met een zeer slechte adem te behandelen. Zij zegt hierover tegen haar stagiair:

- Ik heb gemerkt dat je je meer concentreert op de slechte adem dan op de patiënt. Als je je aandacht aan de hele patiënt besteedt in plaats van aan de onaangename geur, dan zou je er veel minder van merken. Je kan ook een dubbel mondkapje om doen en daarin, en op je neusvleugels, wat parfum spuiten. Dan zal de onaangename geur minder erg worden. Patiënten met halitose moet je kunnen behandelen. Wat je zeker niet moet doen is stoppen met de behandeling. De patiënt komt naar jou en vaak weet hij dat hij een slechte adem heeft en schaamt zich er ook voor. Besef dat de patiënt jou nodig heeft om hem met dit probleem te helpen. Concentreer je dus op wat jij moet doen als professional en niet op de slechte adem. [V.MH. Alg.pr. 3j.]

16.5.4 Emoties bij ongemotiveerde patiënten

Negatieve emoties, zoals ergernis en teleurstelling, kunnen bij een behandelaar ontstaan als patiënten zich niet inzetten voor hun mondzorg. Een mondhygiënist zegt:

- Er is echter wel een nadeel aan dit beroep, namelijk wanneer mensen ondanks alle moeite die jij doet, geen motivatie of interesse hebben in hun mondgezondheid. Dan is jouw inspanning achteraf bezien verspilde moeite geweest. Dan moet je met je teleurstelling kunnen omgaan. [V.MH. Alg.pr. 10j.]

Hoe beheers je je emoties als je teleurgesteld bent in patiënten of je ergert aan patiënten? Professionals adviseren je om je te concentreren op wat je voor de patiënt hebt gedaan en doet en om de verantwoordelijkheid voor de mondgezondheid bij de patiënt te leggen:

- Wanneer je ongemotiveerde patiënten in je stoel krijgt moet je proberen ze te motiveren. Vraag hen bijvoorbeeld: 'Vind je jouw kiezen belangrijk? Hoe denk je erover als je tanden en kiezen er over een paar jaar uit vallen, omdat ze slecht zijn?' Als dan blijkt dat dit ze niet of nauwelijks interesseert, dan vertel je nog een keer de voor- en nadelen en laat je het daarbij. Besef: het is en blijft zijn mond en als een patiënt niet mee wil werken aan de mondgezondheid, dan is dat zijn beslissing. Dan moet jij daar niet over inzitten. Wanneer deze patiënten toch terug willen komen voor een gebitsreiniging, dan is het belangrijk te beseffen: 'Ik heb tandsteen verwijderd en ik heb dat goed gedaan.' [V.MH. Paro.pr. 3j.]
- Bij ongemotiveerde patiënten probeer je altijd om nog eens uit te leggen waarom werken aan de mondgezondheid belangrijk is. Maar als de patiënt ongemotiveerd blijft, moet je de verantwoordelijkheid bij de patiënt leggen en niet bij jezelf. Op een gegeven moment houdt het op. Je moet niet meer energie in iemands mond steken dan diegene zelf doet. Besef dan ook dat je echt je best hebt gedaan om ze op de goede weg te krijgen. [M.TA. Alg.pr. 25j.]

Teleurstelling voorkom je door aan het begin van de behandeling de motivatie van de patiënt goed in te schatten:

- Je moet niet teleurgesteld raken bij ongemotiveerde patiënten. Je moet je dit niet persoonlijk aantrekken. Door aan het begin van de behandeling te achterhalen wat de wensen van de patiënt zijn, voorkom je ook een stuk teleurstelling doordat je er meteen op kunt inspelen en zo weet wat je van de patiënt kunt verwachten. Dan weet je waar je aan toe bent en raak je niet teleurgesteld. [V.MH. Alg.pr.]

Bijlagen

Verantwoording

Theoretische achtergrond

De narratieve identiteitstheorie van de Franse ethicus Paul Ricoeur (1913–2005), is gebruikt om de identiteit van mondhygiënisten en tandartsen voor wat betreft hun beroepshouding inzichtelijk te maken. Deze theorie is door de auteur van dit boek uitgewerkt in een proefschrift (Dupont 2010, *Identiteit is kwaliteit*) en vormt de theoretische achtergrond van dit boek.

De identiteitstheorie van Ricoeur laat ons ten eerste zien dat verhalen over ons leven – en dus ook verhalen over ons werkleven – een visie op een goed (werk)leven ontsluiten. Via verhalen kan volgens Ricoeur het beste begrepen worden wat kwaliteit in het (werk)leven betekent én hoe deze gerealiseerd kan worden. Zie de ▶ Leeswijzer. Dat was de reden om studenten met professionals in gesprek te laten gaan en hen te laten vertellen wat een professionele beroepshouding inhoudt. En ook de reden waarom dit boek voor een groot deel bestaat uit een selectie van (korte) verhalen van professionals over hun beroep, in de vorm van aan thema's gerelateerde interviewfragmenten.

Bovendien laat Ricoeur zien dat de eigenschappen (deugden) verstandigheid, rechtvaardigheid, moed en 'passie' vereist zijn om in het (werk)leven kwaliteit te kunnen realiseren. In ▶ H. 10 tot en met 16 zijn deze vier eigenschappen gebruikt om adviezen over de beroepshouding te ordenen. Naast de theorie van Ricoeur zijn werken van André Comte-Sponville, Josef Pieper en Paul van Tongeren belangrijk geweest om de relevantie van deze vier eigenschappen (deugden) voor de beroepshouding inzichtelijk te maken. De theoretische ▶ H. 1 en 2 zijn een bewerking van hoofdstukken uit een door de auteur eerder gepubliceerd boek: *De beroepshouding van fysiotherapeuten* (Bohn Stafleu van Loghum, 2014).

De interviews

Van 2011 tot en met 2015 hebben tweede- en derdejaarsstudenten van de Opleiding Mondzorgkunde van de Hogeschool van Arnhem en Nijmegen in totaal ruim 700 interviews afgenomen met ruim 300 mondhygiënisten en 100 tandartsen werkzaam in de eerste lijn, met 100 andere professionals werkzaam in de ouderenzorg (verzorgenden, artsen, logopedisten) en met 200 patiënten. Een klein aantal professionals is tweemaal geïnterviewd. Daarnaast is aan 80 studenten mondzorgkunde gevraagd om advies te geven aan een stagebegeleider over de stagebegeleiding.

In alle interviews met professionals heeft de student de respondent een 'niet-vaktechnisch' probleem over de beroepshouding voorgelegd, dat hij als stagiair zelf heeft ervaren. Daarnaast heeft de student vragen gesteld over een thema rond de beroepshouding waarmee hij in de beroepspraktijk werd geconfronteerd. Na 2011 gebruikten studenten informatie uit eerder afgenomen interviews (uit vorige cohorten) om na te denken over nieuwe thema's en vragen rond de beroepshouding en om hun eigen vragen te verbreden of te verdiepen.

De studenten hebben hun interviews opgenomen en de volgens hen interessante fragmenten letterlijk uitgetypt in een verslag, zonder daarbij de namen van hun respondenten of de werksetting te noemen. Alle (geanonimiseerde) interviewverslagen zijn bewaard in een digitaal databestand. Voor het bewaken van de anonimiteit en soms ook voor de leesbaarheid zijn sommige fragmenten voor dit boek iets bewerkt. Deze wijzingen hebben de inhoud van het betoog van de respondent niet veranderd.

Een goed, maar geen volledig beeld

Hoewel veel stagiaires hun vragen rond de beroepshouding hebben aangedragen en vele antwoorden van professionals hebben verzameld, geeft dit boek geen compleet overzicht van alle mogelijke moeilijkheden in de omgang met patiënten en collega's en ook niet van de professionele adviezen die daarover te geven zijn. Ten eerste komt niet elke werksetting even uitgebreid aan het woord. Mondhygiënisten en tandartsen die in algemene praktijken en parodontologieparktijken (eerste lijn) werken, zijn vooral vertegenwoordigd omdat studenten daar vaker stage lopen en daarom ook daar hun interviews hebben afgenomen. Maar ook sommige belangrijke kwesties worden niet besproken, omdat er geen of te weinig informatie in de interviews over te vinden was. In dit boek is bijvoorbeeld niets te vinden over de beroepshouding ten opzichte van patiënten met een culturele achtergrond die sterk verschilt van die van de behandelaar. Er is in dit boek ook weinig te vinden over de beroepshouding ten opzichte van angstpatiënten, kinderen of ouderen in de ouderzorg, waaronder dementerende cliënten. En ook wordt bijvoorbeeld niet ingegaan op de beroepshouding van de mondhygiënisten en tandartsen als ondernemer.

Daarnaast zijn de adviezen 'incompleet'. Er is nog meer te zeggen over hoe je als beginnende beroepsbeoefenaar het beste om kunt gaan met een bepaald probleem. Stagebegeleiders zullen bijvoorbeeld de stellige adviezen die stagiaires hen geven (zie ► H. 8) in een breder en daardoor realistischer perspectief kunnen plaatsen. Het is niet de bedoeling geweest en ook niet mogelijk om 'compleet te zijn', zo is al gezegd in de ► Leeswijzer en ► H. 1. Juist het *vinden* van adviezen en ook het verbeteren of aanpassen van adviezen is een opdracht waar dit boek (aankomende) beroepsbeoefenaars als reflectieve professionals voor wil stellen. Het op zoek gaan naar betere adviezen en antwoorden wordt zelfs een noodzaak, als nieuwe ontwikkelingen (bijvoorbeeld nieuwe wetgeving in de mondzorg), de informatie in dit boek over de samenwerking en verdeling van mondzorgtaken tussen mondhygiënist en tandarts, hebben ingehaald.

Hoe is de selectie van interviewfragmenten gemaakt?

De gemaakte selectie is subjectief. Een andere auteur zou op grond van het databestand een andere selectie van interviewfragmenten hebben gemaakt, maar ook die zou subjectief zijn. De selectie van fragmenten uit de meer dan 5000 pagina's interviewtekst is tot stand gekomen door problemen te ordenen die studenten en professionals in hun gesprekken naar voren hebben gebracht en deze te plaatsen onder hoofdthema's die de titels vormen van de hoofdstukken. Visies op de beroepshouding, gegeven door respondenten in recente interviews (2013, 2014, 2015), hebben bij het maken van de selectie voor dit boek de voorkeur gekregen, boven antwoorden uit oudere interviews (2011–2012).

Als een professional of patiënt nieuwe informatie of een andere visie op een thema geeft, dan is deze ook in dit boek opgenomen, ook al is deze visie radicaal in tegenspraak met die van een andere geciteerde respondent. Als een respondent hetzelfde zegt als een collega, maar hij doet dit met andere woorden en verheldert hiermee het onderwerp, dan zijn ook zijn woorden opgenomen in dit boek. Deze selectiecriteria hebben tot gevolg dat er enerzijds veel fragmenten zijn waarin respondenten op een andere manier hetzelfde zeggen over een adequate beroepshouding. Anderzijds zijn visies opgenomen die elkaar regelrecht tegenspreken. Met deze herhaling én de gehandhaafde tegenspraak, willen we een goed beeld bieden van de diversiteit van wat het werkveld zegt over de beroepshouding in de beroepspraktijk.

De hoofdstukken van dit boek zijn zo geschreven dat ze afzonderlijk gelezen kunnen worden, zie ▶ Leeswijzer. Dat maakt het mogelijk om, als een thema of perspectief van een bepaald hoofdstuk relevant of interessant is, het op dat moment door te nemen. Om per hoofdstuk toch volledig te blijven is er bij de selectie van interviewfragmenten gekozen visies te herhalen, die in een ander hoofdstuk vanuit een ander perspectief (bijvoorbeeld dat van een tandarts, een mondhygiënist of een stagebegeleider) ook zijn geformuleerd. Om het mogelijk te maken de hoofdstukken afzonderlijk te begrijpen, is bovendien de informatie over de eigenschappen verstandigheid, rechtvaardigheid, moed en passie in de hoofdstukken herhaald.

Literatuur

Aquino, T. van. (1995). *De virtutibus in communi*. In R. A. te Velde (Red.), *De deugden van de mens*. Baarn: Ambo.

Aristoteles. (1997). *Ethica Nicomachea*. Amsterdam: Kallias.

Becker, M., Tongeren, P. van., Hoekstra, A., Karssing, E., & Niessen, R. (2010). *Deugdethiek en integriteit*. Assen: Van Gorcum.

Buunk-Werkhoven, Y. A. B., Hollaar, V. R. Y., & Jongbloed-Zoet, C. (2014). Work engagement among Dutch dental hygienists. *Journal of Public Health Dentistry, 74*(3), 227–233.

Comte-Sponville, A. (1999). *Kleine verhandeling over de grote deugden*. Amsterdam: Atlas.

Dekker, J. den. (2012). *Mondzorg in sociaal perspectief*. Houten: Bohn Stafleu van Loghum.

Dupont, J. (2009). Identiteit ligt in de nuance van verhalen. In C. Hermans & Th. van der Zee (Red.), *Identiteit als verhaal van de school*. Budel: Uitgeverij Damon.

Dupont, J. (2010a). De professionele mondhygiënist – Interview. *Nederlands Tijdschrift voor Mondhygiëne, 7*, 10–13.

Dupont, J. (2010b). *Identiteit is kwaliteit*. Budel: Uitgeverij Damon.

Dupont, J. (2014). *De beroepshouding van fysiotherapeuten*. Houten: Bohn Stafleu van Loghum.

Jerković-Ćosić, K. (2012a). Tandarts en mondhygiënist moeten met elkaar in gesprek. *Nederlands Tandartsenblad, 9*.

Jerković-Ćosić, K. (2012b). *The Relation between Profession Development and Job (Re) Design: The Case of Dental Hygiene In the Netherlands*. PhD thesis, University of Groningen, Groningen, The Netherlands.

Kant, I. (1978). *Grondslagen van de ethiek*. Amsterdam: Boom.

Kant, I. (1988). *Wat is verlichting?* Kampen: Kok Agora.

Lugt-Lustig, K. H. M. E. de., Vanobbergen, J. N. O., Putten, G.-J. van der., Visschere, L. M. J. de., Schols, J. M. G. A., & Baat, C. de (2014). Effect of oral healthcare education on knowledge, attitude and skills of care home nurses: A systematic literature review. *Community Dentistry and Oral Epidemiology, 42*(1), 88–96.

NIZW. (2006). *Beroepsprofiel Tandarts algemeen practicus*. Utrecht: Nederlands Instituut voor Zorg en Welzijn.

Nuy, M., Gordijn B., & Truin, G. (2002). *De prudente tandarts. Ethische reflectie in de tandheelkunde*. Amsterdam: Uitgeverij SWP.

NVM. (2007). *Beroepsprofiel Mondhygiënist in Nederland*. Nieuwegein: Nederlandse Vereniging van Mondhygiënisten.

NVM. (2008). *Gedragscode voor mondhygiënisten*. Nieuwegein: Nederlandse Vereniging van Mondhygiënisten.

NVM. (2014). NVM-mondhygiënisten zijn vakidioten. *Nederlands Tijdschrift voor Mondhygiëne, 2*, 18–19.

Pieper, J. (2010). *Über die Tugenden. Klugheit, Gerechtigkeit, Tapferkeit, Maß*. München: Kösel Verlag.

Plato. (1980). *Verzameld Werk Deel 3. De Staat*. Antwerpen: Uitgeverij De Nederlandse Boekhandel.

Reinders, J., & Blanksma, N. (2012). De samenwerking tussen tandartsen en mondhygiënisten: van paradox naar oplossing. *Nederlands Tijdschrift voor Tandheelkunde, 119*(6), 317.

Ricoeur, P. (1984). *Time and narrative* (Vol. 1). Chicago: University of Chicago Press.

Ricoeur, P. (1985). *Time and narrative* (Vol. 2). Chicago: University of Chicago Press.

Ricoeur, P. (1988). *Time and narrative* (Vol. 3). Chicago: University of Chicago Press.

Ricoeur, P. (1992). *Oneself as another*. Chicago: University of Chicago Press.

Ricoeur, P. (2000). *Fallible man*. New York: Fordham University Press.

Ricoeur, P. (2005). *The course of recognition*. Cambridge: Harvard University Press.

Schipper-Kersbergen, M. J. (2014). *Interprofessionele samenwerking van studenten tandheelkunde en mondzorg-kunde. Masterthese*. Amsterdam: Vrije Universiteit Amsterdam.

Tongeren, P. van. (2003). *Deugdelijk leven. Een inleiding in de deugdethiek*. Amsterdam: SUN.

Tongeren, P. van. (2012). *Leven is een kunst. Over morele ervaring, deugdethiek en levenskunst*. Zoetermeer: Uitgeverij Klement.

ZonMw. (2013). *Tweede evaluatie. Wet op beroepen in de individuele gezondheidszorg*. Den Haag: ZonMw.

Register

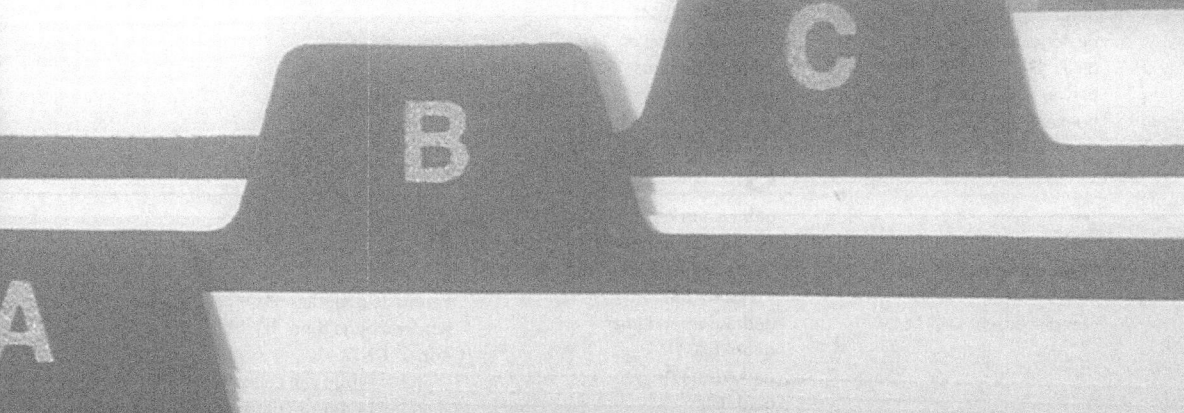

W

Z

Made in the USA
Las Vegas, NV
13 November 2024

11642310R00109